Wolfgang George • Ute George

Angehörigenintegration in der Pflege

Unter Mitarbeit von

Yasar Bilgin, Gesine Dannenmaier, Gerti Drouven und Wiebke Hargens

Mit einem Vorwort von Uwe Prümel-Philippsen

Mit 9 Abbildungen, 41 Tabellen und zwei Tests

Ernst Reinhardt Verlag München Basel

Dr. *Wolfgang George*, Diplom-Psychologe und Krankenpfleger; Gründer und Leiter des „Medizinischen Seminars Dr. George" in Gießen mit den Arbeitsschwerpunkten Pflegemanagement, Beratung, Personalentwicklung; Aufbau der „Initiative Betroffenenintegration im Gesundheitswesen"

Ute George, Krankenschwester in der Intensivpflege im Klinikum der Universität Gießen

Coverfoto: Premium Stock Photography GmbH, Düsseldorf

Die Wiedergabe von Gebrauchsnamen, Handelsnamen, Warenbezeichnungen usw. in diesem Werk berechtigt auch ohne besondere Kennzeichnungen nicht zu der Annahme, dass solche Namen im Sinne der Warenzeichen- und Markenschutz-Gesetzgebung als frei zu betrachten wären und daher von jedermann benutzt werden dürften.

Bibliografische Information der Deutschen Bibliothek

Die Deutsche Bibliothek verzeichnet diese Publikation in der Deutschen Nationalbibliografie; detaillierte bibliografische Daten sind im Internet über <http://dnb.ddb.de> abrufbar.
ISBN 3-497-01676-4

Printed in Germany
Reihenkonzeption Umschlag: Oliver Linke, Augsburg
Satz: Fotosatz Reinhard Amann, Aichstetten
Druck und Bindung: Friedrich Pustet, Regensburg

Ernst Reinhardt Verlag, Postfach 38 02 80, D-80615 München
Net: www.reinhardt-verlag.de   Mail: info@reinhardt-verlag.de

Inhalt

Vorwort

Die seit etlichen Legislaturperioden in Deutschland immer deutlicher zutage tretende Dauerkrise unseres Krankheitsbehandlungssystems (euphemistisch gemeinhin auch als „Gesundheitswesen" bezeichnet) hat gerade in den letzten Jahren und Monaten stärker und offensichtlicher als zuvor enthüllt, dass in hochkomplexen Gesellschaften und in globalen Wirtschaftsräumen wahrlich „alles mit allem zusammenhängt" – und wirklich wirksame Maßnahmen zur Lösung alter wie neuer Probleme wahrscheinlich nicht länger mit den sattsam bekannten (und in der Praxis letztlich erfolglos gebliebenen) „Schönheitsoperationen" am System, sondern nur noch mit dem systematischen Wandel aller gesellschaftlichen Systeme und Subsysteme zu erlangen sind.

Ob ein „Gesundheitssystemmodernisierungsgesetz (GMG)", wie es in diesen Tagen vom Bundesministerium für Gesundheit und Soziale Sicherung auf den Weg gebracht wird, hierzu beiträgt, oder diverse Regierungs- und Oppositionskommissionen den Weg aus der (strukturellen) Krise finden und weisen werden, bleibt abzuwarten. Allerdings überwiegt derzeit in der Bevölkerung wie bei denjenigen Professionellen, die sich keinem der üblichen Interessensblöcke zugehörig oder verpflichtet fühlen, die Skepsis ...

Neben dem Vorantreiben und dem Zuspitzen der öffentlichen politischen Diskussion um die besten Argumente auf diesem Weg bleibt in den einzelnen Arbeits- und Verantwortungsbereichen weiterhin nur die „Politik der kleinen Schritte": das beharrliche Voranbringen der Nadelstiche gegen den fachlich-inhaltlichen und organisatorischen „Mainstream".

„Partizipation der Betroffenen" als gleichermaßen politisch wie fachlich hinreichend begründete Botschaft steht in der Reihe dieser Nadelstiche ganz oben: Neben den entsprechend frühen Forderungen der gesundheitlichen Selbsthilfebewegung wie auch der Organisation der behinderten und chronisch kranken Bürgerinnen und Bürger in unserem Land hat sich seit dem Jahr 2000 endlich auch der „Sachverständigenrat für die Konzertierte Aktion im Gesundheitswesen" in seinem Gutachten 2000/2001 dazu deutlich (d. h. bekräftigend) geäußert.

Die Übernahme von Eigenverantwortung und Verantwortung der Bürgerinnen und Bürger im Zusammenhang mit „Gesundheit" und „Krankheit" ist jedoch (jenseits der platten Bedeutung von zusätzlichen (!) Kostenübernahmen in Form der sog. Eigenbeteiligung im Rahmen der Gesetzlichen Krankenversicherung und pseudo-modernen Erfindungen wie dem IGEL-Katalog) keineswegs eine besonders innovative Idee einiger Wissenschaftler oder Politiker, sondern bereits seit Jahrzehnten konstitutives, wenn auch lange totgeschwiegenes Element des gesellschaftlichen Subsystems „Gesundheitsförderung/Krankheitsbehandlung/Pflege".

Vor diesem Hintergrund erscheint das Thema „Angehörigenintegration" als so selbstverständlich wie überfällig: Der Angehörige als wichtigste Bezugsperson des Patienten und zugleich bedeutsamer Ansprech- und Handlungspartner des ärztlich-medizinischen und des Pflege-Systems ist im Sozialgefüge der gesundheitlichen Versorgung eine Kommunikations- und Motivationsinstanz, ohne deren verständige Einbeziehung die viel beschworene Effizienz und Effektivität in diesem Prozess schwerlich zu gewährleisten wären.

(Die öffentlich bereits seit längerem diskutierten Probleme einer Gesellschaft mit stark wachsendem Anteil von „Single"-Haushalten bekräftigen diese Sichtweise.)

Angesichts der inzwischen hinreichend bekannten Auswirkungen des demographischen Wandels in unserer Bevölkerung auf alle möglichen gesellschaftlichen Bereiche ist es mithin allerhöchste Zeit, auch „Pflege neu zu denken" – sowohl im ambulanten wie im stationären Bereich.

Es ist das Verdienst von Ute und Wolfgang George und ihren Mitautorinnen und -autoren, dies nicht nur kompetent und beharrlich einzufordern, sondern sich selbst seit Jahren konzeptionell wie praktisch bezüglich dieser Fragestellung erfolgreich zu engagieren.

Das vorliegende Werk hilft den unterschiedlichen Zielgruppen in diesem Arbeitsbereich, gleichermaßen auf der Höhe der (theoretischen) Diskussion wie der (praktischen) Problemlösung zu sein – und damit den Weg zu bereiten, „Gesundheit" und „Krankheit" wieder vom tatsächlichen Alltag und den wirklichen Bedürfnissen der Menschen und nicht als lediglich abstrakte Variable volkswirtschaftlich relevanter Einflussfaktoren zu begreifen.

Dr. Uwe Prümel-Philippsen
(Geschäftsführer der Bundesvereinigung für Gesundheit e. V.)

1   Herleitung, Aufbau und Ziele des Buches

Ziel des Kapitels ist es, dem Leser einen ersten Überblick über die Anliegen und zugrunde liegenden Einschätzungen des Buches zu ermöglichen. Die Pflege hat sich infolge neuer Betätigungsfelder, veränderter äußerer Rahmenbedingungen, aber auch eigener Ziele erheblich entwickelt. Damit haben sich auch die Anforderungen an das Berufsbild gewandelt. Im Verlauf des Textes wird erkennbar, dass ein großer Teil dieser und zukünftig zu erwartender Veränderungen nicht zuletzt die berechtigten Interessen unserer Gesellschaft spiegeln. Es werden die mit dem Buch verbundenen Ziele vorgestellt und dabei wird deutlich, dass es sich hierbei in aller Regel auch um die Ziele des Patienten handelt. Es wird gezeigt, dass die Integration der Betroffenen Aufgabe aller Berufsgruppen ist und keinesfalls nur die Pflege betrifft. Zuletzt werden der Aufbau des Buches sowie die Strukturen der Kapitel vorgestellt und wie dies anzuwenden ist.

Die Dinge sind im Wandel: Die Arbeit der Pflegenden beschränkt sich längst nicht mehr auf die verschiedenen Versorgungsabteilungen des Krankenhauses. Zunehmend Bedeutung besitzt die ambulante, familien- und wohnortnahe pflegerische Versorgung sowie der präventiv-gesundheitsfördernde Bereich. Auch steigt der Anteil der selbständig arbeitenden Pflegenden kontinuierlich, da sich in den letzten Jahren die verschiedenen Spezialgebiete der Pflege weiterentwickelt haben bzw. neue, zuletzt etwa im Informations-, Kommunikations- und Beratungsumfeld, hinzugekommen sind. Nicht zuletzt diese Spezialisierungen und Einführung neuer Technologien innerhalb der medizinisch-pflegerischen Disziplinen haben zusätzlich neuartige Versorgungskonzepte entstehen lassen. Somit entstehen neue Aufträge und auch neue Arbeitgeber betreten den Markt.

All diese hoffnungsvollen Entwicklungen sind keinesfalls an ihrem Endpunkt angekommen und weitere Chancen für das Berufsbild sind absehbar. Möglichkeiten, wie sie sich etwa in der pflegerischen Kompetenz zur Integration der Betroffenen – gleich ob Patient oder Angehöriger – ausdrücken. Eine Zielgröße, die mit zahlreichen Kompetenzen einhergeht und deren Bedeutung in den zukünftigen Entscheidungs- und Versorgungsprozessen des Gesundheitswesens unverzichtbar sein wird.

Im Buch befinden sich Beiträge aus ganz verschiedenen Praxisfeldern der

Pflege, immer mit dem Ziel, die spezifischen Notwendigkeiten der Angehörigenintegration erkennbar zu machen, bestehende Problemfelder zu skizzieren und mögliche Lösungen aufzuzeigen.

Angehörigenintegration, eine Aufgabe für alle: Die aktive Ansprache und Integration der Angehörigen in das Heilungs-, Versorgungs- und Rehabilitationsgeschehen ist zweifelsohne als ein interdisziplinärer Auftrag anzusehen. So sind alle Berufsgruppen des Gesundheitswesens aufgefordert, die Angehörigen mit geeigneten, d. h. gültigen und zeitgemäßen Methoden in die verschiedenen Informations- und Versorgungsabläufe um den Patienten zu integrieren. Grundlegende Voraussetzung für alle Mitarbeiter ist, dass diese um die Bedeutung des Angehörigen für den Heilungs- und Versorgungserfolg bzw. die zu erreichende Lebensqualität des Patienten wissen.

Selbstverständlich besitzt jede Berufsgruppe einen eigenständigen Zugang zum Angehörigen und einen mit diesem verbundenen Zielkatalog. Doch ist inzwischen auch im Krankenhaus klar, dass eine *gemeinsame* Zielverantwortung aller – Therapeuten, Ärzte, Pflegekräfte etc. – für die Genesung und Lebensqualität des Patienten zwingend notwendig ist. In einigen Versorgungsmodellen gelten solche Ansätze wie z. B. Primary Nursing, Disease- oder Casemanagement als handlungsleitend. Die in diesen weitreichenden Ansätzen gemeinte Zielverantwortung betrifft sowohl die horizontale Versorgung, also von der stationären bis zur häuslichen Betreuung, als auch die vertikale Kette, also die verschiedenen Berufe und Disziplinen. Wer in einem solchen Versorgungsmodell gearbeitet hat bzw. deren Ergebnisse kennt, weiß, dass in diesen mehr als ein additives Zusammenführen der verschiedenen Beiträge entsteht. Es bilden sich neue Zielgrößen und damit verbundene Versorgungs- und Ergebnisqualitäten.

Wen möchten wir mit diesem Buch erreichen? Von oben beschriebener Perspektive ausgehend richtet sich das Buch an alle Berufsgruppen des Gesundheitswesens, auch wenn insbesondere die Krankenpflege angesprochen wird. So wird im folgenden Text auch dann von *den Pflegenden* gesprochen, wenn die Zielrichtung eindeutig für *alle Berufsgruppen* des Gesundheitswesens Gültigkeit besitzt. Dasselbe gilt für das Pflegemanagement: Auch hier richtet sich die Ansprache stellvertretend an die Leitungskräfte der Ärzte, Therapeuten und des Verwaltungsmanagements. Die Aussagen des Buches lassen sich – auch wenn vor allem von Krankenhäusern gesprochen wird – auf verschiedene Organisationen des Gesundheitswesens beziehen, die sich aus der Perspektive der Angehörigen und Patienten ohnehin eher ähneln als unterscheiden.

Über wen wird eigentlich gesprochen? Während des Lesens, spätestens im praktischen Versuch wird deutlich werden, dass die dargestellten Überlegungen und Modelle sowie die daraus resultierenden Aktivitäten und auch die beschriebenen Verhaltensweisen gegenüber den Angehörigen so oder doch zumindest sehr ähnlich auch für den Patienten Gültigkeit besitzen. Dies verdeutlicht nicht nur die enge soziale und psychologische Beziehung zwischen Patienten und deren Angehörigen, sondern verweist auf den Sachverhalt, dass beide „Betroffene" der Situation sind. So geht es selbstverständlich nicht darum, den Angehörigen vor den Patienten zu stellen, den Patienten zu umgehen oder dem Aufbau einer Koalition der professionellen und Laienhelfer auf der einen, den Patienten auf der anderen Seite, Vorschub zu leisten. Vielmehr sollen die Möglichkeiten der Integration der Betroffenen, Angehörige wie auch Patienten, vorgestellt werden, wenn auch eine Akzentuierung auf die Integration des Angehörigen erfolgt. Deshalb sprechen wir sehr häufig von „Betroffenen", insbesondere dann, wenn es geradezu unsinnig erscheint, nur die Angehörigen zu thematisieren. Wir gehen aufgrund unserer Beobachtungen, Erfahrungen und Recherchen davon aus, dass es nur sehr wenige Situationen gibt, in denen sich die Helfer aktiv für eine Trennung der Betroffenen einsetzen sollten. Selbst wenn der Patient darum bittet, spricht unsere Erfahrung dafür, den Patienten – soweit dies möglich ist – zu ermutigen, dies dem Angehörigen persönlich mitzuteilen. Als Regelfall sollte die Interaktion zu dritt angezielt werden. Dies gilt für Informations- und Entscheidungssituationen ebenso wie für die verschiedenen Situationen der Entlastung der Betroffenen.

Das Selbstverständnis: Die in den einzelnen Kapiteln behandelten Themen, Fragestellungen, Empfehlungen und Lösungen werden von der sicheren Erkenntnis getragen, dass die Interaktionen zwischen Angehörigen und Patienten und deren Folgen wie das mit diesen einhergehende Bewusstsein, nicht allein zu sein auf dieser Welt, die stärkste Lebenskraft für den Patienten darstellen. Der Angehörige ist damit nicht nur die wichtigste Bezugsperson des Patienten, sondern ist zugleich bedeutsamer Ansprech- und Handlungspartner der Pflegenden.

Die Ziele: Das Buch ist für die *Lehre* gedacht: In diesen durchaus als „sensibel" zu charakterisierenden „Lebensphasen" der Lernenden – gleich ob in der Grundausbildung oder einem Studium – finden intensive Prägungen, Reflexion, Erwerb und Korrektur des eigenen Handelns statt. Wann also sollte das Anliegen und die Methode der Angehörigenintegration plausibler vorgetragen werden als in diesen Zeiten? Das Buch ist auch für die *Praxis* gedacht: Es ist Ziel, den Pflegenden in deren Arbeitswelt – und dies auch unter anspruchsvollen Bedingungen – eine Navigations- und Handlungshilfe anzubieten. Eine dritte Verwendungsmöglichkeit erschließt das Buch, indem es die im eigenen Team, Bereich oder Krankenhaus angebotene Angehörigenintegration einer kritischen Bewertung und möglichen Entwicklung zugänglich macht. Das Buch ist schließlich für das *Management* gedacht: Denn auch für diejenigen, die in der Pflege Verantwortung übernommen haben, hält das Buch Anregungen, insbesondere in seinen letzten Kapiteln, vor.

Tabelle 1.1: Anspracheebenen des Buches

Persönliche Ebene	Eigenes Wissen, Einstellungen und damit verbundenes Verhalten der Integration von Angehörigen entwickeln.
Kollegiale Ebene	Sich seiner modellhaften Wirkung bewusst sein und andere gezielt zur Integration der Angehörigen ermutigen.
Teamebene	In der Gruppe den Teamgeist und damit einhergehende Aktivitäten für die Integration der Angehörigen fördern.
Ausbilderebene	Als Lehrender Möglichkeiten und Verfahren der Angehörigenintegration vermitteln.
Managementebene	Als institutionelle Problemlöser Verantwortung für die Qualität der Angehörigenintegration im Krankenhaus übernehmen.

Der Aufbau des Buches und der einzelnen Kapitel: Um diese Ziele vor den unterschiedlichen Arbeitswirklichkeiten und den Anforderungen an die Pflegenden zu erreichen, folgt die Erarbeitung des Themas folgendem Aufbau:

- In den Kapiteln 1–4 werden die Grundlagen diskutiert, die zum Verständnis der Situation und der Bedürfnisse von Angehörigen, Patienten, Pflegekräften und der Gesellschaft notwendig sind.
- In den Kapiteln 5–12 werden entlang praktischer Pflegeanforderungen Instrumente und Vorgehensweisen vorgestellt, die geeignet sind, Angehörige wirkungsvoll zu integrieren.
- In den Kapiteln 13–20 werden bedeutsame Praxisfelder der Pflege mit ihrenbesonderen Anforderungen und Gestaltungsmöglichkeiten in der Angehörigenarbeit vorgestellt.
- In den Kapiteln 20–22 werden für das Pflege- und Krankenhausmanagement Anregungen und Lösungen vorgestellt, die für das Ziel einer systematischen, über die Qualifikation und Motivation des einzelnen Mitarbeiters hinausreichenden Qualität des Angehörigenmanagements zu etablieren sind.

Jedes Kapitel wird, soweit dies sinnvoll und möglich ist, einen ähnlichen Aufbau und Zugriff auf das Thema nehmen:

- Jedes Kapitel erklärt sich weitgehend selbst und ist in sich geschlossen. Auf diese Weise können Leserinnen und Leser je nach ihren individuellen

Interessen und Bedürfnissen einzelne Kapitel überspringen und andere bevorzugt lesen.

- Jedes Kapitel eröffnet mit einer kurzen Übersicht zu Zielen und Inhalten.
- Die einzelnen Kapitel werden mit praktischen Beispielen bzw. Fallgeschichten unterlegt bzw. entwickelt.
- Wichtige Inhalte und Zusammenfassungen werden in Tabellen dargestellt.
- Am Ende eines Kapitels wird ein kleiner, tabellarisch gestalteter, ca. 10 Punkte umfassender Leitfaden (Guideline) eingeführt. An dieser Stelle wenden wir uns direkt an den Leser.
- Schlüsselbegriffe weisen am Ende eines Kapitels noch einmal auf die wichtigsten Inhalte hin.
- Wichtige Fachbegriffe werden in einem Glossar am Ende des Buches erläutert und können so jederzeit nachgeschlagen werden.

Im Anhang des Buches sind zwei Tests. Der erste zeigt auf, ob Angehörigenintegration für die Testperson ein geeigneter „Job" ist. Der zweite Test erstellt eine Diagnose zur Qualität der Angehörigenintegration auf Station bzw. im Bereich. Beide Tests können (noch) nicht nach den Kriterien der Testtheorie betrachtet werden, aber sie geben den Anwendern die Möglichkeit – ehrliche Bearbeitung vorausgesetzt – Schwachstellen zu sichten bzw. Anregungen der Entwicklung zu identifizieren. Den Bögen liegen keine weiterführenden Auswertungen bei, denn das Beantwortungsprofil ist weitgehend selbst erklärend. Wenn Sie wirklich Hilfe benötigen, wenden Sie sich bitte an uns.

Zugleich stellt das Buch den Auftakt einer *Initiative der Integration von Angehörigen im Gesundheitswesen* dar. Ziel dieser Initiative ist es, die Angehörigenintegration entlang der verschiedenen Versorgungsfelder (als erste Orientierung können die bereits im Buch benannten Praxisfelder dienen) zu verbessern. Dazu wendet sich die Initiative an die verschiedenen Berufsgruppen des Gesundheitswesens, aber auch an die Betroffenen selber. Wir möchten diese Initiative durch die Organisation entsprechender Fachtagungen begleiten. Anlässlich dieser Tagungen werden nicht nur Beiträge, Projekte und Berichte gelungener Angehörigenintegration vorgestellt, sondern darüber hinaus soll ein Rahmen und Programm für das weitere Vorgehen erarbeitet werden. Im Buch sind dazu bereits einige Anregungen erkennbar gemacht. Alle Leser sind herzlich eingeladen, mit zu diesen „first-movern" zu gehören. Ihre Anregungen richten Sie bitte an: Medizinisches Seminar Dr. George, Jahnstr. 14, 35394 Gießen, www.mesege.de

An dieser Stelle soll zuerst eine Arbeitsdefinition des Angehörigenbegriffs vorgenommen werden:

Definition: Als Angehörige werden im Folgenden all diejenigen Personen bezeichnet, die sich in einer vertrauten, häufig auch verpflichtenden Nähe zum Patienten befinden und somit neben Familienangehörigen auch Freunde oder Lebensgefährten sein können.

Außerdem lohnt sich der Versuch, eine Eingrenzung folgender Begriffe vorzunehmen:

- Angehörigenmanagement: Darunter ist der strukturierteste, weil organisatorische Zugriff zu verstehen. Das Management nimmt das Anliegen in dessen Ziel- und Verfahrenskatalog auf. Dort wo Angehörigenmanagement betrieben wird, sollten die Ziele und Anforderungen der Betroffenen und Experten bereits mittelfristig erfüllt sein.
- Angehörigenbetreuung: Darunter sind die verschiedensten Aktivitäten wie Schulung, Kontaktpflege, Unterstützung in Krisen etc. – in aller Regel durch die Helfer vorgetragen – zu verstehen.
- Angehörigenbegleitung: betont insbesondere die unterstützenden und entlastenden Angebote.
- Angehörigenintegration: betont insbesondere die Einbeziehung in den Krankenhaus- bzw. Versorgungsablauf.
- Angehörigenedukation: bezieht sich insbesondere auf die Vermittlung bildungsrelevanter Inhalte, wie sie in Schulungen oder Anleitungen vorgetragen werden.

Die Gesellschaft: Das behandelte Thema ist mit gesellschaftspolitischen Zielen und dem mit diesen einhergehenden Bürgerverständnis eng verbunden (siehe Tabelle 1.2: Neue Regeln für das System der Gesundheitsversorgung). Die Forderung nach einem effektiven, qualitätsorientierten und kundennahen Gesundheitswesen ist dabei die unverhandelbare Zielgröße. Die Erwartungen der verschiedenen Vertreter der Gesellschaft an ein zeitgemäßes, offenes und bürgernahes Krankenhaus und einer diesem Prinzip verpflichteten Pflege gehen dabei selbstverständlich von einer breiten Partizipation der Betroffenen im Krankenhaus und der Bürger für das Krankenhaus aus.

Tabelle 1.2: Neue Regeln für das System der Gesundheitsversorgung im 21. Jahrhundert (Gutachten des Sachverständigenrates der Bundesregierung, 2001, 34)

Gegenwärtiger Ansatz	Neue Regeln	Umsetzungsmöglichkeiten
Die Versorgung basiert primär auf Besuchen.	Die Versorgung ist auf die Bedürfnisse und Werte des Patienten zugeschnitten.	Langzeitbetreuung, Sicherung der Rehabilitationserfolge, verhaltensbezogene Maßnahmen der Risikomodifikation
Die professionelle Autonomie verursacht eine Variable der Versorgung.	Die Versorgung ist auf die Bedürfnisse des Patienten zugeschnitten.	Individuelle Behandlungspläne, Berücksichtigung der lebensweltlichen Bezüge, ein breites, flexibles und differenziertes Versorgungsspektrum
Die Professionen kontrollieren die Versorgung.	Der Patient kontrolliert die Versorgung (source of control).	Patient als selbstverantworteter Manager seiner Krankheit und kompetenter Nutzer des Systems; Partizipation
Die Information ist eine Akte (retrospektiv, archiviert, passiv, unbeweglich).	Wissen wird geteilt. Es besteht ein freier Informationsfluss.	Information und Schulung, evidenzbasierte Patienteninformationen, Nutzung neuer Informationstechnologien
Die Entscheidung basiert auf Training und Erfahrung.	Die Entscheidung ist evidenzbasiert.	Evidenzbasierte Medizin; evidenzbasierte Leitlinien; Health Technology Assessment; Entscheidungsanalyse; Versorgungsforschung
Die Vermeidung von Schädigungen liegt im Bereich der individuellen Verantwortlichkeit.	Sicherheit wird als Systemeigenschaft betrachtet.	Qualitätsmanagement, Risk Management
Heimlichkeit ist notwendig.	Transparenz ist notwendig.	Zertifizierte und öffentlich zugängliche Leistungs- und Qualitätsberichte; Aufklärung
Das System reagiert auf Bedürfnisse.	Bedürfnisse werden antizipiert	Umfassendes, individuelles Assessment Erhebungen zu Präferenzen der Bevölkerung/der Versicherten; Needs Assesments
Es wird eine Kostenreduktion angestrebt.	Verschwendung (Überversorgung) wird kontinuierlich abgebaut.	Qualitätssicherung, Leitlinien, evidenzbasierte Medizin, Vergütungssysteme
Die Rolle der Gesundheitsberufe sind wichtiger als das System.	Die Kooperation zwischen den Leistungserbringern u. Professionen hat Priorität.	Integration, Vernetzung, Inter- und Multidisziplinarität

Wir teilen diese Erwartungen und unterstützen den notwendigen Umbau zum kundenorientierten Dienstleistungsunternehmen. Diese Philosophie wirkt sich auf den Sprachgebrauch in den einzelnen Kapitel und unser Verständnis von Pflege aus. Dabei verwechseln wir Angehörige und Patienten nicht mit Kunden und sind uns bewusst, dass ein Krankenhaus kein Hotel ist. Insbesondere da wir wissen, dass Patienten und Angehörige ein Anrecht darauf haben, im Krankenhaus (und an anderen Stellen im Gesundheitswesen auch) ein „mehr" an professioneller Betreuung und Leistung zu erwarten. Wenn dieser Punkt erreicht ist, hat das Kundenparadigma im Krankenhaus seine Grenzen gefunden.

George, W.(1999): Der Patient als Kunde. Pflege Journal 10
Heiß, G. (2000): Wie krank ist unser Gesundheitswesen? Merz, Mainz
Sachverständigenrat für die konzertierte Aktion im Gesundheitswesen (2001): Bedarfsgerechtigkeit und Wirtschaftlichkeit. Gutachten 2000/2001, Nomos, Baden-Baden

www.svr-gesundheit.de
Sachverständigenrat für die konzertierte Aktion im Gesundheitswesen
www.dip-home.de
Deutsches Institut für angewandte Pflegeforschung
www.zeit.de
„Die Zeit" verfügt über ein großes Verzeichnis relevanter Informationen zu den Themen Gesundheit und Krankenhaus der Zukunft.

Schlüsselbegriffe

Angehöriger • Angehörigenbegleitung • Angehörigenedukation
Angehörigenintegration

2   Die aktuelle Situation und die Bedeutung des Angehörigen

Ziel des Kapitels ist es, die gegenwärtige Situation der Integration der Angehörigen im Krankenhaus erkennbar zu machen, um so die Ansatzpunkte einer zielgeleiteten Entwicklung und der damit verbundenen Aufgabe der Pflege zu prüfen. Dazu wird die Fallgeschichte einer Angehörigen beschrieben. Es werden die Auswirkungen wechselseitiger Abhängigkeiten deutlich gemacht und wie sich systematische Fehlleistungen einstellen können – eine Entwicklungskette, an deren Ende im ungünstigsten Fall eine vollständige Entfremdung der Pflegenden gegenüber dem Angehörigen (und umgekehrt) steht. In einem zweiten Teil des Kapitels werden wissenschaftliche, ethische und praktische Argumente eingeführt, die aufzeigen, wie notwendig und hilfreich es ist, die Angehörigen verbindlich in die pflegerische Arbeit mit einzubeziehen. Dazu wird die Perspektive des Patienten, des Angehörigen, des Pflegenden und schließlich der Gesellschaft eingenommen.

2.1   Die aktuelle Situation

Fallbeispiel

„Schon bei der Aufnahme meines Mannes sah ich in den Augen des Arztes und auch der Schwester, wie sehr ich sie bei der Ausführung ihrer aktuellen Tätigkeiten störte. Aber ich konnte zu diesem Zeitpunkt meinen Mann unmöglich alleine lassen. Denn wenn ich nicht in den Stunden zuvor so aufmerksam gewesen wäre oder mich auf die Aussage des Hausarztes verlassen hätte, wäre mein Mann wohl gar nicht mehr lebendig in das Krankenhaus gekommen ... Schließlich wurde ich doch nach draußen geschickt. Mein Mann wurde dann noch in der gleichen Nacht operiert. Gott sei Dank hat sich ein ganz junger Pfleger ein wenig um mich gekümmert und mir eine Decke gebracht. Ich war doch bloß in der Bluse losgefahren. Nach der OP habe ich meinen Mann auf die Wachstation begleitet. Ich musste vor dieser in großer Ungewissheit warten, ohne irgend eine Information. So habe ich dann geklingelt. Leider war die Reaktion für mich sehr unverständlich, ich solle doch nach Hause gehen, da ich hier sowieso nicht helfen könnte ... Dann kamen die sieben Tage und Nächte auf der Wachstation. Es war sehr anstrengend. Wie sehr mir mein Mann fehlen würde, habe ich erst in dieser

Zeit so richtig gespürt. Manchmal hätte ich ihn dafür hassen können. Wie so häufig in unserem Leben schien er sich einfach davon machen zu wollen ... Ich will hier keine Einzelheiten und Kränkungen berichten, denn ganz bestimmt sind die Belastungen für das Personal auf diesen Stationen besonders hoch, aber ich war schon häufig über die Art, in der mit mir verfahren wurde, unangenehm überrascht: Von Beruf bin ich Ingenieurin, da kann man ja durchaus einmal kompliziertere Sachverhalte verstehen. Kaum jemand hat sich aber die Mühe gemacht, mir etwas richtig zu erklären oder mich zu informieren. Häufig hatte ich auch das Gefühl, die Schwestern fühlten sich von mir beobachtet, was ich ja auch wirklich tat, aber doch nicht um sie zu schikanieren ... Auch bekam ich von verschiedenen Ärzten ganz unterschiedliche Aussagen zu Bedeutung oder Prognose des Geschehens. Sie schienen sich nicht sehr gut untereinander abzustimmen ... Mit einem Krankenpfleger hatte ich besondere Schwierigkeiten und dies von Anfang an. Ich muss wohl der Typ von Angehörige für ihn gewesen sein, den er als hysterisch klammernde Ziege abgelegt hat. Wahrscheinlich war ich auch wirklich schwierig. Insbesondere in den ersten Tagen. Dieser Pfleger gab mir keine Chance mehr, immer wenn er irgend etwas verrichtete, musste ich das Zimmer verlassen. Manchmal hatte ich das Gefühl, dass er diese Macht auch ein wenig genießen konnte. Ganz sicher hat er auch verschiedene seiner Kollegen über mich ins „Bild gesetzt". Ich habe das gespürt ... Als mein Mann in der dritten Nacht eine bedrohliche Krise hatte, wurde ich nicht von der Station informiert, obwohl wir dies ausdrücklich vereinbart hatten. Es wäre alles so schnell gegangen. Ich hätte eh nichts tun können. Es hätte nicht viel gefehlt und der mir liebste Mensch wäre ohne meine Anwesenheit verstorben. Von da an war immer jemand von der Familie auf Station ... Die Verlegung dann auf Allgemeinstation war, obwohl so sehr erhofft, erneut belastend. Plötzlich ging alles ganz schnell, eigentlich war erst vom nächsten Tag als Verlegungstermin gesprochen worden. Nur eine Schwester hat sich von mir und meinem Mann lieb verabschiedet ... Auf der neuen Station hatten wir das Gefühl, völlig abgeschnitten zu sein. Wenn wir uns nicht meldeten, so ließ sich niemand sehen. Der Stationsarzt war es, der die unglaublichen Begegnungen mit dem Oberarzt ausglich. Der OA behandelte mich wie ein unmündiges kleines Kind. Es war geradezu lachhaft. Ich habe mich so über ihn geärgert, dass ich fortan so wie er darauf bestand, mit meinem Doktortitel angesprochen zu werden ... Nun ist das Ganze ja eine ziemlich düstere Darstellung geworden und allein deswegen möchte ich nochmals betonen, dass es überall auch ganz engagierte und aufmerksame Ärzte und auch Pflegende gab. Ich habe dies aber immer wieder wie eine Art von Zufall oder Schicksal erlebt, welchem Helferverhalten wir jeweils ausgesetzt sein würden. Das hat mich überrascht ... Sie müssen mir unbedingt verzeihen. Ich war nicht eben in bester Form in dieser schwierigen Zeit, die noch immer, 3 Jahre später, in mir nachwirkt. Ich bin nach wie vor der festen Überzeugung, dass mein Mann diese Situationen – auch im Krankenhaus – ohne die Unterstützung seiner Familie nicht überstanden hätte."

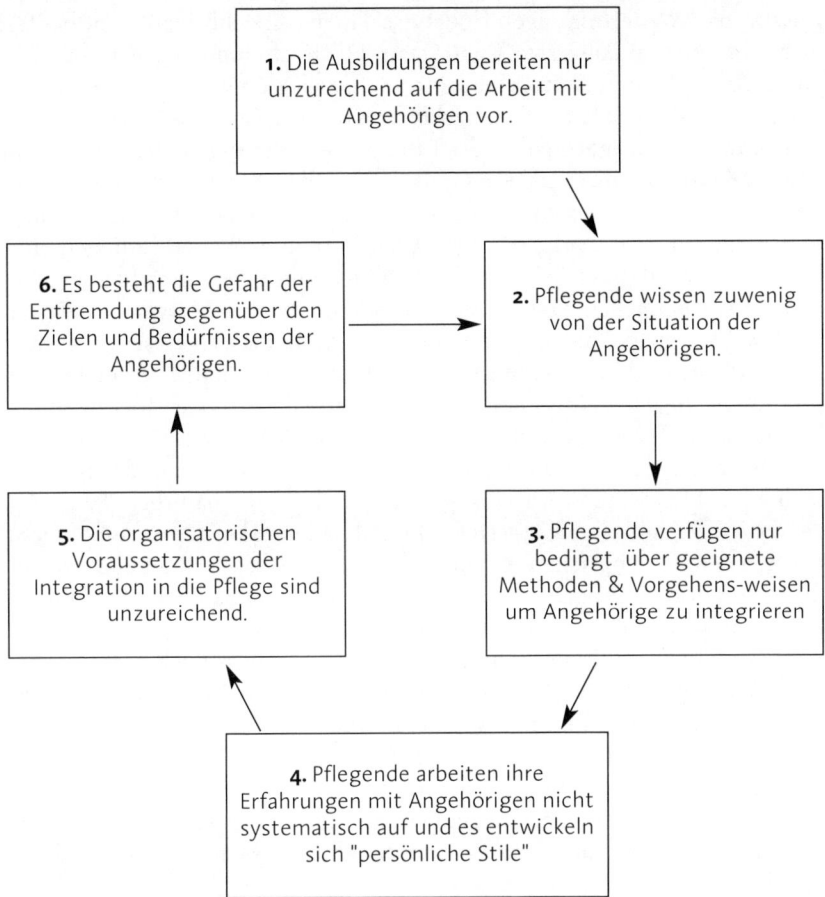

Abbildung 2.1: Problemkreislauf

Auch wenn das geschilderte Fallbeispiel die Situation pointiert und ganz sicher nicht repräsentativ darstellt, soll es dazu dienen, um einige der zentralen und systematischen Störungen in der Interaktion zwischen Pflegenden und Angehörigen bzw. Angehörigen und Pflegenden zu verdeutlichen.

Die an vielen Orten bestehenden unzureichenden Ausbildungen (1) führen zu einem Informationsdefizit (2), das mit einem Mangel praktischer Handlungsweisen und Techniken einhergeht (3). Diese z.T. schwierigen, aber auch positiven ersten Erfahrungen werden nur selten systematisch aufgearbeitet und so finden die Pflegenden einen jeweils persönlichen Weg zu den Angehörigen (4). Da vielerorts auch die organisatorisch-strukturellen Angebote fehlen, verschärft sich die Situation oder wird funktionalisiert („dafür sind hier die Seelsorger zuständig") (5). Auch in den verschiedenen

Zusatz- und Weiterbildungen findet das Thema Angehörigenarbeit häufig nicht oder nur am äußersten Rande statt. Die Entfremdung gegenüber den Angehörigen kann Resultat einer solchen Entwicklungskette sein (6).

Die Bedeutung der Familienangehörigen für den erfolgreichen Heilungsverlauf und die Lebensqualität des Patienten – gerade wenn dessen Betreuung im Krankenhaus stattfinden muss – ist in den meisten Disziplinen bis heute weitgehend unerkannt geblieben. Wie anders ist es zu erklären, dass in den verschiedenen pflegerischen Aus-, Fort- und Weiterbildungen eine Vorbereitung auf diese Arbeit weitgehend fehlt und dies, obwohl in einzelnen Arbeitsbereichen täglich viele Stunden mit Angehörigen gearbeitet wird? Glaubt man den wenigen Untersuchungen, die sich dieser Fragestellung gewidmet haben, so stimmt auch dort, wo die Zusammenarbeit erklärtes Ziel ist, die Praxis nur allzu oft nicht damit überein oder aber es findet kein positiver Transfer von Bereich A in den Bereich B statt.

Dabei existieren durchaus positive Erfahrungen, wie etwa in der Kinderheilkunde. Hier werden Angehörige – die in aller Regel natürlich die Eltern der Patienten sind – seit Jahren in die Behandlungskonzepte einbezogen. Auch in den onkologischen Arbeitsbereichen der Pflege gelingt zunehmend die Integration der Angehörigen in die verschiedenen Phasen der Krankheitsentwicklung. Ähnliches wird von der ambulanten Pflege zu berichten sein.

Fasst man die vorliegen Befunde zusammen, so muss die bestehende Situation problematisiert werden. Gleichwohl gilt, dass es zahlreiche geglückte Modelle gibt und in fast jedem Arbeitsbereich einzelne Pflegende arbeiten, die unter den bestehenden Bedingungen gute Ergebnisse erzielen. Im folgenden Kapitel wird deutlich werden, wie sehr die erreichten Ergebnisse – durch Experten des Gesundheitswesens, die Angehörigen und Patientenvertreter, aber auch von den politisch Verantwortlichen bekundet – von den zukünftig erwarteten abweichen.

2.2   Die Bedeutung des Angehörigen

Die Bedeutung des Angehörigen für den Patienten

Am Anfang der Überlegungen steht die Frage: Helfen die Angehörigen dem Kranken tatsächlich und wenn ja, über welche Mechanismen? Um die erste Frage eindeutig zu beantworten: Es existiert eine Vielzahl wissenschaftlicher Befunde (z.B. Schwarzer 1996, Evers 1999), die dem Angehörigen eine zentrale Rolle für den Heilungsprozess, die Rehabilitation und in der Pflege zuweisen. Die bis heute gültige, vielfach periphere Rolle des Angehörigen im Gesundheitswesen findet ihre Begründung in dem Tatbestand, dass viele Jahre in den Disziplinen der medizinischen Versorgung deren problematische und schädigende Anteile im Vordergrund standen. So war die Trennung von der Familie für die Behandlung der weit verbreiteten Infektionskrankheiten bis in die zweite Hälfte des vergangenen Jahrhunderts kennzeichnend. Auch die psychologisch-pädagogischen Traditionen betonten in ihren ersten Versorgungsansätzen häufig die schädlichen Einflüsse des familiär-elterlichen Umfelds auf das Individuum. Dass dies gepaart mit dem damaligen Charakter des Krankenhauses – der häufig ein militärisch-kasernenhafter war – hinreichte, die Angehörigen als eindeutig störende Größen zu identifizieren, kann in zahlreichen historischen Auswertungen gezeigt werden.

Tatsächlich hat sich erst in jüngerer Zeit die Aufmerksamkeit zunehmend auf die hilfreich-konsolidierenden und heilsamen Einflüsse des sozialen Milieus gerichtet. Die in den beiden letzten Jahrzehnten beschriebenen Wirkungen können beweisen, dass ein unterstützendes soziales Umfeld selbst objektiv belastende Ereignisse für denjenigen, der diese erlebt, weitgehend abmildern kann. Diesem Forschungsgebiet liegt die Theorie der sozialen Unterstützung (social support) zugrunde. Wie heilsam die soziale Unterstützung durch Angehörige ist, wird immer dann besonders deutlich, wenn diese ausbleibt. Dies entspricht der unmittelbaren Erfahrungswelt der Pflegenden: der allein gelassene Patient, dessen Gesundungsprozess zusätzlich erschwert erscheint. Dieses Erfahrungswissen deckt sich mit den wissenschaftlichen Befunden. Einige Experten gehen aufgrund ihrer Beobachtungen sogar soweit, dass dem erlittenen „sozialen Tod" der physische Tod mit nur kurzem Zeitabstand folge.

In den westlichen „postmodernen" Gesellschaften verlieren die religiösen, kulturellen und gesellschaftlichen Ziele und Werte an Bedeutung. Diese verlagern sich stärker auf das unmittelbare Bezugssystem der Familie und Freunde, vielleicht noch auf die „Community" und den Betrieb, für den gearbeitet wird. Die Ansprache des Einzelnen gelingt über die Ansprache dessen sozialer Gruppe. Dieses Wissen ist Teil des Public-Health-Arbeitsansatzes, der Gesundheitspflege und Gesundheitsökologie, die allesamt – aus jeweils unterschiedlichen Perspektiven – die Bedeutung des sozialen Netzes und damit verbunden des Angehörigen für das zukünftige Gesundheitswesen sehr hoch einschätzen.

Darüber besitzt der pflegende Angehörige – wie später gezeigt wird – auch vielfältige, ganz praktische Bedeutungen: indem er etwa den Patienten in dessen Verrichtung der Aktivitäten des täglichen Lebens (ATL) unterstützt bzw. diese für ihn übernimmt.

Die Bedeutung der Integration für den Angehörigen selber

Dass die Integration des Angehörigen für diesen selber eine wichtige Erfahrung, Anpassung und Chance darstellt, kann als ein Leitmotiv für dessen Einbindung in den Behandlungsprozess angesehen werden. Die häufig mit

der Krankheit eines Familienmitglieds verbundene (Lebens)krise des Angehörigen kann durch eine aktive, von erfahrenen Pflegekräften begleitete
Auseinandersetzung sehr viel konstruktiver bearbeitet werden, als in einer
passiv-abwartenden Haltung. Sehr häufig ist zu beobachten, das Familien in
Zeiten objektiv hoher Belastung – etwa durch die Krankheit eines Mitglie-
des ausgelöst – sich neu organisieren, zueinander finden, der familiäre Zusammenhalt wächst. Auch zeigen verschiedene Untersuchungen, dass ein
Familienmitglied, welches sich um einen Kranken kümmert, dafür innerhalb der Familie vermehrt wertgeschätzt wird. Für den Angehörigen gibt
die möglichst frühe aktive Integration in die Pflege die Möglichkeit, den
weiteren Fortgang der Situation positiv zu beeinflussen. So erweist es sich
als hilfreich, den Angehörigen früh in das Behandlungskonzept mit aufzunehmen. Auch weil Angehörige durch ihre vielfältigen Belastungen die Patienten von morgen sind. Ein Umstand, der zweifache Gültigkeit besitzt: Ein
unzureichend oder falsch eingewiesener Angehöriger wird sich sehr viel
eher physisch oder psychisch überfordern und damit in seiner Unterstützung nicht nur für den Patienten, sondern auch für die ambulante Pflege
ausfallen. Umfassend eingebundene und engagierte Angehörige – ungeach-
tet ihres sozialen Status oder Alters – sind in ihrem Netzwerk kompetente
Meinungsbildner und Modell für andere. Im Idealfall entsteht auf diese Art
ein Verständnis und eine Kultur des weitgehend selbstverantworteten ge-
sundheitsförderlichen Handelns. Der Angehörige sollte demnach durch die
Pflege befördert und unterstützt werden.

Die Bedeutung des Angehörigen für die Pflegenden

Zwei Begründungszusammenhänge, die psychosoziale Entlastung für die
Pflegenden (1) und die erreichte Versorgungsqualität (2) sollen einer näheren Betrachtung unterzogen werden:

1) Psychosoziale Entlastung der Pflegenden:

Fallbeispiel

Der Ehemann einer 22-jährigen krebskranken Patientin hat die Möglichkeit
erhalten – durch ein zweites, eingeschobenes Bett – für die Dauer der invasi-
ven Therapien auch nachts bei seiner Frau zu bleiben. Die hochängstliche
Frau, deren Stabilisierung den Helfern ausgesprochen schwer fällt – vielleicht,
weil diese im Entsetzen über die Auswirkungen ihrer Krankheit nicht zu entlasten ist – überträgt ihre Unruhe und Sorge nun weit stärker auf den Ehemann. Im Vorfeld dieser und einiger weiterer Regulationen war es häufiger
dazu gekommen, dass Pflegekräfte in ihrer Arbeit, insbesondere mit ähnlich
jungen bzw. gleichaltrigen Patienten, größte Schwierigkeiten entwickelten.

Während der Begleitung Schwerstkranker, etwa in onkologischen Arbeitsbereichen, ist besonders eindrucksvoll beobachtbar, wie entlastend sich
eine weitreichende Zusammenarbeit mit den Angehörigen auf die Situation der Pflegenden auswirkt. Auch wenn in einer so veränderten Arbeitswelt durchaus neue Herausforderungen entstehen, wird deutlich, dass eine
Überantwortung der sozialen und emotionalen Anteile der Situation in
die Hände der Angehörigen die Pflegenden vor außerordentlicher Belastung schützt. Dies bedeutet nicht, dass nicht auch die Pflegenden den Patienten und seinen Angehörigen durch gezielte Gesprächsangebote oder
Zuhören entlasten würden. Doch stellt sich eine Akzentverschiebung der
pflegerischen Versorgung zugunsten einer stärkeren Förderung und Unterstützung des Angehörigen ein. Dieser wird in seinem Engagement um
die sozialen und psychischen Bedürfnisse gefördert und entlastet damit
die Pflegenden.

2) Versorgungsqualität: *Der Angehörige als Schnittstellenmanager:* Die
Pflegenden sind in der von ihnen erreichten Pflegequalität auf eine gelungene Verzahnung und auf eine über den unmittelbaren Krankenhausaufenthalt hinausreichende Zielsetzung – als Teil der Prozessqualität – angewiesen. Dies wissen all diejenigen, die entlang der bis heute bestehenden
Brüche eines sektoralen (stationär, ambulant, im Heim, zu Hause) und frag-
mentierten (unterschiedliche Therapeuten, Disziplinen, Zuständigkeiten,
etc.) Gesundheitssystems arbeiten. In der Praxis zeigt sich schon heute, dass
es sehr oft die Angehörigen sind, die hier eine wichtige Koordinations- und
Steuerungsfunktion übernehmen. Die täglichen Erfordernisse des Patienten, ebenso wie die Steuerung der Termine, die Beachtung von therapeutischen Maßnahmen und der Umstand, dass bis heute diese Funktion eines
ständigen Gestalters und Begleiters nicht wirklich besetzt ist, lassen viele
Angehörige diese Rolle übernehmen.

Der Angehörige als Pflegekraft: Darüber hinaus ist es ausdrücklicher Arbeitsauftrag der Pflege, etwa durch das Prinzip der aktivierenden Pflege
ausgedrückt, den Patienten in seiner selbständigen Versorgung zu beför-
dern. Wird dieser Auftrag bereits im pflegerischen Erstgespräch mit dem
Angehörigen abgestimmt und in der weiterführenden Pflegeplanung übersetzt, ist unmittelbar erkennbar, welch bedeutende Rolle der Angehörige
für das Erreichen der Pflegeziele besitzt.

Der Angehörige als Krankenbeobachter: Schließlich führt die gelungene
Integration der Angehörigen zu einer wirkungsvollen Entlastung in der
Überwachung, Früherkennung problematischer Entwicklungen, der Vor-
bereitung, Durchführung und Nachbereitung pflegerischer Tätigkeiten.
Dieser Sachverhalt wird im Verlauf der folgenden Kapitel noch an verschie-
denen Stellen dargestellt werden.

Die Bedeutung des Angehörigen aus gesellschaftlicher und gesundheitspolitischer Perspektive

Die Entwicklung des Gesundheitswesens wird natürlich nicht ausschließlich von den in ihm handelnden Experten betrieben, sondern insbesondere auch durch die politischen und gesellschaftlichen Vertreter eines Landes. Dass diese eine klare Idee der zukünftigen Rolle des Angehörigen im deutschen Gesundheitswesen haben, drückt sich etwa in einem Gutachten des Sachverständigenrates der Bundesregierung von 2001 aus. In diesem Gutachten wird mehrfach und ausdrücklich auf bestehende Defizite in der Information, Schulung und Integration von Patienten und Angehörigen hingewiesen und der daraus resultierenden Verpflichtung aller im Gesundheitswesen Handelnden, dies zu überwinden. Diese und andere vom Ergebnis durchaus vergleichbare Einschätzungen begründen sich auch vor den Zielvorgaben eines zeitgemäßen Gesundheitswesens, in denen die Bürger eine aktive Rolle und Verantwortung im Erhalt ihrer Gesundheit übernehmen.

Selbstverständlich werden in der Pflege auch zukünftig insbesondere alte, schwache und umfassend hilfsbedürftige Menschen einen großen Teil des beruflichen Betätigungsfeldes definieren. Dennoch ist erkennbar, dass sich das Gesundheitswesen in einer Entwicklung zu umfassender informierten, mündigen und stärker selbstverantwortlich agierenden Patienten befindet. Dass die weitreichend problematisierte demographische Entwicklung – also die umgekehrte Alterspyramide: Relativ wenige junge Menschen stehen vielen Alten gegenüber – automatisch mit einem immer größer werdenden Anteil seniler und pflegebedürftiger Menschen einhergeht, wie in Schreckensszenarien dargestellt, gilt für viele Altersforscher als noch nicht ausgemachte Tatsache. Diese gehen davon aus, dass der bis ins hohe Alter aktive und weitgehend selbständige Bürger dann zur Regel werden kann, wenn dessen gesundheitserhaltende Mechanismen (salutogenetischen Faktoren) noch stärker zum Ziel aller im Gesundheitswesen Handelnder würden, als dies bis heute angestrebt wird. Verdient würde am gesunden, nicht am kranken Menschen. Vor dieser Entwicklung – unabhängig von deren Ausgang – spielt erneut das soziale Netzwerk des Einzelnen eine hervorragende Rolle, denn natürlich wird auch zukünftig dort ein großer Anteil pflegerischer Unterstützung gewährt werden bzw. die Bedingungen geschaffen, sodass Pflege erst gar nicht nötig wird. Aufgabe der Pflegenden wäre es,

- diese wohnortnahen Netzwerke mit ihrem speziellen pflegefachlichen Wissen und ihren Erfahrungen zu unterstützen und gezielt zu entwickeln,
- Vereine, Organisationen, Communities, aber auch Produkt- und Dienstleistungsanbieter dahingehend zu beraten, was zu tun ist, damit Pflege nicht nötig wird,

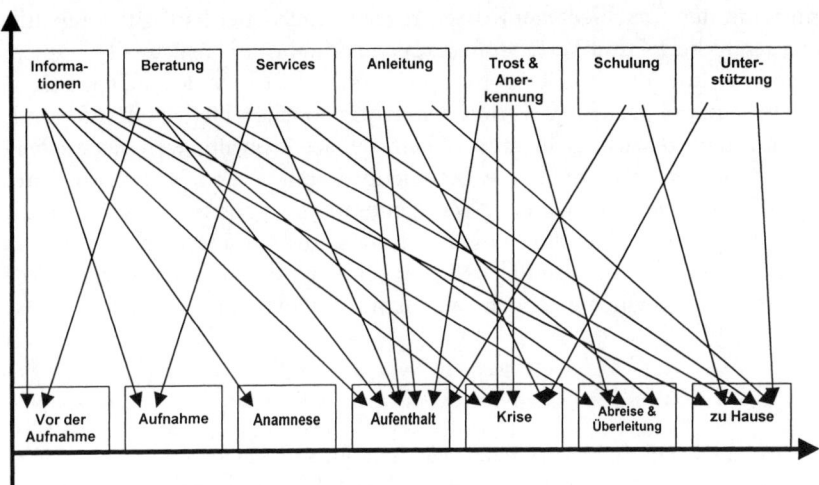

Abbildung 2.2: Evidenzbasierte Betroffenenedukation

- Hinweise zu geben, wie diese wohnortnah durchzuführen ist, welche Unterstützungen es gibt, wie Laienpflege mit professioneller, wohnortnahe mit überregionaler Versorgung zu verbinden ist und welche Rolle dabei das soziale Netz und die Angehörigen spielen.

Gesundheitspolitische Entwicklungen werden nicht nur von Zielen geleitet, sondern auch von der Möglichkeit, diese zu finanzieren. Die Einführung der Pflegeversicherung hat etwa dazu geführt, dass pflegende Angehörige einen dreifach abgestuften finanziellen Ausgleich – je nach geleistetem Pflegeumfang – von den Pflegekassen beantragen können. Dass die Verlagerung von Anteilen professioneller Pflege auf familiäre und Laiensysteme sich ebenso kostensparend auswirkt, wie es eine koordinierte pflegeambulante Versorgung in der Gegenüberstellung zur stationären Pflege leistet, ist hinreichend beschrieben und wird natürlich auch zukünftig die Rolle des Angehörigen im Gesundheitswesen stärken. So sind zukünftig durchaus weiter reichende Funktionen des Angehörigen – bei angemessener finanzieller Unterstützungen – denkbar:

Der Angehörige als derjenige, der die Patientenakte und das damit verbundenen Krankheits- und Versorgungsgeschehen (mit)pflegt. Er koordiniert die Termine, achtet darauf, dass Untersuchungen eingehalten, Rezepte verlängert und zum richtigen Zeitpunkt die Tabletten eingenommen werden etc. Er begleitet den Patienten nicht nur physisch auf dessen Wegen durch das Gesundheitssystem und die Versorgungsketten. Er führt aktiv Gespräche mit der Versicherung und dem Arzt, füllt Anträge aus, telefoniert mit den verschiedenen Kostenträgern. Auch ist er häufig der eigentliche Krankheits- und Versorgungsexperte, er kennt die neusten Therapien, Nebenwirkungen etc. Dieses System funktioniert in vielen Fällen bereits heute sehr viel perfekter, als dies den professionellen Helfern des Gesundheitswesens bewusst sein muss. Ganz einfach deshalb, weil sie solchermaßen betreute Patienten bzw. betreuende Familien und Netzwerke unter Umständen nie wahrnehmen. Wahrgenommen dagegen werden eher die anspruchsvollen Unterstützungssituationen, insbesondere dann, wenn in einem selektiven Versorgungsfeld gearbeitet wird. Die dort gesammelten Eindrücke sind wichtig, jedoch keine repräsentativen Phänomene.

Badura, B. (1987): Leben mit dem Herzinfarkt. Springer, Berlin

Evers, A.(1999): Ich pflege, so lange ich kann. Unveröffentlichtes Manuskript im Rahmen des BMG-Projektes „Verbesserung der Situation Pflegebedürftiger"

Fischer, G., Sandholzer, H. (2000): Perspektiven der Versorgung alter Menschen. In: Heiss, G. (Hrsg.): Wie krank ist unser Gesundheitswesen? Merz, Mainz

Grossarth-Maticek, R. (1999): Epidemiologie und präventive Verhaltensmedizin chronischer Erkrankungen. Strategien zur Aufrechterhaltung der Gesundheit. de Gruyter

Schwarzer, R. (1996): Psychologie des Gesundheitsverhaltens, Hogrefe, Göttingen

Steffens, W./Kächele, H. (Hrsg.) (1988): Bewältigung und Abwehr. Springer, Berlin

www.tu-berlin.de/bzph
Berliner Zentrum Public Health
www.gesundheitsziele.de
Forum Gesundheitsziele Deutschland e. V.

Schlüsselbegriffe

Gesundheitsziele   •   Pflegekassen   •   Problemkreislauf
Sachverständigenrat   •   Salutogenese   •   Schnittstellenmanagement
Soziale Unterstützung

3 Wirkungen der Angehörigenintegration

Pflegende, die um die Situation der Angehörigen wissen, die sich in diese einfühlen können und die darüber hinaus über Hintergrundwissen zur Wirksamkeit der Integration verfügen, haben auch die notwendige Motivation, ein Arbeitsbündnis mit den Betroffenen einzugehen. Ziel des Kapitels ist es, einen Teil dieses Hintergrundwissens zu vermitteln, denn dies steht zudem in einer engen Beziehung zur emotional-gefühlsmäßigen Bewertung der Angehörigenintegration. Vorgestellt werden das sozialökologische Modell der Krankheitsbewältigung (1), die Theorie der sozialen Unterstützung (2), das salutogenetische Konzept (3) und einige ihrer Herkunft nach psychoanalytische Überlegungen (4). In einer Zusammenschau beschreiben wir die verschiedenen Wirkmechanismen, dass Angehörige als „Gesundmacher" und für die Lebensqualität des Patienten unverzichtbar sind. Dabei wird deutlich, dass diese Mechanismen auch für die Pflegenden und deren berufliche Arbeit gültig sind. Abschließend wird ein Augenmerk auf die spezifische Personenkonstellation Patient, Angehörige und Pflegekraft gerichtet.

Definition: Krankheitsbewältigung ist eine prozesshafte, z. T. unbewusste Anpassung und Neuorientierung an eine durch Krankheit bzw. deren Folgen veränderte Lebenssituation. Sie betrifft den kognitiven (verstandesmäßigen), den emotionalen (gefühlsmäßigen) und den Verhaltensbereich.

3.1 Das sozialökologische Modell der Krankheitsbewältigung

Für die Vertreter des sozialökologischen Modells sind es nicht nur die innerpsychischen Bewältigungsbedingungen, die für die Anpassung an eine Krankheit oder deren Folgen entscheidend sind. Vielmehr wären so genannte „situative Kontextbedingungen" von gleicher Bedeutung. So ergibt sich für dieses Modell eine Art von Summenformel der Krankheitsbewältigung, in welche in einer ersten Annäherung insbesondere 2 Faktoren eingehen (nach Badura et al. 1987):

Innerpsychische Fähigkeiten + Situative Kontextbedingungen
= Art der Krankheitsbewältigung

Welche Elemente definieren die Autoren des Modells als situative Kontextbedingungen?

- Ein wichtiger Teil der Lebenswelt des Kranken im Krankenhaus ergibt sich aus den *sozialen Interaktionen,* die dieser zu den Angehörigen, Freunden, aber auch den verschiedenen Helfergruppen unterhält. Wie sehr sich diese Interaktionen auf den Kranken auswirken, wird zum Beispiel daran deutlich, wenn mit diesem eine „offene Kommunikation" geführt wird –, d. h. wird der Patient in das Gespräch und die Behandlungsmethoden, relevante Entscheidungen etc. mit einbezogen – oder ob die Helfer (unter Umständen auch die Angehörigen) den Patienten nur bedingt informieren und in das ihn betreffende Geschehen mit einbeziehen.
- Die *materiellen Rahmenbedingungen* der Versorgung wirken auf die Patienten zurück. Die Qualität des Krankenbetts gehört genauso dazu, wie die Güte des Essens und verschiedene Serviceangebote. Werden dem Patienten Zugeständnisse gemacht bzw. entsprechen die Rahmenbedingungen denen von zu Hause, erhöht dies die Lebensqualität und beeinflusst die Krankheitsbewältigung positiv.
- Im Krankenhaus werden die Patienten aus dem gewohnten *Rollenkonzept* (siehe unten) abgelöst. So kann ein leitender Vorgesetzter als Patient eine völlig ungewohnte Situation erleben mit ihm wenig vertrauten Rollen, der des abhängigen Patienten, einer unter vielen etc. Dieser „Würdeverlust" wird als schmerzhaft empfunden.
- Der *Lebens- und Biorhythmus* kann sich aufgrund einer Krankheit dramatisch ändern. So berichten Patienten, nichts habe sie im Krankenhaus mehr gestört, als die häufigen Nachtstörungen bei reduzierter Schlafdauer.
- Auch *das soziale Versicherungswesen, die Krankenkassen, das Verhalten des Arbeitgebers* besitzen Auswirkungen. Etwa in der betrieblichen und gesellschaftlichen Berentungspraxis.
- Die *religiöse und kulturelle Umwelt* besitzt einen bedeutsamen Einfluss.

Das sozialökologische Modell benennt über die innerpsychischen Bedingungen – also dem, was ein Patient als Persönlichkeit mitbringt – eine Reihe von situativen Elementen, die sich immer auf die Möglichkeit der Krankheitsbewältigung auswirken. Dabei folgt das Modell der Vorstellung, dass derjenige, der über optimale situative Bedingungen verfügt, nicht nur keine zusätzlichen Belastungen erfährt, sondern dass solch eine Situation sich auch als Ressource und Puffer bei weiteren Anpassungsleistungen auswirken würde.

Praxisreflexion

Im konkreten Fall könnte dies bedeuten, dass ein Patient, der eigentlich über eine gute Ausgangsbedingung (Persönlichkeit, innerpsychische Fähigkeiten) für eine gelungene Anpassung an seine Krankheit verfügt, bei fehlender Unterstützung oder gar bei zusätzlich belastenden situativen Elementen die Kontrolle und damit die ursprünglich verbundene Anpassung an die Situation verliert.

Der Umstand, dass dem Angehörigen als Teil des sozialen Netzes eine so bedeutende Funktion zugewiesen wird, weist auf dessen Stellenwert für den Patienten hin. Das sozialökologische Modell der Krankheitsbewältigung wird in diesem Kapitel an erster Stelle vorgestellt, da es wie kein anderes erlaubt, die verschiedenen Wirkungen und Funktionen des Angehörigen für den Patienten abzubilden und einzuschätzen: sowohl in der praktischen Unterstützung, als sozialer Begleiter oder als derjenige, der durch kluge Absprache mit der Krankenkasse eine besondere Unterstützung verhandelt etc. Zugleich ist das Modell – über die gleichen Elemente hin – geeignet, die Pflege, das Engagement für sie und bestehende Defizite zu entwickeln.

3.2   Die Theorie der sozialen Unterstützung (social support)

Während in der klassischen Psychosomatik oft die schädlichen Bestandteile der familiären und sozialen Beziehungen im Vordergrund therapeutischer Arbeit standen, betont die Theorie der sozialen Unterstützung die positiven Funktionen, die das soziale Umfeld auf den Einzelnen ausübt. Auch in der Pflege standen die verschiedenen „Störfunktionen des Angehörigen" lange Zeit im Vordergrund des Umgangs mit diesen. In der Absicht, stärker die positiven Auswirkungen familiärer und sozialer Beziehungen auf die Gesundheit und Lebensqualität der Menschen zu benennen, findet seit einiger Zeit eine breitere Diskussion statt. Die scheinbar einfache Botschaft lautet: Je umfassender die soziale Unterstützung, desto geschützter ist der Mensch. Objektiv belastende Ereignisse werden in ihrer Wirkung erheblich abgemildert: geringere Wahrscheinlichkeit des Selbstmords, niedrigere Erkrankungsrate bei verschiedensten Infektionskrankheiten, längeres Leben, kürzere Genesung- und Rehabilitationszeiten etc. lauten einige der Befunde. Welche Faktoren sind es, die soziale Unterstützung zu einem so wirksamen Schutz werden lassen?

Die jeweilige Ausprägung dieser Komponenten findet einen gemeinsamen psycho-endokrinologischen Ausdruck, der in dem letzten Jahrzehnt zunehmend differenziert beschrieben wurde und der das traditionelle *Stress-Hormon-Konzept* (z. B. von Hans Selye) erweitert. Der Angehörige ist po-

Tabelle 3.1: Faktoren der sozialen Unterstützung

Faktoren	Wirkmechanismen
Faktor 1: Emotionale Anteilnahme	Das Nachempfinden von Gefühlen des anderen entlastet diesen (Empathie).
Faktor 2: Bestätigung von Gefühlen und Werthaltungen	Die Vermittlung, einem gemeinsamen Kreis anzugehören, sichert den anderen.
Faktor 3: Ausdruck von Gefühlen und Werthaltungen	Die Benennung eigener Werte, die mit denen des anderen übereinstimmen, zeigen Nähe und Kontakt.
Faktor 4: Leistung instrumenteller und materieller Hilfe	Die Unterstützung in der Lebensführung sichert die Unabhängigkeit oder doch zumindest das jeweils Bestmögliche.
Faktor 5: Versorgung mit Informationen	Information und Transparenz sichern zentrale Bedürfnisse und sind Grundbausteine von Souveränität, Selbstregulation und Würde.
Faktor 6: Soziales Feedback	Die Korrektur bzw. Fremdwahrnehmung sichert das eigene Ich und gibt die Möglichkeit, sich verändernden Anforderungen anzupassen

tenzieller Träger all dieser Komponenten und es wird erklärbar, wie bereits dessen bloße Präsenz (Komponenten 1–3) den Patienten entlasten und wie wenig hilfreich Arbeitsbedingungen sind, in denen der Patient ohne diese Kontakte ist.

Praxisreflektion

Fügt man diesem Wissen dasjenige hinzu, welches aufzeigt, dass „Bewusstlosigkeit" etwa auf Intensivstation kein statisches Geschehen ist, sondern sich bei sorgfältiger Beschreibung für sehr viele Patienten als ein wellenförmiger Zustand darstellt, dessen Spikes bzw. Wellenspitzen bis an die Oberfläche des Bewusstseins reichen, wird erklärbar, warum eine große Anzahl Schwerstkranker nach zum Teil monatelangen Aufenthalten berichten, dass sie die Besuche ihrer Angehörigen am Leben erhalten hätten, an die sie sich noch gut erinnern könnten.

Zugleich gibt das Wissen um die Wirkfaktoren der sozialen Unterstützung den Pflegenden die Möglichkeit, die eigenen Aktivitäten im Rahmen des ganzheitlich-biographischen Arbeitsanspruches zu begründen.

Die Theorie der sozialen Unterstützung beschreibt die Faktoren und Wirkmechanismen der Betroffenenintegration und bildet damit eine wichtige, auch wissenschaftliche Grundlage zur Begründung dieses Arbeitsauftrages.

3.3   Abwehrmechanismen, Phasen- und Copingkonzept

Von den Psychoanalytikern Sigmund und Anna Freud stammt das Konzept der Abwehrmechanismen, z. B. der Verdrängung, Verleugnung, Regression, Projektion, Symptombildung etc., Begriffen, die Eingang in die Alltagssprache gefunden haben. Nach Annnahme des Modells sind es diese dem Menschen weitgehend unbewussten Abwehrmechanismen, die dessen Krankheitsbewältigung maßgeblich kennzeichnen. Entwickeln würden sich diese in der frühen Biografie der Personen als ein Resultat der Kontrollbemühung nur schwer zu steuernder Ängste und Bedrohungen (Triebe). Sie leisten damit einen wichtigen Beitrag zur Balance und Stabilität der Person.

Praxisreflektion

Die Regression ist ein für das Krankenhaus typisches Abwehrmuster: Die betroffene Person zieht sich zurück, macht sich klein, lässt sich versorgen, nimmt im Extremfall kindliche Lösungsmuster auf. Auf diese Weise gelingt es dem Patienten, sich zu entlasten, Zuwendung einzuholen. Dies kann soweit gehen, dass es ihm als regressivem Patienten besser geht als als mündiger Person (es lohnt sich überhaupt nicht gesund zu werden). An diesem Beispiel kann auch verdeutlicht werden, dass dieses Verhalten durchaus als ein breites Verhalten in Belastungssituationen sehr vieler Patienten zu bewerten ist und dass ein solcher Abwehrmechanismus dann problematisch zu werden droht, wenn dies die einzige Strategie ist. Indem sich der Angehörige auf solche und andere Abwehrmechanismen einlässt, entlastet er den Kranken.

Für die Helfer im Gesundheitswesen wurde ein von Elisabeth Kübler-Ross Ende der 60er Jahre vorgestelltes Phasenkonzept besonders einflussreich. Die Autorin beschreibt dabei eine phasenhafte Auseinandersetzung, die durch ganz typische emotionale Anpassungsleistungen gekennzeichnet sei.

Tabelle 3.2: Phasen der Anpassung an schwere Belastungen

1. Phase des Schocks bzw. der Überforderung	Der Angehörige ist verzweifelt, verhält sich panisch oder erstarrt. Es entstehen wenig geeignete Problemlösungen.
2. Phase der Überkompensation und des Agierens	Alles wird in Bewegung gesetzt. Aktionismus zeichnet das Verhalten des Angehörigen aus.
3. Phase der Ermüdung, der Trauer und eigenen Schwäche	Der hohe Druck ist auf Dauer nicht aushaltbar, außerdem gewinnt die verstandesmäßige Einschätzung der Situation zunehmend für die Handlungssteuerung an Bedeutung.
4. Phase der Anpassung an die neue Realität	Die Risiken und Chancen der neuen Situation werden erkannt und in angemessene Lösungen übersetzt.

Dieses Modell, ursprünglich zur Beschreibung des Sterbeverlaufs entwickelt, lässt sich auf die Situation des Angehörigen übertragen.

Diese Phasen können zeitversetzt durchlebt werden oder sie folgen nicht genau dieser Reihenfolge. Das Modell beschreibt zusammengefasst einen durch emotionale Instabilitäten ausgezeichneten Angehörigen.

Praxisreflexion

Kennen die Pflegenden diese Mechanismen nicht, kann dies zu Komplikationen führen: Ein Angehöriger etwa, der sich in der Phase des Agierens befindet und mit den damit verbundenen – scheinbar unnötigen – Aktivitäten und Aktionen Unruhe vermittelt, kann leicht als zusätzliche Belastung empfunden werden, benötigt er doch zusätzliche Aufmerksamkeit. Jedoch ist die Dynamik des Angehörigen mit der des Kranken verwoben und auf diese Art entsteht ein Teil der Nähe, die wohl nur der Angehörige dem Patienten entgegenbringen kann.

Das Wissen um die Abwehrmechanismen und das Phasenkonzept sind deswegen hilfreich, da beide dem Pflegenden die Möglichkeit geben, sich einen Überblick über die Art und mögliches Zustandekommen der Emotionen und Verhalten der Betroffenen, aber auch der eigenen Person zu verschaffen. Diese Reflektion kann einen Ausgangspunkt dafür bilden, den Angehörigen auch dann zu akzeptieren und zu unterstützen, wenn dessen Emotionalität oder Verhalten unangemessen erscheinen.

Die Psychologie favorisiert die so genannten *Copingmodelle,* die auf die Arbeit von Lazarus zurückzuführen sind. Das Coping-Modell betont die kognitiven und die bewertenden Anteile (appraisals) der Anpassungsleistungen. Coping beschreibt diesen Vorgang als eine kontinuierliche Leistung, in der die aktiven und steuernden Handlungen – immer mit dem Ziel, eine geglückte Problemlösung zu erstellen – große Bedeutung innehaben. Ein guter Coper ist demnach eine Person, die über verschiedene Bewältigungsmuster und Strategien verfügt, unterschiedliche Sets und deren Kombinationen in neue Situationen einbringt, dabei die entstehenden Ergebnisse bewertet und Abstimmungen vornimmt. Den Angehörigen mit aufzunehmen ist dabei ganz sicher eine Erfolg versprechende Variante. Dass die mit der Krankheitsbewältigung einhergehenden Anpassungen immer auch durch die ethnischen, kulturellen und religiösen Einbindungen des betroffenen Kranken überzeichnet werden, sei zum Abschluss erwähnt.

3.4   Das salutogenetische Konzept

Aaron Antonovsky, Begründer der Salutogenese, definiert Kohärenzgefühl, den zentralen Begriff seiner Untersuchungen, wie folgt:

> „Kohärenzgefühl ist eine globale Orientierung, die ausdrückt, in welchem Ausmaß man ein durchdringendes, andauerndes und dennoch dynamisches Gefühl des Vertrauens hat, dass
>
> 1. die Stimuli, die sich im Verlauf des Lebens aus der inneren und äußeren Umgebung ergeben, strukturiert, vorhersagbar und erklärbar sind *(Verstehbarkeit),*
> 2. einem die Ressourcen zur Verfügung stehen, um den Anforderungen, die diese Stimuli stellen, zu begegnen *(Handhabbarkeit),*
> 3. diese Anforderungen Herausforderungen sind, die Engagement lohnen *(Bedeutsamkeit).*"

Das Modell und die Überlegungen Antonovskys und seiner Schüler wurden inzwischen in zahlreichen Studien geprüft und können als belegt und z. T. ausgearbeitet beschrieben werden. Ein gut gesicherter Befund etwa ist, dass Personen, die über ein hohes Kohärenzgefühl verfügen, gesünder und länger leben. Dabei ist Gesundheit nach den Erfahrungen Antonovskys weniger Ziel als positiver Nebeneffekt eines sinnerfüllten Lebens. Für eine erste Annäherung an das, was ein sinnerfülltes Leben ausmachen könnte, richtete das salutogentische Konzept seine Aufmerksamkeit auf das Ausmaß und die Qualität der zur Verfügung stehenden sozialen Ressourcen und darüber hinaus der Widerstands- bzw. Lebenskraft des Menschen. Diesem Verstehensansatz verpflichtet stellen die Vertreter des salutogenetischen Konzeptes folgende Fragen:

- Wie kommt es dazu, dass Personen unter problematischsten Bedingungen nicht krank werden?
- Wie gelingt es objektiv schwertsbeeinträchtigten Menschen, eine hohe Lebensqualität zu erreichen?

Was können wir aus diesen salutogenetischen Überlegungen für die Integration der Angehörigen lernen? Im Unterschied zur Pathogenese, die als eine Grundlage der Medizin die Krankheitsursachen zum Gegenstand hat, fokussiert die Salutogenese insbesondere auf die Gesundheitsursachen. Dies allein ist eine wertvolle und auf die Integration der Angehörigen übertragbare Erweiterung. (Die Ermittlung und Planung der Ressourcen des Patienten, wie in der Pflegeplanung eingeführt, ist direkt auf dieses Verständnis zurückzuführen.) Das salutogenetische Konzept sammelt und verknüpft nun aber nicht nur all diese „Gesundheitsursachen", zu denen die Personen des sozialen Netzes gehören, sondern geht einen Schritt weiter, indem es das Kohärenzgefühl des Menschen als zentralen Moderator für dessen seelische wie körperliche Gesundheit darstellt. Sinngemäß sagt Antonovsky, dass man sich nie seiner Gesundheit wirklich sicher sein könnte, dass Leben wie ein Fluss sei, der zahlreiche Gefahren vorhalte, sodass der Mensch sich niemals am sicheren Ufer befindet. Er könne sich im Idealfall als „guter Schwimmer" erweisen, der den Herausforderungen immer wieder standhalten müsse. In diesem Bild Antonovskys sollten Angehörige als

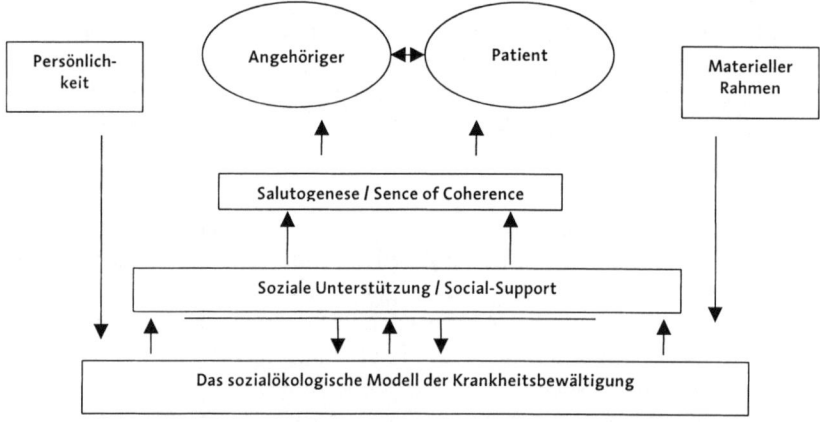

Abbildung 3.1: Wirkmodell der Angehörigenintegration

„Schwimmwesten" zu verstehen sein. Abbildung 3.1 zeigt, dass sich das Koheränzgefühl der Betroffenen in enger Beziehung zu deren sozialem Umfeld (social support) verhält und das sozial-ökologische Modell der Krankheitsbewältigung geeignet ist, die Aspekte der Betroffenenintegration zu integrieren.

3.5   Die Interaktion zwischen Angehörigen, Pflegekraft und Patient

Wir wollen die im Buch behandelte, weitgehend gleichbleibende Konstellation – die Interaktion zu Dritt – einer genaueren Betrachtung unterziehen. Um zu verstehen, welche Kennzeichen und welche Dynamik diese Konstellation auszeichnet und dabei die Ziele der Angehörigenintegration im Auge zu behalten, soll die *Rollentheorie* eingeführt werden.

Nach dieser sind alle Menschen Träger sozialer Rollen. Rollen, die sich die Personen selber wählen. Rollen, die ihnen aber auch von außen, etwa von der Gesellschaft oder der Familie, übertragen werden. Welche Rolle eine 28jährige berufstätige Frau „spielt", die verheiratet ist, 2 Kinder hat und als Krankenschwester berufstätig ist und wegen eines Motorradunfalls zur Zeit in der Unfallchirurgie Patientin ist, wird demnach nicht nur von ihr persönlich, sondern auch von anderen festgelegt. Im gewählten Beispiel werden sehr schnell die unterschiedlichen Rollen erkennbar: Junge Frau (1), Ehefrau (2), Berufstätige (3), Mutter (4), Patientin (5). Allein an diese 5 Rollen werden ganz unterschiedliche Erwartungen getragen und schließlich hat die Betroffene auch noch eine eigene Perspektive, welche Rolle sie eigentlich (in welchen Anteilen) spielen will. Schließlich werden mit den verschiedenen Rollen unterschiedliche Verhaltensmerkmale verbunden: die zuwendungsvolle Mutter, die entscheidungskräftige Mitarbeiterin, die liebevolle Ehefrau. Wichtig ist, dass die im Leben gespielten Rollen nicht gleichbedeutend mit bewusst gewählten Rollen zu verwechseln sind. Bei manchen Menschen ist besonders gut zu beobachten, dass sie Rollen übernehmen, die sie nicht reflektiert haben.

Die Menschen sind also Träger unterschiedlicher, nicht immer bewusst übernommener Rollen.

Personen unterscheiden sich auch in ihrer Fähigkeit, ihre Rollen mit unterschiedlichen Eigenschaften zu beleben. Nicht zuletzt gibt es bis heute Hinweise, das Männer hierin über eine geringere Fähigkeit verfügen. Auch wenn die Erfahrung zeigt, dass es förderlich ist, unterschiedliche, bewusst gewählte Rollen übernehmen zu können, so sind auch die systematischen Konflikte absehbar. Rollenvielfalt ist ein lohnendes Ziel, Rollenkonfusion birgt Schwierigkeiten in sich.

Ein erstes Spiel, das Kinder in der Gruppe zu spielen lernen, ist das Rollenspiel, wie z. B. das Mutter-Vater-Kind-Spiel. Mit jeder dieser „archetypischen" Rollen sind klare Erwartungen des anderen verbunden: der strenge, aber gerechte Vater, die zuvorkommende ausgleichende Mutter, das ungezogene oder zumindest doch unverständnisvolle Kind. Auch wenn die Übertragung des strengen Arztes, der ausgleichenden Krankenschwester und des ungehörigen nicht verständigen Kindes, also des Patienten, nicht eben zeitgemäß anmutet, so ist das Wirkprinzip bis heute im Krankenhaus sehr wohl beobachtbar. Rollen haben demnach eine wichtige Bedeutung: sie geben dem Rollenträger sowie den anderen Akteuren klare Planungs- und Handlungsvorhersagen. Sie reduzieren die Komplexität im Leben und lassen diese für alle kontrollierbar werden. Rollen bedeuten Sicherheit.

In emotional belasteten und schwierigen Grenzsituationen, wie etwa bei Krankheit oder einem Krankenhausaufenthalt, stellen sich die Rollen der Betroffenen häufig klarer, konturierter, weniger überzeichnet dar. Zugleich werden bestehende Rollen einer erheblichen Belastung und Neuorganisation ausgesetzt:

Die in Tabelle 3.3 vorgestellten Erwartungen zeigen:

- dass relativ klare Vorstellungen über die Rolle des jeweils anderen bestehen,
- dass die Rolle des Angehörigen leicht „überschätzt" werden kann bzw. das Ausmaß von dessen Einbezogenheit leicht unterschätzt wird,
- dass systematische Konfliktstellen erkennbar sind,
- dass der Patient, der in der Situation der am stärksten Schutzbedürftige ist, diese Zuwendung auch erhält.

Es wird ableitbar, dass die Angehörigen erwarten, dass alles getan wird, um den Patienten wirkungsvoll und damit auch nachhaltig zu helfen und sich für sie daraus die berechtigte Schlussfolgerung ergibt, dass ihnen in diesem Prozess eine bedeutende Rolle zukommt. Folgende konkrete Empfehlungen lassen sich herleiten:

1. Akzeptieren der Rollen. Die Betroffenen stehen nicht am Anfang ihrer Rollengeschichte, sondern greifen aufgrund ihrer gemeinsamen Lebenserfahrung auf „bewährte Muster" zurück. Die Pflegenden sollten um diese Mechanismen wissen und nicht versuchen, diese vorschnell zu bewerten oder zu korrigieren.

2. Klärung und Präzisierung der Rollen. Erst wenn sich immer wieder Schwierigkeiten ergeben, die den Pflegeprozess behindern, sollte der Versuch unternommen werden, die Rollen der Betroffenen und auch der Pflegenden zur Klärung zu bringen. Das schriftlich skizzierte Arbeitsbündnis

Tabelle 3.3: Rollenerwartungen

Erwartungen an die Pflegekraft	
Angehöriger:	Den Patienten gut zu versorgen. Die Bedeutung des Angehörigen für den Patienten richtig einzuschätzen. Auch die Sorgen des Angehörigen sehr ernst zu nehmen.
Patient:	Dessen Bedürfnisse früh wahrzunehmen und auf diese einzugehen. Die Besonderheiten meiner Situation einschätzen können.
Pflegekraft:	Möglichst effektiv gute Arbeit über 8 Stunden zu leisten, so dass morgen und übermorgen ... auch gut gearbeitet werden kann.
Erwartungen an den Patienten	
Angehöriger:	Dass sich dieser gut einpasst, an seine besten Möglichkeiten anschließt, um schnell wieder „gesund" zu werden.
Patient:	Nicht zur Last fallen wollen, aber es geht diesem ziemlich schlecht und deshalb möchte er, dass man sich um ihn bemüht.
Pflegekraft:	Sollte kooperativ, freundlich, ein wenig dankbar sein.
Erwartungen an den Angehörigen	
Angehöriger:	Muss den Patienten möglichst unterstützen und fördern. Momentan habe ich große Sorgen, ich weiß noch nicht, ob und wie ich das alles schaffen soll.
Patient:	Hoffentlich erhalte ich Unterstützung, aber es sollten keine Überlastungen entstehen.
Pflegekraft:	Hoffentlich kann er die Patientin unterstützen, stört uns nicht zu sehr und wird nicht selber noch zum Problem.

zwischen Angehörigen, Patienten und Pflegenden kann hierbei dienen: Die Pflege ist für das eine, der Patient für das andere und der Angehörige für eine dritte Regulation verantwortlich.

3. Auswirkung der eigenen Rolle. Die Pflegenden sollten in einem ersten Schritt ihr eigenes Rollenverhalten beobachten, um dieses in seinen Auswirkungen auf die Arbeit mit den Betroffenen einschätzen zu lernen.

4. Eigenes Modellverhalten. Einem männlichen Angehörigen, der bisher von der nun kranken Ehefrau geradezu mütterlich versorgt wurde, seine Unzulänglichkeiten in dessen neuer Rolle des „Selbstversorgers" spüren zu lassen, ist ebensowenig hilfreich, wie eine überfürsorgliche Frau unkommentiert mit dem Prinzip der aktivierenden Pflege des von ihr überversorgten Ehemann zu konfrontieren. Hilfreicher ist es in der eigenen Pflege das „wünschenswerte Modell" zu beleben. Diese Situation erlaubt es den Betroffenen am ehesten vorsichtig eine „neue Rolle" kennen- und für sich anwenden zu lernen.

5. Wechselnde und zielgeleitete Koalitionen. Zentrales Arbeitsziel der Pflege ist, die in der Pflegeplanung festgelegten Ziele zu erreichen. Dazu müssen die Pflegenden in der Lage sein, unterschiedliche Akzentuierungen der Zusammenarbeit mit den Betroffenen und unterschiedliche Arbeitsbündnisse einzugehen bzw. zu fördern.

6. Eindeutig formulierte eigene Rollenzuweisung in krisenhaften Situationen. In Situationen mit Dynamik, in denen unmittelbares Handeln verlangt wird, ist eine Trennung der Betroffenen zu empfehlen. Ist dies nicht möglich und lässt der Verlauf eine unangepasste Rolle des Angehörigen erkennen, ist es wichtig, dies eindeutig zur Aussprache zu bringen: „Sie müssen sich in dieser Situation auf unser Expertenwissen verlassen und ich bitte Sie, sich an unsere Anweisungen zu halten." Die Handlungsführung muss völlig eindeutig in den Händen der Experten liegen.

Guideline: Warum ist der Angehörige so wichtig?

1. Um zu verstehen, welche Bedeutung die Angehörigen besitzen, muss das notwendige Hintergrundwissen erworben werden.
2. Für das Gespräch mit weniger gut ausgebildeten Kollegen ist es wichtig, die drei bis vier wichtigsten Mechanismen, wie die soziale Unterstützung des Angehörigen auf den Patienten wirkt, vorstellen zu können.
3. Dies ist eine Grundlage dafür, dass die Qualität der Angehörigenintegration nicht „Hobbybereich" der Handelnden ist.
4. Die eigenen Rollen (oder Abwehrmechanismen) und das damit verbundene Verhalten gegenüber Angehörigen zu kennen ist ein weiterer wichtiger Schritt.
5. Durch das sozialökologische Modell wird es möglich, die Angehörigen und auch die Helfer in deren Bedeutung für die Betroffenen einzuschätzen.
6. Die Phasen der emotionalen Anpassung verlaufen bei den Betroffenen häufig parallel oder leicht zeitversetzt.
7. Die Salutogenese stellt am konsequentesten die Frage nach dem, was den Menschen gesund erhält. Dies ist eine ausdrückliche Ermutigung, die Ressourcenplanung im Rahmen der Pflegplanung zu vertiefen.

Antonovsky, A. (1997): Salutogenese. DGVT, Tübingen
Badura, B. et al. (1987): Leben mit dem Herzinfarkt. Springer, Berlin
Flor, H., Birbaumer, N., Hahlweg, K. (Hrsg.)(1997): Grundlagen der Verhaltensmedizin. Hans Huber, Bern
Freud, A. (1984): Das Ich und die Abwehrmechanismen. Fischer, Frankfurt
George, W. (1999): Angehörigenarbeit. Die Schwester der Pfleger. bibliomed, Melsungen
Lazarus, R. S., Folkmann, S. (1984): Stress, appraisal and Coping, Mc Gill, New York
Selye, H.(1974): Stress, Bewältigung und Lebensgewinn. Urban, München
www.bzga.de

Bundeszentrale für gesundheitliche Aufklärung
www.who.int
WHO-Ottawa Charta 1986 (Charta for health promotion)
www.quint-essenz.ch
Schweizer Gesundheitsforum
www.sfi-frankfurt.de
Sigmund Freud Institut

Schlüsselbegriffe

Abwehrmechanismen • Coping • Lebensplanung
Lebensqualität • Wirkmodell • Regression • Rollenkonzept
Salutogenese • Soziale Unterstützung

4 Ziele und Auftrag der Pflege

Professionell vorgetragene Angehörigenintegration bedeutet, dass diese zielorientiert hergeleitet wird. Im Folgenden werden Notwendigkeit und Vorgehen dargestellt und aufgezeigt, dass die erarbeiteten Ziele der Angehörigenintegration immer auch mit Werten und ethischen Positionen verbunden sind. Es wird ein ethisches Verfahren, der Pragmatismus von John Dewey, vorgestellt, das gut dafür geeignet ist, ethisch nachvollziehbare Ziele und Lösungen zu erstellen. Es wird darüber hinaus erkennbar werden, dass es für die Zielentwicklung wichtig ist, die Perspektive des Qualitätsmanagements (1), des ganzheitlich-biographischen Arbeitseinsatzes (2), des gesellschaftlichen Auftrages(3) und die der Betroffenen (4) zu verbinden. So ist es am ehesten möglich, einen stabilen Arbeitsauftrag der Pflegenden herzuleiten, der dann mit den Betroffenen individuell abgestimmt und vereinbart werden kann.

4.1 Die Bedeutung von Zielen und ihre Verbindung zu Werten

Jede berufliche und damit auch pflegerische Aktivität besitzt zu identifizierende Ziele, also Kriterien und Richtungen, auf die sie sich ausrichtet. Dies gilt auch dann, wenn solche Pflegeziele nicht ausdrücklich benannt oder dokumentiert sind. In solchen Situationen handeln die Pflegenden nach impliziten, also verdeckten Zielen. Dies kann durch die Routine der Arbeitsabläufe oder der täglichen Dynamik, durch geringe Zeit- bzw. Personalressourcen, mangelndes Verständnis bzw. fehlende Schulungen mit verursacht sein. Es ist aber ein Tatbestand, dass seitdem die sechsstufige Pflegeplanung als zentrale Arbeitssteuerung sowohl in der Praxis als auch in der Ausbildung eingeführt ist, das zielgeleitete Pflegen weit stärker als noch vor wenigen Jahren berufliches Selbstverständniss geworden ist.

▬ Praxisreflexion

Als eine der erfolgreichsten Methoden, Arbeitsbereiche – wie z.B. Stationen des Krankenhauses und die in diesen beschäftigten Mitarbeiter – zu führen, hat sich die Methode der Zielvermittlung (Management by targets) erwiesen:

Vereinfacht formuliert erweist sich die Stationsleitung als die Person, der es gelingt, die Anforderungen der Arbeitswelt in Ziele zu übersetzen, diese in Aufgaben zu übertragen, sie so zu kommunizieren und zu vertreten, dass die Mitarbeiter diese motiviert übernehmen und letztlich die so erreichten Ergebnisse in hohem Maß mit verantworten.

Diese Erfahrung aus dem Pflegemanagement zeigt, wie sinnvoll es ist, an ausdrücklich benannten und klar kommunizierten Zielen zu arbeiten. Dass bis heute in vielen praktischen Feldern des Gesundheitswesens ein solch explizit erkennbarer, interdisziplinär gültiger und über die Versorgungsphasen hinaus reichender Zielrahmen fehlt, ist Gegenstand aktueller Kritik (siehe z. B. Jahresgutachten des Sachverständigenrates der Bundesregierung 2000–2001). Dieser problematische Befund findet einen Teil seiner Erklärung auch in dem Umstand begründet, dass die Ziele der Krankenhäuser immer auch mit deren ethischen Werten und Überzeugungen verbunden sind: Sowohl in Bezug auf die Werte als auch auf die ethischen Positionen verhalten sich dabei viele Organisationen zurückhaltend bzw. intransparent. Deutlich wird dies insbesondere dann, wenn die Perspektive der Patienten und Angehörigen eingenommen wird, die formal existierende Leitbilder nicht, die geübte Praxis jedoch umso besser kennen.

Implizite Ziele, nicht benannter oder fehlender Wertekanon und ethische Bezüge entziehen sich nicht nur der kritischen Reflexion und systematischen Entwicklung, sondern begünstigen auch eine Praxis, in der persönliche Ethik, Werte und Ziele der Mitarbeiter, eines Teams, einer Berufsgruppe o.ä. zur zentralen Leitlinie des Handelns werden kann.

Gerade deshalb ist es wichtig, dass die Mitarbeiter des Krankenhauses, unter Einbeziehung von Vertretern der Gesellschaft und Betroffenen, eine Ethik erarbeiten, aus der Werte- und Zielrahmen und schlussendlich auch das Verhalten der Mitarbeiter resultiert.

4.2   Ethische Rahmengebung der Angehörigenintegration

Die Frage nach den Zielen der Pflege muss demnach um das Kriterium der „ethischen Qualität" dieser Ziele erweitert werden. Hier wäre es nützlich, eine praxisnahe Vorgehensweise zu entwickeln, die diesen Ansprüchen genügt. Bei genauerer Betrachtung des Alltags im Krankenhaus wird deut-

lich, dass die Integration von Angehörigen nicht nur das Ergebnis individueller Dispositionen ist, denn das Handeln im Krankenhaus ist wesentlich institutionell vermitteltes Handeln. Insofern ist das Handeln ebenso durch
das Setting, den materiellen Rahmen, das Arbeitsklima der geübten Infor-
mations- und Kommunikationsformen etc. wesentlich bestimmt. Überall
dort, wo individuelle Handlungsmotive und Überzeugungen der Pflegenden durch institutionelle Bedingungen überformt werden, greifen individu-
alistische Konzepte der Ethik erfahrungsgemäß ins Leere. So kann durchaus davon ausgegangen werden, dass bei den Mitarbeitern des Krankenhauses ein breiter Konsens über die moralische Qualität der Integration von
Angehörigen besteht. Daher sind auch individuell adressierte moralische
Appelle „eine moralisierende Sichtweise" des bestehenden Problems überhaupt „ungeeignet", die unzweifelhaft existierenden Defizite zu beheben.
Vielmehr sollten Handlungsweisen, die den Bedürfnissen und Interessen
der Betroffenen Rechnung tragen und auch in diesem Sinn moralisch richtig
sind, als Teil der Ziel- und Aufgabenkonzeption der Institution Krankenhaus gesehen werden. Die moralische Verantwortung trifft also zunächst die
Institution.

Die Integration Angehöriger im Krankenhaus ist ein Handeln, das ethischer Beurteilung unterliegt und es ist Aufgabe der Institution Krankenhaus, solches Handeln in möglichst hoher Qualität anzubieten.

Die moralische Qualität des Handelns Einzelner bemisst sich danach, in
welchem Maß er sich die Standards moralischer Qualität, die in der Institution formuliert und durchgeführt werden müssen, persönlich angeeignet
hat. Solche Standards können nicht einfach „festgesetzt" werden und sie
dürfen nicht „starr" sein. Vielmehr müssen sie das Resultat des gemeinsamen Erfahrungs- und Entwicklungsprozesses im Krankenhaus sein. Welche Handlungsweisen den Angehörigen am besten dienen, kann hierbei nur
in offener Kommunikation und unter Aneignung wissenschaftlichen und
erfahrungsbezogenen Wissens herausgefunden werden. Eine Ethik, die für
die Ziele und das Handeln im Krankenhaus – und damit auch der Integration von Angehörigen – wirksame Impulse geben will, sollte daher folgenden Anforderungen genügen:

• Sie sollte sich in ihren Maßgaben an den Bedürfnissen und Interessen der
  Betroffenen orientieren und in diesem Sinne eine konsequente sein.
• Sie sollte nicht individuell konzipiert, sondern eine Ethik institutionell
  vermittelten Handelns sein, denn das Handeln im Krankenhaus ist Resultat der Interaktion innerhalb eines schon gestalteten Handlungsrahmens
  und muss daher als ein soziales Produkt verstanden werden.
• Sie sollte in der Perspektive gelingender sozialer Praxis entwickelt werden, also zu operationalisierbaren und praxistauglichen Vorschlägen
  führen.

Moralische Qualität als soziales Produkt – John Deweys pragmatische Ethik

Die Entwicklung der Patienten- und Angehörigensituation im Krankenhaus, die sich an deren Bedürfnissen orientiert, muss an den sozialen Rahmenbedingungen der Betreuung ansetzen. Eine Konzeption, die als Grundlage einer solchen Umorientierung geeignet ist, findet sich in der pragmatischen (Sozial-)Ethik von John Dewey. Nach Dewey 1989 sollte die moralische Qualität des Handelns als ein soziales Produkt verstanden werden. Moralisch richtiges Handeln in einer Gemeinschaft erfordert mehr als nur den guten Willen und die Einsichtsfähigkeit der beteiligten Individuen. Notwendig ist die Schaffung von Rahmenbedingungen, welche die Bereitschaft fördern, in eine gemeinsame Erforschung bester Lösungen für moralische Probleme einzutreten. Moralisch verantwortetes Handeln in Institutionen muss von gemeinsamen überpersönlichen Handlungsdispositionen getragen werden, die in Regeln und verpflichtenden Gewohnheiten innerhalb der Institution verankert und daher von persönlichen Dispositionen weitgehend unabhängig sind. Ethische Probleme sollten nach Dewey im Geist wissenschaftlicher Einstellung behandelt werden. Was „richtiges Handeln" im Einzelfall bedeutet, kann weder durch allgemeine Moralkriterien noch durch moralische „Intuitionen" entschieden werden. Die Lösung der auftretenden moralischen Probleme setzt vielmehr wissenschaftliches Wissen über die Bedürfnisstruktur der Patienten und deren Angehörigen und über adäquate Handlungsstrategien voraus. Die „wissenschaftliche Einstellung" erschöpft sich aber nicht in der Bereitschaft zur Aufnahme wissenschaftlicher Information. Sie bedeutet v.a. die Bereitschaft zur kritischen Überprüfung einmal akzeptierter Lösungen. Die Suche nach besten Lösungen erfordert auch im Bereich moralisch relevanten Handelns Partizipation und Kritikoffenheit. Für die Institution Krankenhaus bedeutet dies, dass sie flexible, aber verbindliche Handlungsstrategien im offenen Diskurs der Mitarbeiter und auch Vertreter der Betroffenen und der Gesellschaft ausbilden muss. Nur so kann Wissen in Form individueller Handlungsdispositionen wirklich angeeignet werden. Deweys Ansatz einer pragmatischen Ethik ist „konsequentialistisch", sie fasst moralische Güter als soziale Produkte auf und sie behandelt moralische Probleme unter dem Aspekt ihrer praktischen Lösung. Sie stellt formulierte Kriterien und damit eine brauchbare Grundlage für die Diskussion der ethischen Probleme zur Verfügung, die sich aus der Situation der Betroffenen in Krankenhäusern ergeben.

4.3   Ziele der Angehörigenintegration und Qualitätssicherung

Die Einführung des Qualitätsmanagements in das Gesundheitswesen und in die Pflege hat, in dessen Sprache und Verfahren, erneut aufgezeigt, dass die gewünschten guten Ergebnisse (Ergebnisqualität) dann in vertretbarem Kostenrahmen erreicht werden, wenn die eingesetzten Verfahren und Techniken gültig und verbindlich von allen Akteuren eingesetzt werden (Prozessqualität). Wenn es das Ziel ist, Angehörigen die Durchführung und Auswertung der Blutzuckermessung zu vermitteln, so wird dieses Ziel am ehesten dann erreicht, wenn fachlich begründete, eindeutige, koordinierte und letztlich auch praxisrückgebundene Angehörigenschulungen und Praxisbegleitungen durchgeführt werden. Auch hat das Qualitätsmanagement zurecht darauf hingewiesen, dass die hierfür – in unserem Bespiel die Schulung – zur Verfügung stehenden Ressourcen, z. B. Erfahrung der Ausbilder, das zur Verfügung stehende Material etc. (Strukturqualität) die Prozesse und in dessen Folge die Ergebnisse beeinflussen.

> Ist eine verbesserte Ergebnisqualität das Ziel der Angehörigenintegration, so gilt es die mit diesem Ziel verbundenen Teilziele zu benennen und die damit verbundenen Prozesse und Strukturen zu identifizieren und bei Bedarf zu entwickeln.

Für die Arbeit im Krankenhaus ist immer frühzeitig zu prüfen, inwieweit es möglich ist, die Ziele der Betroffenenintegration mit dem jeweils geübten

Tabelle 4.1: Die drei Qualitätsdimensionen der Angehörigenintegration

Ergebnisqualität	Ausmaß und Güte der gelungenen Integration durch geeignete Messgrößen, z. B. Zufriedenheit des Angehörigen und des Patienten, Häufigkeit der abgerufenen Schulungen, der erreichten Fertigkeiten, Pflegequalität zu Hause etc.
Prozessqualität	Leitlinien für Anleitung und Schulung, Gesprächsleitfäden für Gespräche mit Angehörigen, Integration der verschiedenen Dienstleister, Durchführen von Angehörigensprechstunden etc.
Strukturqualität	Bauliche Voraussetzungen, Übernachtungsmöglichkeiten, Angebote und Services für Angehörige, Förderung der Pflegekräfte (Schulungen, Qualifikationen etc.)

Tabelle 4.2: Gesundheitspolitische Ziele

Zielgröße	Mechanismus
Förderung der Souveränität	Die Souveränität und Unabhängigkeit gegenüber professionellen Systemen durch geeignete Angebote erhöhen.
Erhöhung der Selbstkontrolle	Die bedürfnis- und familiengerechte Versorgung unter Kontrolle des Patienten und den Angehörigen durch geeignete Interventionen zu fördern.
Aktivierung der Verantwortung	Die eventuell bestehende passive Rolle durch eine partizipativ-gestaltende zu überwinden.
Versorgungsqualität sichern	Pflege- und Versorgungsangebote können in der Versorgungspraxis nur vom Angehörigen getragen verantwortet werden (care-giver).
Förderung der Compliance	Hilfreiche Aktivitäten und Verhaltensmuster des Patienten mit zu tragen und zu verantworten.
Krankheitsbewältigung und Anpassung an neue Lebenssituation fördern	Die mit der Krankheitsbewältigung verbundenen Anpassungen zu unterstützen.
Erhöhte Kosten- bzw. Ressourcenverantwortung	Die Kostenentstehung an Patientenbedarf und Zielen zu orientieren.

Qualitätsmanagement abzustimmen bzw. gemeinsam zu entwickeln. Das KTQ-Konzept (Kooperation für Transparenz und Qualität im Krankenhaus) etwa sieht einen Kriterienkatalog vor, der Items zur Integration der Angehörigen umfasst (siehe Kapitel 22).

4.4   Ziele der Angehörigenintegration und Gesundheitspolitik

In dem Versuch, Ziele der Angehörigenintegration zu entwickeln, wird deutlich, dass diese immer durch gesundheitspolitische und gesellschaftliche Zielmarken überformt sind.

Für die Pflege bedeutet dies, dass sie nicht nur die gesundheitspolitisch und gesellschaftlich vorgetragenen Entwicklungsziele des Gesundheitswesens kennen sollte und an der damit verbundenen Diskussion teilnimmt, sondern darüber hinaus diese Ziele in ihrer Arbeit mit den Betroffenen belebt.

4.5   Ziele der Angehörigenintegration und ganzheitlich-biographische Pflege

In allen Humanwissenschaften gibt es Verfahren, um den Menschen seiner Entwicklung folgend biographisch zu beschreiben. Die einzelne Person, ihre Entwicklung und Persönlichkeit steht im Vordergrund der biographischen Beschreibung. So werden alle Befunde, die im Verlauf der Lebensspanne (Kindheit, Jugend, Erwachsener, alter Mensch) erhoben werden zur Grundlage der Vorhersage weiterer Entwicklung. Es gibt zahlreiche Beispiele dafür, dass es ausgesprochen sinnvoll ist, in dieser Art zu arbeiten (siehe z. B. George 1998a). Eng verbunden mit dem biographischen Ansatz ist der ganzheitliche Zugang zum Menschen, zu dem die Krankenpflege in Deutschland gesetzlich aufgefordert ist. Ganzheitlichkeit bedeutet, einen Verstehens- und Behandlungsprozess aufzunehmen, der über die bloße Körperlichkeit des Menschen hinausreicht. Im deutschen Kulturraum ist beispielsweise die ganzheitlich anthroposophische Theorie einflussreich geworden. In dieser beschreiben die Anthroposophen eine Einheit des Menschen aus Körperlichkeit, Spiritualität und Geistigkeit. Der anthroposophische wie auch andere ganzheitliche Arbeitsansätze sehen sich vor verschiedenen, nicht nur wissenschaftlichen Schwierigkeiten. Gleichwohl gilt, dass für einen ganzheitlichen Anspruch – ähnlich wie für den biographischen Arbeitsansatz – eine Fülle von Begründungen und Notwendigkeiten existieren. Nicht nur die anthroposophische Krankenpflege entwickelte einen umfassenden Arbeitsansatz, vielmehr existieren je nach Konfessionalität und Pflegetheorie unterschiedliche Modelle. Als gemeinsames Resultat werden in der Pflegeausbildung Modelle und Pflegeorganisationsformen vermittelt, die ganzheitlich-biographisches Handeln ausdrücken. Unabhängig von der speziellen Herkunft und Gewichtung weisen alle ganzheitlich-biographischen Pflegeansätze den Angehörigen – im Rahmen des sozialen Netzes – eine hervorragende Bedeutung im Lebensprozess des Patienten zu und sehen weitreichende Integrationen vor. So ermöglichen es diese Ansätze, die Betroffenenintegration nachhaltig zu begründen.

Die in den Naturwissenschaften gewählten Methoden haben im letzten Jahrhundert den eben beschriebenen biographischen Arbeitsansatz zugunsten eines gruppenbeschreibenden Arbeitsansatzes zurückgedrängt. Vereinfacht ausgedrückt bedeutet dieser, dass aufgrund der Kenntnis sehr vieler Menschen auf jede beliebige Person Bezug genommen werden kann. Es ist unzweifelhaft, dass diese wissenschaftliche Strategie und die mit ihr verbundenen statistischen Vorhersageverfahren zu dem entscheidenden Entwicklungsmotor auch der Humanwissenschaften geworden ist. An diesem Arbeitsansatz orientiert sich die moderne Medizin weitgehend. So existiert eine effektive, in vielen Handlungsfeldern erfolgreiche Medizin, die insgesamt auf die naturwissenschaftlichen Arbeitsansätze vertraut und zum anderen ein ganzheitlich-biographischer, insbesondere durch die Pflege repräsentierter Arbeitsansatz. Muss dies wirklich einen Konflikt darstellen? Patientenbefragungen zeigen, dass sich diese sowohl eine erfolgreiche Medizin als auch eine ihrer Person umfassend gerechtwerdende Behandlung wünschen.

4.6 Ziele der Angehörigenintegration und Kundenwille

Nicht nur im Krankenhaus und in der Pflege besteht immer wieder die Gefahr, dass die dort entwickelten Ziele und Planungen ohne den eigentlichen Kunden, den Betroffenen, durchgeführt werden. Alle Akteure nehmen für sich in Anspruch, aus jeweils nicht unbegründeten Perspektiven, schon zu wissen was für diese gut und möglich sei. Auch das, was Politiker und Experten an Zielvorgaben entwickeln, muss nicht in jedem Fall identisch sein mit dem, was sich der Kunde Patient wünscht. Welche Ziele sind diesen wichtig, wie können diese frühzeitig wahrgenommen und berücksichtigt werden? Hier könnte auch die Pflege noch stärker von den Betroffenen lernen und somit zum Motor des Qualitätsmanagements werden, das um die Kundenzufriedenheit als zentrales Qualitätskriterium weiß. Dabei wird sichtbar werden, wie sehr sich die Betroffen von der Leitgröße Lebensqualität führen lassen, dem Grad persönlicher Zufriedenheit, der weit über Gesundheitsziele alleine herausreicht. Darüber hinaus ist die Wahrnehmung der Kundenzufriedenheit auch ein weiterer Schritt auf das Ziel zu einer biographisch-ganzheitlichen Arbeitsweise. Es existieren bereits ermutigende Beispiele, in denen das notwendige Expertenwissen der Helfer des Krankenhauses nicht länger zu der so häufig beobachtbaren funktionalisierten Arbeitsmethode und der damit verbundenen Sichtweise, wie die Betroffen wahrgenommen und behandelt werden, führt. Diese „Atomisierung" ist keinesfalls logischerweise mit der notwendigen hohen Problemauflösung verknüpft. Vielmehr gilt es die Informationen und Daten über den Patienten neu und nicht zuletzt biographisch sinnvoll zu fokussieren und dieses Ergebnis mit den Behandlungszielen abzugleichen. Einen Schritt in diese Richtung gehen die Krankenhäuser, die dem eingewiesenen Patienten eine Primary Nurse, einen Arzt als feste Bezugsperson an die Seite stellen, deren Aufgabe es unter anderem ist, die Integration der Befunde zu leisten und deren Abgleich vor den Behandlungs- und Rehabilitationszielen zu sichern.

Tabelle 4.3: Zielrahmen

Abstimmungsebene	Möglich	Nicht möglich
• mit den Zielen des Krankenhausleitbildes und dessen Ethik	ja	nein
• mit den komplementären Versorgungspartnern	ja	nein
• mit den Zielen und Verfahren des Pflegemodells, der Pflegetheorie, des Pflegeleitbildes	ja	nein
• mit dem interdisziplinären Team	ja	nein
• mit den Zielen und Verfahren des Qualitätsmanagements des Krankenhauses/der Einrichtung	ja	nein

4.7   Ziele der Angehörigenintegration und der individuelle pflegerische Auftrag

Aus all diesen Rahmenbedingungen, selbst- und fremdbestimmten Ansprüchen, aber auch Chancen und Möglichkeiten soll der jeweilige individuelle pflegerische Auftrag der Angehörigenintegration hergeleitet werden. Wie ist dabei vorzugehen?

1. Zuerst werden die genannten Vernetzungs- und Schnittstellen auf deren Abstimmungsmöglichkeit geprüft. Es gilt in einen Zielintegrationsprozess zu kommen (siehe Tabelle 4.3).

2. Der Zielrahmen muss nun mit dem Versorgungsauftrag und der Praxis des jeweiligen Arbeitsbereichs abgeglichen werden. Die Erfahrung mit der Pflegeplanung ist hierbei insofern unterstützend, als dass es zur Routine geworden ist, Pflegeziele auf deren Gültigkeit, Realisierbarkeit und Prüf- bzw. Messbarkeit frühzeitig abzustimmen. Auch die Erfahrung, dass Ziele vor unterschiedlichen Zeithorizonten entwickelt werden, wie es sich in Nah- und Fernzielen ausdrückt, ist jetzt hilfreich. So soll am Ende dieses Prozesses ein bereichs- bzw. stationsspezifischer Zielkatalog verabschiedet werden.

3. Der Stationszielkatalog dient dann als Grundlage für die individuelle Abstimmung im Rahmen der Informationssammlung bzw. der Pflegeanamnese (siehe Kapitel Pflegeanamnese).

Praxisbeispiel

In der Dialyseeinheit des St. Anna Hospitals ist die Einbeziehung des Ehe-partners bereits seit Jahren erklärtes Ziel und Praxis der Verantwortlichen. Im Verlauf der Jahre ist es gelungen, die verschiedenen Berufsgruppen des Krankenhauses und die betreuenden Hausärzte und das ambulante Pflege-team in einem Versorgungsnetz zusammenzuführen. Als Ausgangspunkt ist das Krankenhausleitbild auszumachen, in dem ein um die Familieneinbezie-hung erweiterter Versorgungs- bzw. Zielanspruch formuliert wurde. Es wurde ein Stationsangebot entwickelt. Der leitende Arzt und die verant-wortliche Pflegekraft steuern maßgeblich die Arbeitsabläufe der Abteilung und achten darüber hinaus darauf, dass die Angehörigenintegration immer wieder belebt wird: So treffen sich einmal jährlich alle Betroffenen – Helfer, Patienten, Angehörige und Freunde – , um die zentralen Ziele und Aktivi-täten des kommenden Jahres miteinander festzulegen bzw. die bestehenden Angebote zu prüfen. Folgender Zielkatalog war das Ergebnis:

1. Unterstützung in der Zusammenarbeit mit ambulanten Versorgern.
2. Einschätzung, Steuerung und Unterstützung bei Krisen und Komplika-tionen.
3. Informationen rund um das Krankheitsgeschehen/neue Verfahren.
4. Fragen und Techniken rund um die Ernährung.
5. Unterstützung Kostenträger.
6. Fragen und Möglichkeiten rund um Unabhängigkeit, Mobilität und Ge-sundheit.

Die Erfahrung in der Dialyseabteilung hatte gezeigt, dass es sinnvoll ist, die so ermittelten Ziele und daraus resultierenden Aktivitäten und Vereinbarun-gen in einem Arbeitsbündnis mit den Betroffenen festzulegen. Zusammen-gefasst ist ein fünfstufiges Vorgehen zu benennen:

1. Aufbau des breitmöglichsten Zielansatzes.
2. Abstimmung dieses Ansatzes mit dem spezifischen Wissen um die Pflege-zielentwicklung.
3. Entwicklung eines Bereichs- bzw. stationsspezifischen Zielkatalogs.
4. Abstimmung auf die individuelle Betroffensituation.
5. Arbeitsbündnis mit den Betroffenen.

Guideline Ziele

1) In einem ersten Schritt ist es wichtig, dass Sie sich ihrer Ziele in der An-gehörigenarbeit bewusst werden.
2) Gleichen Sie diese Ziele mit denen des Teams ab.
3) Es ist hilfreich, Ziele ausdrücklich zu benennen. Erneut, gegenüber sich sel-ber, dem Team, insbesondere aber auch den Angehörigen bzw. den Betroffe-nen gegenüber.

4) Ziele sind nicht für alle Zeit und nicht per se „richtig". Sie setzen indes die Ausgangsmarke möglicher Entwicklung.
5) Rechtfertigen „gute" Ziele schlechte Methoden?
6) Für viele Ziele wird die Ausdauerfähigkeit dessen, der sie betreibt, vorausgesetzt.
7) Manche Ziele müssen kontinuierlich gepflegt werden.
8) Stimmen Sie die Pflegeziele immer in einem Gespräch mit den Betroffenen ab, bevor sie diese auf den Weg bringen.

Badura, B., Feuersten, G., Schott, T. (1993): System Krankenhaus. Juventa, Weinheim

Bartels, A., George, W. (1999): Ethische Überlegungen zur Praxis der Betreuung Sterbender. Pflege Aktuell 11

–, – (1996): Pragmatische Ethik im Krankenhaus. Ethische Überlegungen zur Betreuung Sterbender. Cognitio humana – Dynamik des Wissens und der Werte

George, W. (1999a): Die neun Stufen der Leitbildentwicklung. DRK Magazin 2

– (1999b): Führungsinstrument: Zielvereinbarungsgespräch. Pflege Aktuell 2

– (1998a): Biographische Krankenpflege, Krankenpflege-Journal Heft 12

– (1998b): Personalverfassungen: ein Instrument des normativen Managements. Klinikmanagement 11

Schlüsselbegriffe

Ergebnisqualität • Ethik • Ganzheitlich-biografische Pflege
Gesundheitspolitik • Lebensqualität • Leitbild • Pflegeanamnese
Primary Nurse • Prozessqualität • Qualitätsmanagement
Stationszielkatalog • Strukturqualität • Zielvereinbarung

5   Kontaktgespräche und Pflegeanamnese

Ziel des Kapitels ist es, deutlich zu machen, wie sehr die Güte der ersten Kontakte und der Pflegeanamnese alle weiteren Interaktionen mit den Betroffenen prägen und wie es durch gezielte Vorbereitung und Strukturierung dieser Interaktionen möglich ist, das gemeinsame Handlungsbündnis von Beginn an positiv zu gestalten. Dazu wird auch eine kurze Einführung in die Gesprächsführung gegeben, die über dieses Kapitel hinaus als Orientierungshilfe auch für die folgenden dienen soll.

5.1   Kurze Einführung in die Gesprächsführung

Die im Buch beschriebenen praktischen Verfahren und Instrumente der Angehörigenintegration basieren allesamt auf einer „gelungenen Kommunikation" zwischen Pflegenden und den Betroffenen. Ohne die „guten Taten", die menschliche Nähe – insbesondere durch deren nonverbalen Formen ausgedrückt – in ihrer Bedeutung minder zu schätzen, ist das zentrale Forum der gelungenen Kommunikation das Gespräch. Also soll im Folgenden auf dieses ein besonderes Augenmerk gerichtet werden. Die hier dargestellten grundlegenden Anregungen besitzen für die verschiedenen, in den folgenden Kapiteln vorgestellten Gespräche Gültigkeit, sie werden dort nicht nochmals eingeführt.

Das Kommunikationsmodell von Watzlawik

Als eine sehr hilfreiche Unterstützung, um zu verstehen, was in den Interaktionen zwischen den Menschen entsteht, kann die Arbeit von Paul Watzlawik gesehen werden, der eine Grundlage für verschiedene Verfahren und Modelle gestiftet hat. Die zentralen Aussagen von Watzlawik – als Axiome bezeichnet – sollen hier vorgestellt bzw. erinnert werden.

Welche Folgen ergeben sich aus diesen Axiomen für die Kommunikation bzw. die Gesprächsführung mit den Angehörigen?

Tabelle 5.1: Axiome von Watzlawik

Axiom	Beschreibung
Menschen können nicht nicht kommunizieren.	Kommunikation ist mehr als sprechen. Es ist Menschen nicht möglich, auch wenn diese schweigen, nicht zu kommunizieren. Könnte das Schweigen nicht sogar ein sehr starker Ausdruck persönlicher Bedürfnisse sein?
Jede Kommunikation hat einen Inhalts- und einen Beziehungsaspekt, wobei der Beziehungsaspekt in der Art ist, dass er den Inhaltsaspekt dominiert und daher Metakommunikation ist.	Wir leben in einer zweigeteilten „doppeltgebundenen" Welt. Ist es wahr, dass wenn wir wissen, wie die Beziehung zweier Personen zueinander ist, wir die Qualität von deren Verhaltensweisen untereinander vorhersagen können?
Die Natur der Beziehungen ist durch die Interpunktion der Kommunikationsabläufe seitens der Partner bedingt.	Sind wir wirklich in der Falle eines Systems, in dem unser Verhalten, die Beziehungsinterpretation des anderen erzwingt und wir dies genauso tun?
Menschliche Kommunikation bedient sich digitaler und analoger Modalitäten. Digitale Kommunikation hat eine komplexe und vielseitige logische Syntax, aber eine auf dem Gebiet der Beziehungen unzulängliche Semantik. Analoge Kommunikation dagegen besitzt dieses semantische Potenzial, ermangelt aber der für eindeutige Kommunikation erforderlichen logischen Syntax.	Die Sprache für die Inhalte, das geht gut. Die Sprache für die Emotionen ist schwieriger. Die Eindeutigkeit des Nonverbalen und des Verhaltens ist nicht so leicht hergestellt.
Menschliche Beziehungen sind je nachdem, ob sie auf Ungleichheit bzw. Gleichartigkeit der Partner beruhen in komplementäre bzw. symmetrische einteilbar.	Die symmetrischen halten zusammen. Die komplementären zanken gerne ein wenig. Egal mit welchem Inhalt. Prüfen Sie dies beim nächsten Gruppenfrühstück.

- Wenn Pflegende nicht auf den Angehörigen eingehen (nicht kommunizieren, an diesem vorbeigehen etc.), so ist es sehr wahrscheinlich, dass diese ein solches Verhalten als Zeichen der Missachtung interpretieren. Selbst wenn diese Interpretation gar nicht gültig ist. Die Beziehungsebene ist somit immer dabei.

- Wenn die Beziehungsebene erst einmal festgelegt ist („die mag mich nicht") ist vorhersagbar, in welcher Art und Weise die täglichen fachlichen Regulationen ablaufen werden (nämlich eher problematisch), sondern, dass sich eine solche Beziehungsstörung nur wieder schwer wird korrigieren lassen.
- Wenn die Pflegenden ihre Arbeit nach Ansicht des Angehörigen korrekt und an den Bedürfnissen des Patienten orientiert organisiert wahrnehmen, so wird dieser fachliche Auftritt auf der Beziehungsebene interpretiert („Die macht ihre Arbeit korrekt und in Absprache mit meinem Angehörigen, die ist in Ordnung"). Es ist also in aller Regel nicht notwendig, explizite Beziehungsarbeit zu leisten.
- Die systematische Eingebundenheit der Beteiligten wird deutlich und dass es wenig hilfreich sein kann, einseitig nach Verursachern zu suchen.
- Deutlich wird auch einmal mehr, dass die Sprache – im Sinne des gemeinsamen Sprechens – zur Entwicklung der Beziehungen eingesetzt werden muss.

5.2 Rahmenbedingungen des Gesprächs

Der Patient und dessen Pflege bilden den Fokus der Pflegenden. So ist nicht überraschend, dass Angehörigengespräche der Gefahr ausgesetzt sind, zwischendurch, spontan und unter Umständen wenig zielgeleitet beim zufälligen Treffen im Flur durchgeführt zu werden. Das dieses Verfahren in aller Regel nicht geeignet ist, der schwierigen Situation des Angehörigen, der Bedeutung der zu vermittelnden Inhalte als auch den Zielen der Pflegenden gerecht zu werden, ist naheliegend. So ist es ratsam, wichtigere Gespräch in einem geschützten Rahmen durchzuführen. Dass dem Angehörigen eine Sitzgelegenheit angeboten werden sollte, die Tür zu schließen ist usw. soll an dieser Stelle nicht weiter ausgeführt werden. Dieses Vorgehen bedeutet nicht, dass dem spontan entstehenden Gespräch – etwa im Vorbeigehen – seine Berechtigung abgesprochen wird.

5.3 Gesprächsverlauf

Gesprächsvorbereitung

Die Pflegenden sollten sich auf das Gespräch mit den Betroffenen prinzipiell vorbereiten. Im Zentrum steht dabei die Frage nach dem Ziel des Gesprächs. Was soll in dem Gespräch erreicht werden? Diese Frage muss sich die Pflegekraft immer stellen, unabhängig ob sie oder der Angehörige das Gespräch ausgelöst haben. Es wird deutlich, dass die meisten Angehörigen bzw. auch die Pflegenden zu bestimmten Zeiten oder Phasen ganz bestimmte Inhalte oder Entlastungen benötigen bzw. vermitteln müssen. Für diese „Standardsituationen" sollen Gesprächsleitfäden, die eine hohe Qualität der Gesprächsführung sichern, eingesetzt werden.

Als Folge der verschiedenen planerischen Auseinandersetzungen entwickelt sich die „mentale" Gesprächseinstellung, die für den Verlauf und den damit verbundenen Erfolg – d. h. das Gesprächsziel zu erreichen – mit ausschlaggebend ist. Die Pflegekraft sollte den Angehörigen zu einer ähnlichen Vorbereitung ermutigen.

▥ Praxisreflexion

Frau Müller spricht den Krankenpfleger im Flur auf einen bedeutsamen Sachverhalt an. Der Krankenpfleger versucht diesen nicht spontan zu klären, sondern vereinbart mit Frau Müller einen viertelstündigen Gesprächstermin am nächsten Tag: „Dann haben wir mehr Zeit, die Dinge zu klären, ich kann mich auf das Gespräch besser vorbereiten und noch etwas nachsehen und auch Sie haben die Gelegenheit, bis dahin Ihre Fragen, vielleicht ja auch schriftlich vorbereitet, mitzubringen."

Auch sollte man sich in der Vorbereitung nicht nur auf die wahrscheinlichen Inhalte, sondern auch mit dem wahrscheinlichen Verlauf des Gesprächs vertraut machen. So kann bereits in der Vorbereitung deutlich werden, dass mit einer starken emotionalen Reaktion des Angehörigen zu rechnen ist und sich die Pflegekraft überlegen kann, wie sie mit dieser umgehen wird.

Gesprächsdurchführung

Als ganz einfache praktische Hilfe für die Durchführung des Gesprächs ist der in der Krankenpflege verwendete kybernetische Regelkreis hilfreich:

1. Zuerst die Informationssammlung (Was liegt an?): An dieser Stelle sollte dem Angehörigen die Möglichkeit zur Aussprache gegeben werden. Auch wenn der Pflegende das Gespräch angeregt hat, sollte die Sicht des Angehörigen eingeholt werden.

2. Die Problemidentifizierung (Was ist das Problem?): Das Problem bzw. mögliche Ressourcen, um dieses zu bewältigen, werden frühzeitig erkennbar und der Pflegende erhält die Möglichkeit, sich auf die spezifische Situation des jeweiligen Angehörigen einzustellen.

3. Gemeinsame Zielfestlegung (Was wollen wir in diesem Gespräch erreichen?): Hat sich die Pflegekraft gut vorbereitet, wird sie diesen Punkt bereits weitgehend erschlossen haben. Es gilt, machbare Ziele vor Augen zu haben und zugleich den Angehörigen einzubinden und zu ermutigen.

4. Maßnahmenkatalog festlegen (Wer macht was, bis wann?): Dabei ist es wichtig, verschiedene Möglichkeiten zuzulassen, denn es gibt häufig nicht „die richtige Lösung", sondern verschiedene unterschiedlich berechtigte Lösungsansätze. Deren Zusammenführung reicht dann oft an das Ziel. Es gilt den Angehörigen einzubinden, ohne ihn zu überfordern. Wenn keine Übereinstimmung entsteht, auch Dinge zulassen, die man selber nicht betreiben würde. Gleichzeitig die eigenen Empfehlungen deutlich machen und schützen. Verbindliche Absprachen und Aufteilung der Aktivitäten sind hierbei besonders wichtig.

5. Zuletzt ist es klug, frühzeitig an eine **Überprüfung** (Evaluation) des beschlossenen Vorgehens zu denken („Wir sollten uns bereits am kommenden Freitag erneut zusammensetzen.").

Diese Vorgehensweise stellt für viele Pflegende eine relativ einfach zu verwendende Methode der Gesprächsnavigation dar, die als Basismodell für alle Gespräche anzuwenden ist. Darüber hinaus geben Leitfäden oder Skripte, die insbesondere für ein Informationsgespräch wertvoll sind, Orientierung.

Gesprächsabschluss und Gesprächsnachbereitung

Der inhaltliche Gesprächsabschluss sollte eine kurze inhaltliche Zusammenfassung der Punkte 1–5 sein, mit einer gewissen Betonung der getroffenen Vereinbarungen (Punkt 4). Dass ein Abschluss erzielt wird, der Folgegespräche bzw. gemeinsame Arbeiten zulässt, muss auch für das konflikthafte Gespräch gültig sein. Ein bedeutsameres Gespräch, gemeinsam mit dem Angehörigen in seiner Bedeutung – unter Umständen auch in dessen Verlauf – zu bilanzieren (Metakommunikation), ist ein gelungener Gesprächsabschluss. Ein Händedruck und das Begleiten an die Tür symbolisieren die Ernsthaftigkeit der Bemühungen.

Zur Person des Gesprächsführenden

Der Verlauf des Gesprächs und ob das Gesprächsziel erreicht wurde steht natürlich in engem Zusammenhang mit der Gesprächskompetenz der Pflegekraft. Diese Kompetenz ist das Resultat unterschiedlicher Teilfähigkeiten, von denen hier nur einige benannt werden: Klarheit und Verständlichkeit der Sprache (1), Gliederung und Logik des Gesagten (2), der teilnehmenden Zuwendung wie der Fähigkeit zuzuhören (3), das im Gespräch erfahrene sinnvoll in den weiteren Gesprächsverlauf einzubinden (4), sinnvolle Fragen stellen zu können (5) usw. Doch diese Fähigkeiten sind sehr selten, auch bei in Gesprächsführung ausgebildeten Personen, zu finden. Die Betroffenen in ihrem Anliegen ernst zu nehmen und das Gespräch gut führen zu wollen, sind wohl die unersetzbaren Voraussetzungen, um durch Schulung und praktischen Versuch diese Kompetenzen anteilig aufzubauen.

5.4 Erste Kontaktgespräche

Eine prägende Wirkung für den Verlauf aller weiteren Kontakte zwischen den Pflegenden und den Betroffenen besitzen die ersten Gespräche und Kontakte. Gelingen diese, so ist damit der Einstieg in ein gelungenes „Arbeitsverhältnis" geglückt. Misslingen diese ersten Situationen, so ist die Wahrscheinlichkeit groß, dass dies der Beginn einer „unglücklichen Geschichte" ist. Die Gefahr dafür ist dann größer denn je: Zahlreiche solcher ersten Kontakte verlaufen inzwischen telefonisch oder zwischen „Tür und Angel". Schnell führt ein unbedachtes Wort, Laxheit, eine unzureichende Einschätzung der Situation oder der Betroffenen durch die Pflegeperson in die falsche Richtung.

Auch ist die Situation häufig so, dass die Betroffenen durch lange Anreise, Unruhe und Sorge, Schmerzen oder lange Wartezeiten alles andere als in „bester Form" eintreffen.

Es muss das Ziel der Pflegenden sein, diese ersten gemeinsamen Situationen so zu gestalten, dass als deren Resultat eine positive Beziehung entstehen kann. Dies kann auch ohne viel Worte gelingen bzw. misslingen. Ein lapidares Abarbeiten einer Checkliste mit dem Angehörigen oder das grußlose Vorbeilaufen können sich leicht dauerhaft störend auswirken. Die investierte Zeit in gelungene erste Kontakte wird sich dauerhaft auf den Verlauf des angestrebten Arbeitsbündnisses auswirken.

Gestaltung erster Kontakte

1. Wie verlaufen die ersten Kontakte auf ihrer Station?
2. Welche systematischen Irritationen können auf diese einwirken?
3. Was muss verändert werden, um die ersten Kontakte gezielt positiv zu gestalten?
4. Was ist zu tun, wenn erste Kontakte schlecht verlaufen sind?
5. Welches Verhalten würden sie sich als Betroffener wünschen?

Werden diese fünf Fragen beantwortet, so gelingt es, die ersten Kontakte wirkungsvoll zu entwickeln.

5.5 Die Pflegeanamnese unter dem Blickwinkel der Angehörigenintegration

Die Pflegeanamnese besitzt für die Arbeit der Pflegenden einen hervorragenden Stellenwert. In ihr werden als erster Schritt der Pflegeplanung alle relevanten Informationen von den Patienten bzw. auch durch die Beobachtung und Inspektion des Pflegenden eingeholt. Auch wenn die Durchführung der Anamnese nicht identisch ist mit dem Erstellen von Pflegediagnosen, so besitzen beide Pflegeinstrumente große Ähnlichkeiten. Ergebnisse der Anamneseforschung (z. B. Roper et al. 1995) zeigen, dass Informationen, die über Dritte erhoben werden (Fremdanamnese), weit weniger verlässlich sind, als dies den Helfern bewusst ist. Selbst die Aussagen, die der Patient über sich selber macht (Eigenanamnese), haben z. T. einen überraschend großen Fehleranteil (eine Ausnahme bildet hier die Aussage der Mutter über ihr erkranktes Kind, diese besitzen die größte Genauigkeit). Damit kommt der Beobachtungsfähigkeit und fachlichen Expertise der Pflegekraft eine besondere Bedeutung zu. Nun stellt sich die Frage, warum es trotzdem zu empfehlen ist, den Angehörigen bereits zum Zeitpunkt der Anamnese – zumindest anteilig – zu integrieren?

Ziele und Durchführung der Pflegeanamnese

Die Pflegeanamnese ist von Ablauf und Termin so zu gestalten, dass der Angehörige teilnehmen kann. Wann sollte dessen Bedeutung und Rolle, zukünftige Aufgaben etc. in der Versorgung des Patienten besser erkannt werden, als in dieser Situation? So ist zu prüfen, welche Anteile der Pflegeanamnese im Einzelgespräch mit dem Patient (1), im Dialog zu dritt, mit den Angehörigen (2), und ob es Anamneseanteile gibt, die ausschließlich mit dem Angehörigen zu führen sind (3).

Die Pflegeanamnese sollte mit Hilfe eines Leitfadens durchgeführt werden, dessen Aufbau sich aus dem Versorgungsauftrag bzw. der zu behandelnden Patientenzielgruppe ergibt. Pfleganamnesen orientieren sich inhaltlich an einer systematischen Bearbeitung der einzelnen Aktivitäten des täglichen Lebens (z. B. nach Nancy Roper) oder z. B. der Funktionellen Verhaltensmuster nach Marjory Gordon.

Dabei ist das Anamnesegespräch so zu führen, dass der Patient und dessen Pflege im Zentrum aller Bemühungen um Information steht. Folgende Ziele werden in der Pflegeanamnese angestrebt:

- *Identifizieren des Ansprechpartners:* Es sollte offen ermittelt werden, wer für den Patienten der zentrale Ansprechpartner ist (1), wer diesen im Krankenhaus unterstützen wird (2), wer ihn nach dem Aufenthalt gegebenenfalls später pflegen wird (4) und auf wen das therapeutische Team seine besondere Aufmerksamkeit richten muss.

- *Versorgungsabstimmung bzw. Schnittstellensteuerung:* Es ist für die Pflegeplanung wichtig zu bestimmen, an welcher Stelle der Versorgung die aktuell zu planende Pflege angesiedelt ist. Welche Pflege erhielt der Patient vor seiner Aufnahme bzw. welche wird er nach der Verlegung erhalten? Welche Aufgaben hat der Angehörige bisher erfüllt? Ergebnis dieser Analyse ist, das eigene Versorgungsziel – das oft mittel- oder kurzfristig angelegt ist – ,mit den übergeordneten Zielen, z. B. einer selbständigen Versorgung zu Hause, abzustimmen. Auf diese Weise können auch die Ziele der Angehörigenarbeit neue Akzente erhalten (siehe Kapitel Überleitung).

- *Belastbarkeit und Beziehung:* Da sich die Pflegenden ohnehin ein Bild zur Art der Beziehung der Angehörigen untereinander machen (siehe Watzlawik), sollten die erhobenen Informationen auch auf diese hin beschrieben werden können. Berichtet der Angehörige differenziert und fürsorglich oder eher kurz und wenig einfühlend? In der Pflegeanamnese sollte der Patient ausdrücklich dahingehend eingeschätzt und befragt werden, welche Rolle seine Familie bzw. die Angehörigen und Freunde im Behandlungsverlauf spielen und deren Bedeutung bereits früh erkennbar gemacht werden.

- *Einbindung in die Pflege:* In der Pflegeanamnese sollte – durch die Pflegeintensität, Krankheit, biologisches Lebensalter und allgemeine Verfassung des Patienten moderiert – die Integration und Perspektive der Angehörigenarbeit, entlang der ATL, vorgenommen werden.

- *Compliance und Motivation:* Wichtig ist, dass der Patient und dessen Angehörige durch eine transparente Pflegeanamnese das Wissen erhalten, dass in dem gemeinsamen Arbeitsbündnis zwischen Patient, Familie und Pflege die Zeit genutzt wird, gemeinsam die mit dem Krankenhausaufenthalt verbundenen Ziele zu erreichen.

- *Persönliche Verantwortung und Souveränität:* Eher als Resultat des gesamten Gesprächs als eines expliziten Gesprächpunkts sollte es gelingen, den Betroffenen ihre Verantwortung für die Zeit im Krankenhaus bzw. innerhalb des Behandlungsbündnisses deutlich machen.

- *Vertrauen bzw. positive Beziehungsebene:* Im Ergebnis des gemeinsamen Nachdenkens über die Frage „Wie ist das Gespräch verlaufen?", sollten die Betroffenen Vertrauen gewinnen können. Dies gelingt dann am ehesten, wenn die Pflegenden fachlich sicher und menschlich zugewandt handeln.

Guideline: Erste Kontakte

1. Sobald Sie auf dem Gelände Ihres Krankenhauses sind, gehen Sie auf alle offensichtlich Fremden zu, von denen Sie erkennen, dass diese Hilfe benötigen.
2. Auch wenn Patienten, Angehörige noch warten müssen, gehen Sie zuvor zu diesen, erklären Sie die Situation.
3. Wer ist der unfreundlichste Kollege im Haus? Fangen Sie an, diesen zu grüßen.
4. Achten Sie auch am Telefon auf eine richtige Ansprache: „Guten morgen, Sie sind mit der Station 24 verbunden, hier spricht Eckhard Ruppel, kann ich etwas für sie tun?"
5. Es nutzt Ihnen bereits mittelfristig wenig, wenn Sie anlässlich der Pflegeanamnese sehr viel Informationen eingeholt haben, aber die Beziehungsebene beschädigt wurde.
6. Pflegediagnosen sind besser zu operationalisieren, als die Befunde der Pflegeanamnese. Machen Sie sich also mit Pflegediagnosen und Pflegeassesments vertraut.
7. Wenn der Erstkontakt schlecht war und die Pflegeanamnese die Beziehung noch weitergehend beschädigt hat, seien Sie so stark, dies bei dem Angehörigen anzusprechen: „Das ist bisher zwischen uns ziemlich schlecht gelaufen. Das belastet die Arbeit. Was können wir Ihrer Meinung nach machen, dass die Dinge in die richtige Richtung kommen?"

Dahmer, H., Dahmer, D. (1989): Gesprächsführung, 2.Aufl. Thieme, Stuttgart
Roper, N. et al. (1995): Die Elemente der Krankenpflege, 4. Aufl. Recom, Basel
Schlettig, H.-J., v. d. Heide, U. (1993): Bezugspflege. Springer, Berlin
Sitzmann, F. (1993): Pflegehandbuch-Herdecke. Springer, Berlin
Stefan, H.(2000): Praxis der Pflegediagnosen. Springer, Wien
Watzlawik, P., Beavin, J., Jackson, D. (1985): Menschliche Kommunikation. Hans Huber, Bern

www.vereinsepp.at
Verein für systematische Entwicklung in der Krankenpflege
www.oegkv.at
Österreichische Gesundheits- und Krankenpflegeverband

Schlüsselbegriffe

ATL • Compliance • Gesprächsführung • Handlungsbündnis
Leitfaden • Pflegeanamnese • Pflegeassessment • Pflegediagnose
Schnittstellengestaltung

6 Information und Beratung

In diesem Kapitel wird gezeigt, von welch großer Bedeutung eine den Angehörigen einbeziehende Information und zielgeleitete Beratung ist. Dargestellt wird, auf welchen Prinzipien die Informationsvermittlung beruht, welche Auswirkungen ein unzureichendes Informieren der Betroffenen hat und dass bei vorausschauender Planung eine leitlinienbasierte Informationskette entstehen kann.

Es wird das Verfahren der „am häufigsten gestellten Fragen" (FAQ, frequently asked questions) vorgestellt, um aufzuzeigen, wie zeitgemäße Verfahren unterschiedliche Informationsanforderungen strukturieren. Aufbau und Durchführung des Beratungsgesprächs werden vorgestellt und am Beispiel einer Angehörigensprechstunde erkennbar gemacht.

6.1 Der Stellenwert der Information

In kaum einem anderen Aufgabenfeld des Krankenhauses drückt sich dessen grundsätzliches Verständnis zur Rolle und Bedeutung der Betroffenen klarer aus, als in der Art, wie diese informiert werden. Die Integration der Betroffenen kann ohne transparente, die Informations- und Entscheidungsprozesse öffnende Vorgehensschritte dauerhaft nicht erreicht bzw. aufrecht erhalten werden. Ein umfassender und kontinuierlicher Informationsprozess besitzt somit eine besondere Stellung in der Arbeit zwischen den Pflegenden und den Betroffenen.

Information und die damit verbundene Integration ist als grundsätzliche Aufgabe zu verstehen und nicht als der Vollzug weniger, einmaliger Aktionen („Wir müssen jetzt einmal ein Informationsgespräch führen").

So drückt sich dieses Verständnis praktisch dadurch aus, dass die Betroffenen nicht nur vor der pflegerischen Intervention informiert werden, sondern dass dies auch während der pflegerischen Arbeit gilt, in der die jeweils nächsten Schritte vorgestellt werden und so jederzeit die Möglichkeit zur Partizipation und Entscheidungskorrektur besteht.

Ähnlich wie bei den Patienten besteht auch zu den Angehörigen in aller Regel ein erhebliches Gefälle des in der Situation bedeutsamen Wissens. Aber auch die Angehörigen sind Träger von Informationen, die für die Pflege von großer Bedeutung sind (siehe Kapitel Kontaktgespräche und Pflegeanamnese):

- z. B. Erfahrungen aus der bisherigen Krankenbetreuung,
- z. B. Informationen, die zwischen den einzelnen Kontakten der Pflegenden im Krankenzimmer entstehen,
- z. B. gibt es Angehörige, die durch die Art bzw. Dauer der Krankheit oder ihrer Persönlichkeit zum Krankheits- und Versorgungsexperten geworden sind.

Beide Parteien sollten demnach ein großes Interesse an einem systematischen Informationsaustausch besitzen. In verschiedenen, auch aktuelleren Studienergebnissen zur Informationssituation im Krankenhaus wird jedoch aufgezeigt, dass die Betroffenen allzu oft unzureichend, z. T. auch schlecht informiert werden. Sie sind darauf angewiesen, sich die nötigen Informationen durch ständiges Ansprechen der zuständigen Helfer bzw. anderwärtig zu besorgen. Die Helfer ihrerseits berichten über anspruchsvolle Angehörige, die entweder immer wieder das Gleiche bzw. immer Neues zu erfahren wünschen sowie andere, die für keinerlei Informationen Interesse zeigen, egal wie freundlich und vorbereitet diese an sie herangetragen werden.

6.2   Auswirkungen unterschiedlicher Informiertheit

Bereits in den 60er Jahren hatten die amerikanischen Soziologen Glaser und Strauss Interaktionsformen und deren Folgen in sozialen Einrichtungen sowie Einrichtungen des Gesundheitswesens beschrieben (Tabelle 6.1: Auswirkungen der Informiertheit).

Die negativen Folgen fehlender und unzureichender Information auf die Betroffenen sind nicht dramatisch genug zu beschreiben. Je wichtiger die Information ist, desto massiver sind die Auswirkungen auf die Gefühle und das Verhalten des Betroffenen. Nun ist es hervorragende Aufgabe der Ärzte, bedeutsame Informationen, etwa zur Prognose oder Schwere einer Krankheit, den Betroffenen zu kommunizieren, wobei an diesem Prozess auch die Pflegenden als bedeutsame Moderatoren des Stationsteams teilnehmen. Aber auch für die eigentlichen pflegerischen Tätigkeiten gilt, dass diese ganz unterschiedlich mit den Betroffenen durchgeführt werden können.

Tabelle 6.1: Auswirkungen der Informiertheit

Verhalten der Helfer	daraus folgender Zustand	daraus folgendes Verhalten
Betroffene werden nicht informiert	**Geschlossene Bewusstheit:** Der Patient/Angehörige ist nicht informiert über die Dinge, die geschehen, über seine Prognose etc.	Der Betroffene traut der Situation nicht wirklich. Er lebt in einer unwahrhaftigen Welt.
Betroffene werden unzureichend informiert	**Argwöhnische Bewusstheit:** Der Patient/Angehörige ahnt aufgrund eigener Beobachtungen, aber auch durch mangelnde Absprachen und Informationen der Helfer.	Die Betroffenen sind misstrauisch und auf ständiger Suche nach relevanten Informationen.
Betroffene erschließen sich die Informationen	**Gegenseitige Täuschung:** Sowohl Patient als auch Angehöriger sind in Kenntnis z. B. eines problematischen Befundes, gestehen sich dieses jedoch untereinander nicht zu.	Ein „Lügengebäude" – unter Umständen auch zwischen Angehörigen und Patient – entsteht. Wichtige Dinge können nicht geschehen.
Betroffene werden informiert	**Offene Bewusstheit:** Der Patient/Angehörige ist vollständig über die Dinge, die um ihn herum geschehen informiert und miteinbezogen.	Die Betroffenen können planen und ihre Situation, so entsetzlich sie auch sein kann, weitgehend steuern.

6.3   Die sechs Garanten der gelungenen Information

Die Qualität der vermittelten Informationen an den Angehörigen wird immer dann gesteigert, wenn auf die in Tabelle 6.2 dargestellten 6 Garanten der Informationsentwicklung geachtet wird.

6.4   Wann sollen die Betroffenen informiert werden?

Die Beantwortung der Frage, wann die Angehörigen welche Informationen in welcher Form benötigen, sollte gut geeignet sein, um zu möglichst praxisnahen Lösungen zu kommen. Eine Möglichkeit hierfür könnte ein aktiv vorgetragener evidenzbasierter Informationsprozess sein. Die evidenzbasierte Versorgung bildet hierfür das inhaltliche Gerüst. Unter evidenzba-

Tabelle 6.2: Die sechs Garanten der gelungenen Information

Kontinuität	Angehörige zu informieren ist als kontinuierliches Geschehen zu verstehen, das die verschiedenen Schnittstellen überschreitet und von den unterschiedlichen beruflichen gemeinsamen Akteuren betrieben werden muss.
Bedeutung	Informationen müssen in ihrer Bedeutung bzw. in ihren möglichen Konsequenzen erkennbar gemacht werden.
Konsistenz	Angehörige sollten in ähnlichem Wortlaut und Sinngehalt informiert werden.
Verständlichkeit	Informationen sollten klar und verständlich, mit Bildern und Darstellungen unterlegt, vorgetragen werden.
Redundanz und Rückbindung	Informationen müssen mehrfach vorgetragen werden, denn schwierige, vor allem belastende Informationen werden häufig vergessen bzw. verdrängt.
Rückbindung	Der kontrollierte Dialog ist die wichtigste Technik vor dem Ziel, dass die berichteten Inhalte von dem Gegenüber verstanden wurden.

sierter Patienten- und Angehörigeninformation wird ein fachlich korrekt aufgebautes und laien- und betroffenenverständliches Informationsangebot – entweder im Internet oder in Broschüren – für definierte Krankheiten bzw. Pflegediagnosen verstanden. Dies ist ohne Zweifel ein notwendiger Schritt bzw. ein eigenständiges Lösungsangebot. Darüber hinausgehend – und für die Helfer im Krankenhaus von besonderer Bedeutung – ist es, die relevanten Informationen direkt an die Betroffenen zu geben. Welche Informationen sind für den Patienten bzw. dessen Angehörige zu welchem Zeitpunkt des Behandlungsprozesses notwendig? Wer sollte bzw. darf diese an die Betroffenen vermitteln?

Bei einem solchen Vorgehen, das für jede Station zu betreiben wäre, sollte nicht nur eine Qualitätssteigerung des Versorgungsprozesses und eine erhebliche Zeiteinsparung die Folge sein, sondern darüber hinaus sollte die Compliance der Betroffenen erhöht werden.

Bereits mithilfe dieser Übersichtskarte werden „weiße Flecken" unzureichender Informationen im Krankenhaus bzw. auf den Stationen sichtbar. Die praktische Durchführung solch einer evidenzbasierten Informationskette, die durchaus im Sinne eines Case- bzw. Diseasemanagements erweiterbar ist, könnte aus einem eigenen Krankenhaus-Communication-Center betrieben werden (siehe dazu Kapitel Management).

Tabelle 6.3: Pflegeinformation

Wann	Was	Wie
Vor der Aufnahme	Vorstellung von Organisation Bereich, konkret anstehende Untersuchungen und Therapien (Übersicht), Wahlleistungen	Telefonisch, e-mail oder schriftlich
Anlässlich der Aufnahme	Die konkret anstehenden Untersuchungen und Therapien (detailliert)	schriftlich und mündlich
Beginn des Aufenthalts	Leistungen und Angebote, Orientierungsplan, Pflegeplanung	mündlich, z. T. schriftlich
Zwischengespräch	Stand der Dinge, Grad der Zielerreichung	mündlich
Abschluss- und Überleitungsgespräch	Bilanz und Bewertung, Hilfsplan für zu Hause, wichtige Kontaktmöglichkeiten	schriftlich und mündlich
Kontakt nach der Abreise	Services, Unterstützung	telefonisch, per Internet

6.5   Die FAQ-Methode

Eine praxisnahe und sparsame Methode, die benötigten Informationen systematisch und an den Bedürfnissen der Patienten und Angehörigen ausgerichtet zu gewinnen, ist es, die von diesen am häufigsten gestellten Fragen zu sammeln. In einem zweiten Schritt werden die dafür geeigneten Antworten entwickelt und schriftlich dargestellt. Bei Bedarf werden sie Betroffenen (auch über Internet) zur Verfügung gestellt *(FAQ, frequently asked questions)*. Folgende FAQ's von Angehörigen können in einem Arbeitsbereich identifiziert werden:

1. Welche Prognose hat die Krankheit?
2. Ist die Krankheit günstig zu beeinflussen?
3. Was kann ich durch mein Verhalten zum günstigen Verlauf beitragen?
4. Wodurch wurde die Krankheit ausgelöst?
5. Kann ich Kontakt zum Arzt bzw. zur Station aufnehmen?
6. Kann ich mit dem „Patienten" über meine Ängste sprechen?

7. Kann ich an wichtigen Gesprächen teilnehmen?
8. Was kann ich dem Patienten zu seiner Krankheit sagen?
9. Wo und wie finde ich zu Hause Hilfe?
10. Was mache ich, wenn es dem Patienten zu Hause übel wird?

Es lohnt sich für jeden Pflegebereich, beginnend mit wenigen dort häufig gestellten Fragen, das notwendige Antwortenlexikon aufzubauen und dieses mit den spezifischen Bedürfnissen des zeitlichen Verlaufs des Aufenthalts abzustimmen. Auch auf diese Weise entsteht eine klare Verfahrensanweisung für die Durchführung der jeweils notwendigen Informationsgespräche.

6.6   Das Informationsgespräch

Ziel des Informationsgesprächs ist es, die Betroffenen entlang den Anforderungen, die sich aus der Behandlungssituation ergeben und deren Bedürfnisse über einen speziellen Gegenstand so zu berichten, dass für diese relevantes Wissen entstehen kann. Wie ist dabei grundsätzlich vorzugehen?

• Die Betroffenen vorab über Anlass, Zeit und Zweck des Gesprächs informieren.
• Prüfen, ob es möglich ist, eine hinführende Vorabinformation (z. B. Prospekt) zu platzieren.
• Vorbereitung, Durchführung und Auswertung des Gesprächs wie in Kapitel 5 beschrieben.

Bei der Durchführung des Gesprächs ist darüber hinaus folgendes zu beachten:

• angemessener Sprachcode,
• ruhiges moduliertes Vortragen,
• Anschauungsmaterial mitbringen bzw. gemeinsam erstellen,
• verschiedene Anspracheebenen sind gut, sie dürfen aber nicht zur inhaltlichen Verwirrung beitragen bzw. vom Wesentlichen ablenken;
• zu Fragen anregen bzw. selber mit Fragen arbeiten;
• vom leichter Verständlichen zum Komplexen;
• komplexe Inhalte zergliedern und in 2–3 Gesprächen bzw. Gesprächsabschnitten vermitteln;
• Zwischenzusammenfassungen gemeinsam mit Gesprächspartner;
• Betonung des Allgemeinen und Relativierung des Speziellen;
• Betonung des Wichtigen und Relativierung des weniger Wichtigen;

- Wiederholungen und Zusammenfassungen der Essentials Anschlussinformationen zurücklassen;
- prüfen, ob Gesprächsführung im Tandem hilfreich ist;
- das Gespräch nicht zu lange werden lassen: max. 20 Minuten.

6.7 Schriftliche Informationen und Infomappe

Es ist zu empfehlen, den Betroffenen neben mündlichen auch schriftliche Informationen an die Hand zu geben. So erhält der Angehörige gemeinsam mit dem Patienten einen Krankenhausleitfaden. Dieser sollte praktische Orientierungshilfen, Fürsprecher, Sozialdienst, Service, Überleitung u. ä. enthalten. Zusätzlich ist dem Krankenhausleitfaden eine Stations- bzw. Bereichsvorstellung als Faltblatt beizulegen, der den jeweiligen Arbeitsbereich auf den der Patient aufgenommen ist, genauer vorstellt. So können in diesem auch Verhaltensempfehlungen für die Betroffenen und Ziele der Pflege formuliert werden, um so frühzeitig Verständigung über die gegenseitigen Erwartungen herzustellen. Ebenso wünschenswert ist es, dass Faltblätter Informationen über die speziellen Eingriffe sowie die daraus resultierende Pflege, Abreisevorbereitungen, Überleitung und hilfreiche Adressen enthalten. Von verschiedenen Anbietern sind Broschüren mit sehr interessantem Hintergrundwissen für die Betroffenen zu erhalten. Als ein gelungenes Beispiel kann die Broschüre: „Pflegen zuhause" des Bundesministeriums für Gesundheit benannt werden. Auf 100 Seiten wird in 17 Kapiteln der Angehörige und der Patient auf die Pflegesituation zu Hause vorbereitet. Für alle Pflegebereiche, die ältere oder pflegebedürftige Patienten nach Hause überleiten, ist die Kenntnis von Inhalt, vorgestellten Pflegetechniken und Zielen sehr hilfreich, auch durch eine Fokussierung der Überleitungssituation und der damit verbundenen Angehörigenintegration. Es ist somit zu empfehlen, jedem Patienten eine individuell zusammengestellte Informationsmappe zur Verfügung zu stellen:

- Leitfaden und Information des Krankenhauses
- Leitfaden und Information der Station
- Faltblätter zu speziellen Eingriffen, Therapien etc.
- Broschüren von Verbänden, Kassen, Selbsthilfe, Ministerien etc.

6.8 Das Beratungsgespräch und das Praxisbeispiel Angehörigensprechstunde

Ziel des Beratungsgesprächs ist es, mit den Ratsuchenden – entsprechend ihrer Bedürfnisse und aufgrund von Anforderungen der Behandlungssituation – einen speziellen Gegenstand so zu erarbeiten, dass die entwickelten

Lösungen bzw. die Überlegungen von den Ratsuchenden angenommen werden können. Wie ist vorzugehen? Informationsgespräche sind, wurden sie einmal gut vorbereitet und in Form eines Leitfadens standardisiert, zielgeleitet durchzuführen. Die Beratungssituation, die sich stärker an den individuellen Zielen und Bedürfnissen des ratsuchenden Betroffenen orientiert, ist demgegenüber vom Verlauf und benötigten Inhalt schwieriger vorherzusehen. Auch wenn in der Praxis die Grenzen zwischen den beiden Gesprächen unscharf verlaufen, liegt in der umfassenderen Klientenbezogenheit der definitorische Unterschied zwischen einem Informations- und einem Beratungsgespräch. Dabei können auch Beratungsgespräche – insbesondere, wenn diese als solche gekennzeichnet sind – durch das Expertenwissen des Beraters zielgeleitet werden.

Dabei ist Beratung schon heute Kennzeichen der „ganz normalen", täglich wiederkehrenden pflegerischen Arbeit. Dass sie zukünftig eine noch größere Rolle spielen wird, gilt als ausgemacht. Nicht nur die zahlreichen rechtlichen Kontexte erzwingen dies (Krankenpflegegesetz §4, SGB I,V,XI, Rehaangleichungsgesetz §3), sondern auch die sich entwickelnden Tätigkeits- und Verantwortungsbereiche Gesundheitserziehung und Prävention, Ausbau ambulanter Schwerpunkte, Casemanagement, Integration unterschiedlicher Dienstleister usw.

Arbeitet eine Pflegekraft beratend, so sollte sie nicht nur ausgewiesene Fachkraft sein, sondern darüber hinaus auch über die menschlichen Fähigkeiten und sozialen Techniken verfügen, die notwendig sind, um die anspruchsvollen Ziele der Angehörigenberatung zu ermöglichen. Dazu sind spezielle Schulungen ebenso notwendig wie die gezielte Hinführung an einen veränderten Berufsalltag bereits während der Ausbildung.

Es ist hilfreich, wenn ein oder zwei – als besonders kompetent ausgewiesene – Pflegekräfte pro Bereich/Station für die Pflegeberatung verantwortlich sind. Für kleinere Kliniken bzw. Stationen sind auch andere, z. B. übergreifende Modelle denkbar.

Es ist ausgesprochen nützlich, wenn die Beratungsgespräche nicht spontan bzw. dem unmittelbaren Bedürfnis der Betroffenen folgend geführt werden, sondern anstelle dessen in ein regelmäßiges Zeitfenster überführt werden, wie dies z. B. eine regelmäßige Patienten- und Angehörigensprechstunde sein könnte. Das Ziel, auch die Beratungsgespräche in eine möglichst strukturierte und zielleitende Form zu übersetzen, kann so am ehesten erreicht werden.

Fallbeispiel

Auf einer internistischen Station besteht seit langer Zeit hoher Beratungsbedarf, der bisher nicht systematisch bearbeitet wurde. Auf Initiative der Stationsleitung soll zukünftig eine „Patienten- und Angehörigensprechstunde" angeboten werden. Wie ist praktisch vorgegangen worden? An zwei Tagen in der Woche, Dienstagvormittags und Donnerstagnachmittags, besteht für die Betroffenen die Möglichkeit eine – insgesamt zweistündige – Sprechstunde auf der Station zu besuchen. Mit den Betroffenen werden dazu die Woche über Termine vereinbart. Das Pflegeteam selber bemüht sich alle Gespräche, die einer gewissen Vorbereitung bedürfen, in die Sprechstunde zu führen. Welche Ergebnisse wurden erreicht?

• Die Qualität der Gespräche verbesserte sich: Da sich die Pflegekraft und die Betroffenen vorbereiten und einstellen können, ein Leitfaden verwendet wird und Material zusammengestellt wurde, kann die Beratung wirkungsvoll durchgeführt werden.
• Das Gespräch wird in Ruhe – ohne Störungen – und in einem dafür vorgesehenen Raum und Rahmen durchgeführt. Das bedeutet zufriedene Kunden und Mitarbeiter.
• Der zum Patienten gehörende Angehörige (oder auch umgekehrt) wird gezielt in das Gespräch geführt.
• Es können Zeit und Kosten gespart werden: Da das Gespräch stringent und reproduzierbar durchgeführt wird, unnötige Redundanzen vermieden und Unterbrechungen durch den Alltagsablauf kanalisiert werden etc. Es entsteht jedoch auch zunehmend größerer Beratungsbedarf.
• Für die Sprechstunde besonders geeignete und motivierte Mitarbeiter haben die zukünftige Entwicklung der Betroffenensprechstunde übernommen.

Durch die positiven Erfahrungen ermutigt, wird geprüft, dieses Angebot im gesamten Klinikum zu etablieren, um zusätzlich über ein Expertennetz der einzelnen Stationen und Bereiche zu verfügen: Für Fragestellungen, die über das Wissen und die Erfahrungen der einzelnen Station hinausreichen, kann dann auf die zuständige Pflegekraft bzw. Sprechstunde verwiesen werden. Außerdem ist geplant, dass auch die Ärzte und die Ernährungsberater eine entsprechende Sprechstunde etablieren. Wir schlagen folgende Vorgehensweise vor:

• Wenn die Gesprächsnachfrage vom Betroffenen ausgeht, sollte sich der Berater gut vorbereiten, auch auf emotionale Anteile des Gesprächs.
• Prüfen, ob es möglich ist, eine hinführende Vorabinformation zu platzieren.
• Das Gespräch offen, aber dennoch entlang des Beratungsgegenstandes zielgeleitet führen.

Bei der Durchführung des Gesprächs ist darüber hinaus folgendes zu beachten:

• angemessener Sprachcode,
• ruhiges moduliertes Vortragen,
• aktives Zuhören und ergründende Fragen,
• vorbereitetes Material vorstellen,
• dem Ratsuchenden Zeit zur Reflexion geben;
• die Perspektive des Ratsuchenden stark in den Vordergrund, auch der zu erarbeitenden Lösung, stellen: Was sollen wir tun, was haben sie sich überlegt etc.?

- Unterstützung bei den nächsten Schritten anbieten;
- Zwischenzusammenfassungen gemeinsam mit Ratsuchenden;
- wenn möglich, erste Anteile der Lösung bereits im Gespräch realisieren;
- aufzeigen alternativer Möglichkeiten, u. U. Empfehlung erkennbar machen;
- Wiederholungen und Zusammenfassungen der Essentials;
- Vorbereitete schriftliche Informationen gegebenenfalls erweitern, dem Ratsuchenden vorstellen und mitgeben;
- eigene Kontaktmöglichkeit und die, von anderen Experten vermitteln;
- prüfen, ob Gesprächsführung im Tandem hilfreich ist;
- das Gespräch sollte nicht länger als max. 40 Minuten dauern.

6.9   Zeitgemäße Information und Beratung

Seit einigen Jahren existiert der Trend, dass sich immer mehr Bürger und damit auch Betroffene sowie die Helfer über das Internet informieren, wenn es um Informationen zum Thema Gesundheit und Krankheit geht. In nur wenigen Jahren ist das Netz zum mächtigsten Handels- und Aufbewahrungsort relevanter Informationen geworden. Im Kapitel Management wird auf die Möglichkeiten des Internets Bezug genommen. Informationen sind nur dann für die Menschen relevant und anziehend, wenn es ihnen gelingt, aus diesen handlungsrelevantes Wissen herzustellen. Vor diesem Hintergrund wird im Kapitel Management eine weitere zukunftsweisende Informationstechnologie, das Krankenhaus-Communication-Center vorgestellt. In diesem arbeiten vor allem Pflegende, deren Hauptaufgabe es ist, aus bloßen Informationen, Wissen entstehen zu lassen.

Guideline Information und Beratung

1. Transparenz und Information bedingen sich gegenseitig.
2. Transparenz, offene Information und Zielorientierung sind zentrale Vorraussetzungen überlebensfähiger Organisationen.
3. Es ist das Ziel, die Betroffenen umfassend zu informieren, wobei deren Informationsbedürfnis Tempo und Inhalt mitbestimmt.
4. Betroffene von Wahrheiten, die sie betreffen fernzuhalten, ist nicht zu verzeihen. Dies bedeutet nicht alles jederzeit zu berichten.
5. Hohe Beratungsqualität ist dann erreicht, wenn der Ratsuchende das Gespräch durch die Moderation des Beraters führt.
6. Es ist wichtig, zwischen Daten, Informationen und Wissen unterscheiden zu können. Im Vergleich zu der großen Informationsmenge, die besteht, ist das Wissen sehr gering.

Bruns, R. et al. (2000): Kommunikation im Krankenhaus, Gespräche sicher führen. Stam, Köln
George, W. (1999): Krankenpflegekräfte als Call-Center Agenten? Pflege 11
–, Grimminger, F., Krause, B. (2002): Können Communication Center einen positiven Beitrag in der Krankheitsbewältigung leisten? PRAXIS – Schweizerische Rundschau für Medizin 13
Gordon, T., Edwards, W. S. (1997): Patientenkonferenz – Ärzte und Kranke als Partner. Hoffmann u. Campe, Hamburg

www.dsb.net
Ministerium für Gesundheit
www.pflegethemen.de
Siehe Stichwort Angehörigenarbeit
www.afgis.de
Aktionsforum Gesundheitsinformation e. V.

Schlüsselbegriffe

Angehörigensprechstunde • Bewusstheitstheorie • Casemanagement
Diseasemanagement • Evidenzbasierte Information
FAQ (frequently asked questions) • Informationsmappe
Krankenhaus-Communication-Center • Rechtliche Anforderung

7   Gespräche in besonderen Situationen

Angehörige befinden sich oft in Grenzsituationen ihrer Kontroll- und Handlungsmöglichkeiten. Situationen, in denen sie Zuspruch, Anteilnahme und Entlastung benötigen. Im Folgenden wird aufgezeigt, wie Entlastungsgespräche und Gespräche der Anerkennung geführt werden. Es wird darüber hinaus erkennbar, dass allein diese Ausnahmesituation der Krankheit oder ein Krankenhausaufenthalt geeignet ist, systematische Konfliktebenen zwischen den Betroffenen und den Helfern zu erzeugen. Nach einer Einführung in das Konfliktmanagement werden praxisnahe Empfehlungen für die Arbeit mit den Betroffenen vorgestellt.

7.1   Das entlastende Gespräch

Trauer und Wut sind Kennzeichen der Anpassung der Angehörigen an die neue Situation. Auch wenn diese Emotionen von verschiedenen Einflüssen, wie Schwere oder Fulminanz der Krankheitsentwicklung, abhängig sind, so zeigt sich doch, dass mit starken Belastungsreaktionen der Angehörigen selbst bei für die Helfer unbedeutendem Geschehen zu rechnen ist. Ein abgesagter Urlaub aufgrund eines Beinbruchs, ein offensichtlich nicht allzu folgenreicher Vorfall, kann sich für einen Freiberufler zur existenziellen Krise ausweiten. Das tröstende, den Angehörigen in seinen Gefühlen und Einschätzungen entlastende Gespräch besitzt für diesen einen hohen Stellenwert, unabhängig von der „objektiven" Schwere der Situation. Ziel ist es, den Angehörigen die Möglichkeit zur Aussprache zu geben und dessen emotionale Verfassung und Sorgen wahrzunehmen. Sorgen und mit diesen einhergehende Trauerreaktionen, die nicht immer leicht zu erkennen sind. Welche Voraussetzungen werden für das entlastende und das Trostgespräch grundsätzlich bedacht?

1. Der Angehörige wird „so angenommen werden, wie er ist". Auch wenn dessen emotionale Instabilität und die damit einhergehenden Aktivitäten dies nicht immer leicht machen.
2. Die Pflegenden dürfen sich in entlastenden und Trostgesprächen nicht unter Erfolgs- und Handlungsdruck setzen.

3. Trost und emotionale Annahme des Angehörigen setzt ein hohes Maß reflektierten beruflichen Handelns und Authentizität des Pflegenden voraus. Es ist zu prüfen, welche Pflegekraft diese Voraussetzungen erfüllt.
4. Es ist sowohl vor als auch nach dem Gespräch zu prüfen, ob auf andere (Pflege)experten verwiesen werden kann.
5. Entlastende und Trostgespräche sollten durch alle Berufsgruppen und im Team abgestimmt angeboten werden.
6. Die Pflegekräfte sollten sich um die Möglichkeit der Aussprache ihrer Erfahrungen, wie etwa in der Supervision, kümmern.

Wie ist bei der praktischen Durchführung vorzugehen? Das entlastende Gespräch folgt der Leitlinie, wie sie der prinzipiellen Vorgehensweise der Gesprächsführung (siehe Kapitel 5) entspricht. Folgende Vorgehensweise wird empfohlen:

1. Begrüßung.
2. Nachfrage zum Stand der Dinge.
3. Aussprachemöglichkeit für den Angehörigen und teilnehmende Wahrnehmung. Als Pflegender Zurückhaltung üben.
4. Nachfrage, ob noch etwas für den Angehörigen/die Betroffenen getan werden kann.
5. Weitere Gesprächsbereitschaft signalisieren.

Die tröstend-entlastenden Interaktionen brauchen keinesfalls immer viele Worte und auch nicht viel Zeit in Anspruch zu nehmen. Notwendig dagegen ist die Konzentration für den richtigen Zeitpunkt des Gesprächs (Gibt der Angehörige Zeichen dahingehend oder lehrt mich meine Berufserfahrung, dass ein entlastendes Gespräch jetzt notwendig ist?) und die Fähigkeit, auf den Angehörigen empathisch-einfühlend einzugehen. Auf diese Weise kann das entlastende Gespräch nutzbringend durchgeführt werden. Die Erfahrung zeigt, dass in solchen Gesprächen nicht nur der Angehörige, sondern auch die Pflegekraft Entlastung und Trost erhalten kann (siehe auch Kapitel 18).

7.2 Das anerkennende Gespräch

Es ist für den pflegenden Angehörigen wichtig, dass dieser Anerkennung und Ermutigung für seinen Einsatz um den Patienten findet. Wie groß dabei dieser Einsatz und die damit investierte Energie ist, kann selbst von aufmerksamen Pflegekräften nicht immer vollständig eingeschätzt werden. Dennoch führt die gemeinsam mit den Betroffenen verbrachte Zeit und die Nähe des Pflegeauftrags dazu, dass die Würdigung des Angehörigen durch eine Pflegekraft für diesen eine besondere Bedeutung besitzen kann. Genauso, wie ein Wort der Dankbarkeit und Würdigung durch die Betroffenen die Pflegekraft die belastenden Anteile der Arbeit leichter tragen lässt. Die gegenseitige Wertschätzung von Pflegenden und pflegenden Angehörigen kann damit als eine wichtige Grundlage für die Qualität der Patientenversorgung angesehen werden. So wird sich dieses gute Klima immer positiv auf die Genesung und das Erreichen der Pflegeziele auswirken.

Die Anerkennung durch die professionelle Pflege ist auch deshalb bedeutungsvoll, da manche Patienten nicht oder doch nur sehr eingeschränkt in der Lage sind, ihren Angehörigen für dessen Einsatz zu loben und anzuerkennen. So ist es aus der Pflege vieler neurologisch-psychiatrisch oder auch alterskranker Patienten bekannt, dass die Angehörigen gegen deren beständige, mehr oder weniger offen vorgetragene Abwehr pflegen müssen. Auf Dauer dieser Situation ausgesetzt, „überträgt" sich diese Abwehr auf den Angehörigen und es ist zu beobachten, wie einige dieser Angehörigen problematische Handlungen gegenüber den Patienten entwickeln, selber leiden oder gar erkranken. Die professionell Pflegenden sollten ihren Einfluss und ihre Erfahrung dahingehend nutzen, den pflegenden Angehörigen soweit als möglich vor dieser Falle zu schützen. Auch wenn das anerkennende Gespräch kein Allheilmittel gegen solche Situationen ist, so erweist es sich doch als das Mittel, das die Grundlage dafür schafft, frühzeitig konstruktiv zu intervenieren. Für den Pflegealltag bedeutet dies, dass die Helfer untereinander – ganz gleich ob mit einem professionellen oder familiären Arbeitsauftrag – sich für ihr Engagement um den Kranken würdigen und wertschätzen. Dies ist außerdem die beste Ausgangsposition für die Prävention von Konflikten bzw. deren konstruktive Bearbeitung. Wie kann praktisch vorgegangen werden?

Fallbeispiel

Frau Bartels, ich sehe Sie gerade aus dem Zimmer Ihres Mannes kommen, haben Sie fünf Minuten für mich Zeit? Ich wollte Ihnen einmal sagen, wie wirkungsvoll ich die von Ihnen vorgetragene Unterstützung Ihres Mannes einschätze. Es ist bestimmt nicht immer gleich leicht. Ich gebe Ihnen recht, Außenstehende können gar nicht absehen, wieviel Kraft investiert werden muss. Wie Sie das gestern mit der Unterstützung beim Essen gemacht haben, das war sehr einfühlend. Wo haben Sie das gelernt, haben Sie das selber entwickelt? Ich bin mir sicher, dass Ihr Mann Ihre Unterstützung wahrnimmt und um Ihre Geduld und Fürsorge weiß. Haben Sie selber Unterstützung zu Hause? Kann ich Ihnen noch in irgendeiner Weise etwas Gutes tun?

7.3   Konfliktmanagement

> **Definition:** Ein Konflikt ergibt sich aus der Unvereinbarkeit zweier
> Ziele. Auch können unterschiedliche Werte oder soziale Normen
> Konflikte begründen. Als weitere Möglichkeit existiert der Wege-
> konflikt. Hier besteht Einigkeit im Ziel, aber es werden unterschied-
> liche Wege dorthin benannt. Alle Zustände dieser Art sind energeti-
> sierend und mit entsprechendem Verbrauch von Energie verbunden.
> Das bedeutet für den Menschen, dass Konflikte Motivation und Er-
> schöpfung gleichermaßen darstellen. Im idealen Fall entwickelt sich
> der Mensch und der Konfliktgegenstand, sodass neue, veränderte
> Bedingungen entstehen.

Konfliktarten

Auf die soziale Dimension bezogen können intrapersonale Konflikte (1)
von solchen zwischen Menschen, Gruppen und Gesellschaften (2) unter-
schieden werden. Auf die Art des intrapersonalen Konflikts bezogen werden Konflikte des Annäherungs- bzw. des Vermeidungsverhaltens unter-
schieden. Dabei sind die meisten intrapsychische Konflikte als kognitive
Dissonanz und Spannung wahrnehmbar und stellen zugleich einen ganz alltäglichen und normalen Vorgang dar. Besonders einflussreich für das Konfliktmanagement ist die soziologische Rollentheorie geworden: der Mensch
als Träger verschiedener sozialer Rollen wird durch diese in verschiedene
Intra- wie Interrollenkonflikte geführt.

Aktuelle Einschätzung

Inzwischen steht außer Frage, dass Konflikte von hervorragender Bedeutung für die Entwicklung der Menschen, von Gruppen und Gesellschaften
sind. So existieren bestimmte Konfliktthemen als Entwicklungsaufgaben,
die für nahezu alle Menschen von großer Bedeutung sind. Man denke etwa
an den Schuleintritt, die Ablösung vom Elternhaus oder den Verlust eines
Freundes. Es gibt einige Psychologen, die soweit gehen, dass sie behaupten,
die Menschen würden das meiste in denjenigen Konflikten lernen, welche
allerhöchste Anforderungen an sie stellen. Die Befunde der Psychologie
stimmen mit denen aus anderen Wissenschaftsbereichen überein: die Evo-
lutionstheorie – eine hervorragende Theorie der Biologie – ist in ihrem We-
sen eine Konflikttheorie: Aufgrund der Veränderung äußerer Qualitäten

(z. B. Klima) verändern sich bestimmte Lebensräume und Biotope (z. B. Nahrungsverschiebung) und es überleben solche Arten, denen es möglichst frühzeitig und umfassend gelingt, sich durch Variation (Mutation, Selektion und Lernen) diesen veränderten Zielgrößen anzupassen.

Angst vor Konflikten

Folgt man den oben berichteten Ausführungen, so wird erkennbar, dass Konflikte eigentlich etwas Gutes für den Menschen sind. Wie aber ist die Angst, zumindest das große Unbehagen der meisten Menschen vor Konflikten verstehbar? Wie immer im menschlichen System sind zahlreiche Faktoren ausmachbar. Als ein Mechanismus kann die Tradition der Konformität und Anpassung und die sich daraus ergebende geringe Bereitschaft zur Veränderung angesehen werden. Viel weiter aber dürfte das Wissen um die biographischen Erfahrungen der meisten Menschen führen: Sie weisen in aller Regel Konfliktlösungserfahrungen im Elternhaus, der Schule und den Ausbildungsstätten auf, in denen sich die Stärkeren kraft der ihnen zugesprochenen Macht durchsetzten. Wie eben über viele Jahrtausende erlernt. Anstelle dass Erfahrungen von Ausgleich, gemeinsamer Einstellung und Akzeptanz gemacht werden, entsteht die der Niederlage und Willkür, die bis hin zum Schmerz des gewaltsamen Übergriffs reichen kann. Keine gute Ausgangsbedingung für die in modernen Unternehmen notwendige angstfreie Konfliktarbeit.

Konflikte mit Angehörigen bzw. während der Angehörigenintegration

Ziel ist es, unnötige Konflikte durch Prävention zu vermeiden und entstehende Konflikte frühzeitig zu erkennen, um sie in eine konstruktive Bearbeitung zu überführen. Hierfür empfiehlt sich folgende Vorgehensweise:

1. Identifizieren der systematischen Konfliktbereiche,
2. Schaffung von Voraussetzungen zur Prävention und konstruktiven Bearbeitung a) auf Seiten der Pflegenden, b) auf Seiten der Organisation, c) Entwicklung einer Verfahrensanweisung Konfliktmanagement.

Zu 1: Systematische Konflikte mit den Betroffenen entstehen:
• wenn verschiedene Abläufe und Koordinationsleistungen massiert zusammentreffen, wie bei der Aufnahme, Verlegung oder Überleitung nach Hause, in eine weitere Versorgungseinrichtung,
• wenn die Informationen nur unzureichend entwickelt sind,

- wenn diese nicht oder nur unzureichend an den sie betreffenden Entscheidungsprozessen partizipieren,
- wenn deren Bedürfnisse und Ziele nicht aufgenommen werden (siehe Kapitel 10),
- wenn die Pflegenden den Angehörigen „problematische Übertragungen" und Rollen anbieten bzw. unzureichende Konfliktbewältigung.

Jeder Arbeitsbereich ist aufgefordert, seine systematischen Konfliktentstehungen zu identifizieren, um von dieser Analyse ausgehend ein geeignetes Präventions- bzw. Bearbeitungsmodell festzulegen.

Zu 2a und 2b: Welche Voraussetzungen sind auf Seiten der Pflegenden bzw. im Krankenhaus zu schaffen?

- Die Pflegenden müssen in einem ersten Schritt ihre emotionale Einbindung in Konflikte erkennen, um von dieser Erfahrung ausgehend zu lernen, wie Konflikte mit den Betroffenen zu bearbeiten sind. Dazu gehört der entsprechende Verhaltenserwerb.
- Wichtig ist es zu lernen, dass die immer bestehenden Konflikte gezielt für die Entwicklung der Beziehung zu den Betroffenen zu verwenden sind.
- Die Kenntnis der Konfliktmechanismen, das Phasenmodell der Situationsanpassung, das Übertragungsmodell (werden im Anschluss vorgestellt) sind unterstützend.
- Viele Angehörige befinden sich in einer von den Helfern häufig nicht wahrgenommenen Lebenskrise: ihre emotionale Verfassung ist labil, nicht zuletzt, da ihre Zukunft ungewiss ist. Es ist wichtig, dass erste ermutigende Schritte zur Kooperation immer wieder von den Helfern ausgehen, auch wenn Auseinandersetzungen und Spannungen bestanden haben. Dies bedeutet nicht, dass sich die Pflegenden alles „gefallen lassen brauchen." Eine frühzeitige Abgrenzung, die nicht mit distanzierender Kühle verwechselt werden darf, ermöglicht die Begegnung auch mit „anspruchsvollen Angehörigen". Dass die Helfer die stärkere Position im Krankenhaus besitzen, darf diese nicht dazu verführen, dies durch problematische Handlungen gegenüber Angehörigen zu unterstreichen.
- Für sehr viele Angehörige ist die frühe Vermittlung einer Selbsthilfegruppe unterstützend, denn dort können bestimmte emotionale Anpassungen wirkungsvoller als mit den Helfern erarbeitet werden. Hier ist das Management ebenso gefragt, wie für die Pflege des Angebots geeigneter Trainings und Coachings der Helfer in der Praxis.

Professionelles Gleichmaß der Begegnung, Geduld, sowie abstimmende Teamgespräche bilden die Grundlage zum konstruktiven Dialog in schwierigen Situationen.

Zu 2c: Es ist immer zu empfehlen, über eine Verfahrensanweisung als Grundlage des auf Station vorgetragenen Konfliktmanagements zu verfügen. In dieser werden die Vorgehensweisen sowie die mit diesen verbundenen Personen und Stellen definiert. Systematische Deeskalation und Krisenintervention gehören zu den Regulationen, die solch eine Verfahrensanweisung zum Gegenstand hat. Im idealen Fall wird durch die Pflegedienstleitung, das Qualitätsmanagement oder die Personalabteilung ein Prototyp vorgestellt, der von den einzelnen Bereichen und Stationen auf deren spezielle Anforderungen hin überarbeitet wird. Abschließend einige Empfehlungen zur Konfliktbearbeitung:

- Konflikte und Fehlleistungen mit den Betroffenen sind hilfreich, denn sie sind sehr häufig Ausgangspunkt neuer, veränderter Beziehungen zu diesen.
- Nicht jeder Zeitpunkt ist zur Konfliktbearbeitung gleich gut geeignet. Es ist somit wichtig, den richtigen Zeitpunkt zu wählen, vor allem aber den falschen Zeitpunkt zu umgehen. Spontanes Konfliktlösungsverhalten lässt sehr häufig unangemessene Konfliktlösungen entstehen. So ist es manchmal klug – bevor man spricht und handelt – ‚eine Runde um das Krankenhaus zu laufen oder eine Nacht vergehen zu lassen.
- Konflikte haben in aller Regel mit Gefühlen zu tun. Diese sind nicht immer gute Ratgeber, sie stiften aber jede Menge Energie. Dabei sollte man bereit sein, die eigenen Gefühle kennenzulernen. Dies ist notwendig, um die Gefühle der Angehörigen wahrzunehmen und akzeptieren zu können.
- Es ist hilfreich, nach einem Konfliktlösungsplan vorgehen: 1. Sammeln aller Informationen, die zum Konfliktgeschehen hinzugehören. Auf breite Streuung der Informationsquellen achten. 2. Präzisierung des Konflikts. 3. Gemeinsam realistische Zielvorgaben entwickeln. 4. Interventionskatalog – Wer macht was bis wann – festlegen. 5. Anschlussvereinbarung.
- Spätestens bei der Ausarbeitung einer Konfliktlösung ist das gute Zuhören wichtig.
- Wenn man an einer Konfliktlösung wirklich interessiert ist, muss dafür gesorgt werden, dass die Betroffenen nicht „das Gesicht verlieren".
- Verbindung verschiedener Lösungsmöglichkeiten ist die Erfolg versprechende Strategie. Wenn die Betroffenen solch eine Lösung nicht akzeptieren, ist immer davon auszugehen, dass sie nicht gut informiert wurden bzw. ihnen nicht zugehört wurde.
- Besonders die Konfliktprävention, wie sie etwa durch den regelmäßigen Kontakt und die Anerkennung der Angehörigen möglich ist, sollte befördert werden.

Das psychoanalytische Konzept von Übertragung und Gegenübertragung

Als eine bedeutsame psychologische Erklärung, warum es in den Interaktionen zwischen Pflegenden und Angehörigen zu systematischen Irritationen kommt und warum es verschiedenen Mitarbeitern des Krankenhauses so schwer fällt, sich auf zeitgemäße Kundenbetreuung anstelle traditioneller Patientenbetreuung einzustellen, kann das *Konzept der Übertragung* dienen. Vereinfacht meint dieses vom Ursprung her psychoanalytische Modell, dass Menschen ihren Handlungspartnern unbewusste soziale Angebote unterbreiten. Es handelt sich dabei um lebensgeschichtlich, insbesondere frühkindlich erworbene emotionale Haltungen und Gewohnheiten, die auf spätere soziale Handlungspartner, z. B. Helfer, übertragen (projiziert) werden. Diese Angebote resultieren aus eigenen Bedürfnissen, etwa dem nach sozialer Anerkennung oder dem Wunsch nach Nähe und Anlehnung. Per se sind solche Übertragungen nicht pathologisch oder Merkmal einer deformierten Persönlichkeit, sondern Anteil menschlicher Beziehungsdynamik. Die Übertragungsmuster werden in emotionalen und konflikthaften Situationen zumeist rigider und können dann dem Entstehen einer sachlichen Lösung entgegenstehen. Im Krankenhaus, einem Ort allergrößter menschlicher Bedrohung, gehören belastende Grenzsituationen und damit einhergehende offene und verdeckte Konflikte zum Alltag. Diese verblüffend einfache, aber doch bedeutsame Erweiterung der Perspektive kann zahlreiche Beobachtungen in den täglichen Interaktionen zwischen Betroffenen und Helfern ordnen. Tabelle 7.1 nennt einige problematische Gegenübertragungsmuster (Projektionen der Helfer auf die Patienten):

Für die Entwicklung der Gegenübertragungsmuster sind nicht die Helfer alleine verantwortlich, denn diese werden von der sog. Übertragung der Angehörigen und Patienten auf die Helfer stark beeinflusst. Die Konsequenzen problematischer Übertragungs-/Gegenübertragungssituationen sind zumindest Spannungen, sehr häufig auch wechselseitige Enttäuschungen. Deutlich wird dies, wenn nur die drei problematisierten Gegenübertragungsmuster in ihren Konsequenzen ausgedacht werden:

- So lassen sich die Betroffenen ganz sicher nicht gerne „bedrohen" und es kann nicht Ziel der Interaktion Pflegekraft-Betroffener sein, durch solche Gegenübertragungen z. B. Angehörige zu disziplinieren oder zur Kooperation zu zwingen (drohende Gegenübertragung).
- Angehörige sind auch nicht die Partner der Pflegenden. Auch wenn die Helfer-Angehörigen-Interaktion in bestimmten Arbeitssituationen durchaus partnerschaftliche Anteile besitzen kann, definiert Partnerschaftlichkeit nicht die prinzipielle Qualität der Beziehung. Partnerschaftliche In-

Tabelle 7.1: Problematische Gegenübertragungen

Übertragung	Inhalt
1. Drohende Gegenübertragung	„Sonst wird der Patient nie gesund"
2. Partnerschaftliche Gegenübertragung	„Wie du mir, so ich dir"
3. Beschützende Gegenübertragung	„Wir kriegen hier alles wieder hin"

teraktionen setzen bestimmte Gemeinsamkeiten wie die der Entscheidungs- oder Wahlfreiheit voraus, die Angehörige, die Patienten allemal, nur eingeschränkt besitzen(partnerschaftliche Gegenübertragung).
- Auch unangemessene von den Pflegenden angebotene Nähe oder undifferenzierter Optimismus können trennen und zu schweren Arbeitsbelastungen führen. So überschätzen sich viele Helfer in ihrer Bedeutung für den Patienten, was sich auch in der noch immer beobachtbaren Zurückweisung von Angehörigen ausdrücken kann (schützende Gegenübertragung).

Solche problematischen Gegenübertragungen werden überwunden, indem die eigenen Gegenübertragungen ebenso wie die Übertragungen der Betroffenen kritisch überprüft werden.

Ziel ist es, ein beruflich begründetes, rationales Gegenübertragungs- bzw. Verhaltensangebot zu entwickeln, in dem Raum für die notwendige freundliche Nähe und Zuwendungsbereitschaft, aber auch für das Recht auf Distanz, Toleranz und Respekt vor den Bedürfnissen und der Souveränität der Betroffenen und Schutz der eigenen Person ist.

Guideline: Anerkennung, Trost und Entlastung, Konflikt

1. Die Vermittlung von Wertschätzung und Würdigung ist das beste Verfahren zur Verhinderung der „allergischen Reaktionen" auf Kritik.
2. Übertreiben Sie die Würdigung ebenso wenig, wie Sie an deren Ernsthaftigkeit Zweifel lassen.
3. Geben Sie immer wieder gezielt die Möglichkeit, dass sich die Angehörigen aussprechen können. Wenn Sie keine Zeit oder Kraft dazu haben, versuchen Sie eine geeignete Möglichkeit zu vermitteln.
4. Es ist auch für Sie wichtig, Kollegen zu finden, bei denen Sie sich aussprechen können und von denen Sie sich verstanden wissen.
5. Es gibt zahlreiche Gründe dafür, einem Konflikt mit den Betroffenen aus dem Weg zu gehen, diesen zu vermeiden.
   Wenn Ihnen das nächste Mal während eines Konflikts „das Wasser bis zum Hals" steht, denken Sie daran: Konflikte finden Sie Klasse!

Goleman, D. (1996): Emotionale Intelligenz. Hanser, München
Grahmann, R., Gutwetter, A. (2002): Konflikte im Krankenhaus. Huber, Bern
Kratz, H.-J. (2002): Richtig loben und motivieren. Mitarbeiterpotential besser nutzen. Effiziente Gesprächsführung für kooperative Vorgesetzte. Walhalla, Regensburg

www.npoweb.at
Institut für Konfliktforschung

Schlüsselbegriffe

Anerkennung • Anspruchsvoller Angehöriger • Konfliktmanagement
Konfliktbewältigung • Konfliktlösung • Gegenübertragung
Übertragung • Rollentheorie • Trauer • Trostgespräch
Wertschätzung • Würdigung

Im vorliegenden Kapitel werden die Grundlagen der Angstforschung vorgestellt und deren Transfer auf die Arbeitswelt der Pflegenden dargestellt. Die Möglichkeiten der Angstreduktion durch Kontrolle (1), Information (2), den mitmenschlich zugewandten Helfer (3), systematische Desensibilisierung (4), Schmerzlinderung (5) und Pflegerituale (6) werden ausgeführt und es wird deutlich, dass die Angst Kennzeichen des Krankheits- und Pflegegeschehens ist. Wird dies nicht erkannt und entsprechend reagiert, so besteht die reale Gefahr, dass nicht nur die Beziehungen zwischen den Betroffenen belastet, sondern auch das Erreichen der Pflegeziele erheblich behindert wird. Die Überwindung der „Sprachlosigkeit" und des „Nichtwahrnehmens" stellen den ersten Schritt dar.

8.1   Komponenten und Mechanismen der Angst

Definition: Angst entsteht immer dann, wenn sich Menschen einer mehrdeutigen, als bedrohlich empfundenen Situation ausgesetzt sehen, von der sie glauben oder wissen, dass sie diese nicht bewältigen können. Sie reagieren mit physiologischer Erregung, also Symptomen wie hohe Herz- und Atemfrequenz, Blutdruckerhöhung, Schwitzen, Schlaflosigkeit). Verbunden ist diese Erregung mit Emotionen, Gefühlen und mit ganz typischen Gedanken, Vorstellungen und Verhaltensweisen.

Angst ist ein Prozess aus vier sich überlagernden Komponenten:

Auslösender Reiz → physiologische Reaktion (1) → Emotion(2) →
Kognition (3) → Verhalten (4)

Während der furchtauslösende Reiz (z. B. die Kanüle der Spritze) eindeutig und objektiv auch für einen Dritten nachvollziehbar ist, fehlt bei der Angst sehr häufig die Qualität eines eindeutigen Auslösers, sodass eine neutrale Person die Angstreaktion des Betroffenen häufig nicht nachvollziehen kann. Auch ist die Angstreaktion im Vergleich zur Furchtreaktion weniger zielgerichtet, erscheint weniger angepasst.

Fallbeispiel

Der Arzt tritt auf den Angehörigen zu (auslösender Faktor), dieser bekommt sofort Herzklopfen und seine Atmung stockt – eine hormonell-physiologische Reaktion tritt ein (1), die Situation wird vom Angehörigen als bedrohlich empfunden (2) und gedanklich formuliert er: „Jetzt wird mir der Arzt wahrscheinlich mitteilen, welch schlimmen Befund er bei meinem Verwandten festgestellt hat"(3). Der Angehörige zieht sich sichtbar zurück und kann nur mit brüchiger und schlecht kontrollierter Stimme mit dem herangetretenen Arzt sprechen(4).

8.2   Realangst und pathologische Angst

Angst stellt einen wirksamen Schutz vor den verschiedensten Bedrohungen dar und ist damit für die Entwicklung und das Überleben des Menschen sinnvoll und notwendig. Mit Angst und dem damit häufig verbundenen Rückzugsverhalten auf unbekannte Situationen „instinktiv" zu reagieren, hat sich für unsere Vorfahren als wirkungsvolle Überlebensstrategie erwiesen. Auch dass Angstsituationen mit nach außen gerichteter Aggression beantwortet werden, ist als eine evolutionär sinnvolle Überlebensstrategie zu identifizieren (*Realangst*).

Zugleich kann nicht kontrollierbare Angst dem Erreichen wünschenswerter und notwendiger Ziele massiv entgegenstehen. Weit verbreitet sind etwa an Objekte oder soziale Situationen gebundene irrationale Ängste, die in der Psychologie als *Phobien* bezeichnet werden. Als Erwachsener Angst vor Mäusen zu besitzen, ist ebenso unangemessen und limitiert die Verhaltensmöglichkeiten, wie die Unfähigkeit über Plätze oder eine Straße zu gehen (*pathologische Angst*).

8.3   Individuelle Angstbiografie und Angstkontrolle

Hinter dieser noch immer vereinfachten Darstellung existiert ein komplizierter Ablauf, der sich nur aus der genetisch-physiologischen Prädisposition, familiär erlernten Verhaltensmustern, kulturellen und ethnischen Prägungen des Menschen erklären lässt. Im Resultat, der „individuellen Angstbiografie", unterscheiden sich die Menschen in ihrer grundsätzlichen Bereitschaft und auf welche Objekte, Herausforderungen oder Phantasien sie mit Angst reagieren. Einig sind sich die Experten dahingehend, dass es insbesondere die frühkindlichen Erfahrungen sind, die eine nachhaltige Akzentuierung der Angstbiografie bewirken.

Den meisten Menschen ist die Angst vertraut, die einen ereilt, wenn ein unangenehmer Zahnarztbesuch bevorsteht. Hier lässt sich gut beobachten, welche Angstbewältigungsstrategien der Mensch im Lauf seiner Biografie erworben hat:

- Es wird sich in keiner Form mit dem anstehenden Termin auseinandergesetzt und schließlich wird der so verleugnete Termin „vergessen".
- Alles was mit dem anstehenden Termin zu tun hat, wird wahrgenommen (Zeitschriftenartikel sammeln, Freunde befragen etc.), mit der Folge, dass die anfängliche Sorge zunehmend in offene Angst umschlägt.
- Man geht erst dann zum Zahnarzt, wenn der Schmerz und der damit verbundene Leidensdruck so groß ist, dass selbst die Angst diesen Termin nicht länger verhindern lässt.
- Es werden gezielt Informationen gesammelt, die ein bereits durch andere Erfahrungen begründetes Bild ergänzen. Möglichkeiten, Wahrscheinlichkeiten und bestehende Risiken werden erkannt und es wird geplant, dies mit dem Zahnarzt zu besprechen und die Zahnbehandlung dann vornehmen zu lassen.

Das *Konzept der Abwehrmechanismen*, von *Anna Freud* entwickelt, führt zusätzliche Facetten der menschlichen Angstbewältigungsstrategien ein. Es zeigt auf, dass die Angstbewältigung im Wesentlichen unbewusst verläuft, dass diese vor Angstüberflutung schützt, dadurch Ängste in gewissem Umfang steuerbar macht und dass sich die persönlichen Angstbewältigungsstile als ausgesprochen stabil im Lebensverlauf des Menschen erweisen. Tabelle 8.1 stellt einige der von Anna Freud beschriebenen Abwehrmechanismen dar.

Bereits dieses Hintergrundwissen erlaubt es, erste Empfehlungen für die Pflegenden und andere Helfer zu begründen:

1. Es ist hilfreich, um die Stile und Abwehr der Angst der Betroffenen zu wissen, denn dieses Wissen erlaubt es, unterschiedliche Kontrollbemühungen zu ordnen.
2. Die unterschiedlichen Angstbiografien und die mit diesen korrespondierenden Verhaltensweisen der Angehörigen sind nur schwer aufzubrechen, denn diese haben sich für die Angstkontrolle der Betroffenen in deren bisherigem Leben offensichtlich bewährt.

Tabelle 8.1: Abwehrmechanismen

Verdrängung	Das Angst auslösende Phänomen wird aus dem Bewusstsein der Person entfernt.
Verleugnung	Für alle anderen erkennbare Angststimuli werden von der Person nicht wahrgenommen.
Reaktionsbildung	Ein körperliches Symptom wird als Entlastung von der Angst eingeführt.
Intellektualisierung	Die emotionale Bearbeitung der Angst wird durch verstandesmäßige Auseinandersetzung verhindert.
Projektion	Die eigene Bedrohung und damit verbundene Emotionen werden nicht für sich selber, wohl aber anderen zugeschrieben.
Regression	Man zieht sich zurück, macht sich in mehrfachen Sinn klein. Zeigt frühe kindliche Lösungen.

Dies bedeutet nicht, dass auf die Angstentwicklung kein Einfluss genommen werden könnte und dass dies nicht auch durch systematisch entängstigendes Vorgehen der Pflegenden geschehen kann.

8.4   Die Ausgangssituation und Möglichkeiten der Unterstützung der Angstkontrolle

Allein der Aufenthalt im Krankenhaus löst bei den meisten Personen eine Vielzahl ganz unterschiedlicher Ängste aus. Selbst bei kleineren, aus der Perspektive der Pflegenden unbedeutenden und ungefährlichen Eingriffen und Untersuchungen steht die Welt der Betroffenen Kopf. Oft stellt der Aufenthalt in einer stationären Einrichtung den (vorläufigen) Endpunkt einer bedrohlichen Entwicklung dar. Findet die Bedürfnishierarchie nach Maslow hier als Diagnosemittel Anwendung, so wird unmittelbar klar, auf welche elementare Bedürfnisbefriedung die Betroffenen – Patient und Angehöriger – zurückgeworfen sind und warum sich deren Sorgen und Ängste selbst bei mutmaßlich unbedeutenden Eingriffen massiv ausbreiten können. Das weitgehend unbekannte Umfeld, die fremden Menschen, der Verlust der gewohnten Privatsphäre, gestörte Nachtruhe, körperliche Beeinträchtigungen, unklare Entwicklung des Krankheitsgeschehens, berufliche Existenzbeeinträchtigung etc. sind nur einige der situationsbedingten Faktoren, die geeignet sind, die ohnehin bestehenden Ängste zu mobilisieren und um neue zu erweitern.

Beobachtet man die Abläufe im Krankenhaus oder bei ähnlichen Leistungsanbietern, so stellt sich die Vermutung ein, dass ein Teil der dort von Mitarbeitern und Betroffenen gleichermaßen vorgetragenen Aktivitäten sich als Rituale mit dem Zweck erweisen, die Betroffenen nicht von ihren Ängsten überfluten zu lassen. Zugleich wollen sich viele Helfer nicht mit den Ängsten der Betroffenen auseinandersetzen. Wie anders ist das bis heute geübte Ritual zu interpretieren, Patienten auch tagsüber – und dies ohne substanziellere Begründung – im Krankenbett zu belassen?

Teil der Versorgungspraxis im Krankenhaus ist die Überweisung eines Problems an einen hierfür besonders ausgebildeten Spezialisten. Und so gibt es im Krankenhaus Experten für den Umgang mit „besonders ängstlichen" Familienangehörigen. Auch wenn diese Expertensysteme ihre Berechtigungen besitzen, so ersetzen sie nicht die Formen der Entängstigung, wie sie nur im Kreis derer, die täglich mit den Betroffenen arbeiten, vorgetragen werden können.

In der Arbeit mit Angehörigen, die besonders ängstlich sind, oder in Arbeitsfeldern, in denen Angst zur Situation und Wirklichkeit der Betroffenen gehört, zeigt sich ein Phänomen besonders eindrucksvoll, das es lohnt auf seine prinzipielle Gültigkeit zu prüfen: die bewusst investierte Zeit der Entängstigung führt dazu, dass weitgehend unbemerkt verwendete Zeit gespart werden kann. Versucht eine Pflegekraft ängstlichen Angehörigen aus dem Weg zu gehen, investiert also keine Zeit in entängstigende Gespräche oder andere Verfahren, so kann diese „fehlende Investition" rasch zur „Fehlinvestition" werden. Oft stehen solche problematischen Situationen am Ende einer Kette systematischer Fehlentwicklungen, die bis hin zur Eskalation reichen können und die aufzeigen, wie sinnvoll es ist, die notwendige Zeit zur kontinuierlichen Entängstigung zu investieren.

Auch im Umgang mit der Angst zeigt sich, dass die Erfahrung eines „Seitenwechsels", also den Krankenhausablauf einmal aus der Perspektive der Betroffenen wahrgenommen zu haben, ausgesprochen hilfreich ist. Aufgrund der bisherigen Ausführungen sollte es für die Pflegenden nützlich sein, über eine Anspracheebene zu verfügen, die es den Betroffenen erlaubt über ihre Ängste zu sprechen. Warum ist diese Bereitschaft nicht immer verbreitet? Oft wird der Angst des Angehörigen kein Raum gegeben, weil:

- die Pflegekraft damit psychisch überfordert ist,
- kein anderer im Team bereit ist, auf die Angst des Angehörigen einzugehen,
- keine über die Situation hinausreichende Hilfe ermöglicht wird,
- die Pflegekraft der Kritik durch Kollegen ausgesetzt ist, die keinen Auftrag für diese Tätigkeit erkennen.

Angstreduktion durch Kontrollmöglichkeit

Es gibt Pflegemaßnahmen und andere versorgungsbezogene Tätigkeiten, die von den Angehörigen als existenzielle Bedrohungen des Patienten wahrgenommen werden. Die ausgelösten Ängste können dabei so massiv werden, dass die im bisherigen Leben bewährten Kontrollmechanismen nicht länger funktionieren. Verliert der Angehörige die Kontrolle und Vorhersagbarkeit der Abläufe, so geht dies typischerweise mit offener Angst einher.

Es ist somit wichtig, die Kontrollmöglichkeiten des Angehörigen zu erhalten und durch weiterreichende auszubauen. Selbstverständlich gilt dies auch gegenüber dem Patienten. Praktisch bedeutet dies so zu handeln, dass die Betroffen angemessen Einfluss nehmen können. Kontrollieren bedeutet in diesem Zusammenhang:

- eine Situation zu kennen,
- zu wissen wie diese strukturiert ist,
- mit welchen Auswirkungen zu rechnen ist,
- welches Verhalten von dem Betroffen gewünscht wird,
- wie darauf Einfluss genommen werden kann.

▩ Fallbeispiel ▩▩▩

Frau Müller ist eine seit 2 Jahren bettlägerige Patientin, die regelmäßig von einem ambulanten Pflegedienst betreut wird. Verschiedene Tätigkeiten führen der Ehemann und die Pflegekraft gemeinsam durch. Ziel ist es, den Betroffen auch bei einfachen und häufig geübten Pflegemaßnahmen, wie z. B. der Lagerung, die Möglichkeit zu geben, diese aktiv zu kontrollieren und als mitverantwortet zu erleben. Schritt für Schritt wurde so eine Verhaltenskette aufgebaut, immer maßgeblich durch die Betroffen reguliert. „Jetzt möchte ich eine Pause … Sie können ruhig schneller machen … Mein Mann kann das für mich machen." Auch wenn Schmerzen entstehen, besteht so die Möglichkeit einer stärkeren Kontrolle durch die Patientin und den unterstützenden Angehörigen. Als Frau Müller einmal vorübergehend zur stationären Pflege eingewiesen war, wurden die Pflegemaßnahmen über deren gewohnte Entscheidungs- und damit verbundene Kontrollmöglichkeit hinweg vollzogen. Dieses Vorgehen führte sehr schnell zu einer gravierenden Angstzunahme der Patientin, die für einige Zeit die häusliche Pflege erschwerte.

Angstreduktion durch Information

Das Gespräch zu dritt, zwischen Angehörigem, Patient und Pflegendem, besitzt eine entscheidende Rolle in der Informationsentwicklung. Dieses Gespräch wird während der praktischen Pflege durchgeführt, denn nur diese Praxis erlaubt der zeitliche Rahmen der Pflege und sichert zugleich die praxisnahe Rückbindung des Gesprochenen. Auf diese Weise ist es zudem möglich, dialoghaft auf die Bedürfnisse und Fähigkeiten der Betroffenen einzugehen. Modell einer versorgend und edukativ ausgerichteten Pflege ist eine Pflegeperson, die fachkompetent und verständlich die Betroffenen informiert und auf diese Weise bestehende Ängste mildert und die Entstehung von neuen relativiert.

Die Tatsache, dass ein zuviel an Informationen – dies geschieht insbesondere dann, wenn ein zuviel an Informationen und ein zuwenig an Feedbackmöglichkeit zusammentreffen – bei einigen Betroffenen zu einer beobachtbaren Zunahme der Angst und einem damit verbundenen kontraproduktiven Verhalten führt, darf nicht dazu missbraucht werden, relevante Informationen zurückzuhalten. Vielmehr muss geprüft werden, wie mit Angehörigen, die durch Informationsangebote zusätzlich verunsichert werden, zu verfahren ist.

So empfiehlt sich ein gemeinsames Gespräch mit einem hierfür qualifizierten Partner – der durchaus eine erfahrene Pflegekraft sein kann –, in dem oben benannte Feedbackmöglichkeit einen besonderen Stellenwert erhält. Es wird überlegt, woher die Verunsicherung kommt und wie mit dieser zukünftig umzugehen ist. Die Erfahrung zeigt, dass ein solches Gespräch die Betroffenen weitgehend stabilisieren kann, auch ohne dass diese Schuld- oder Schamgefühle entwickeln müssen.

Begründungen, wann und wie Angehörige in das Informationsgeschehen und die mit diesem verbundenen Kommunikationen einzubinden sind, werden auch im Kapitel 6 ausführlich beschrieben.

Angstreduktion durch „menschlich zugewandte Helfer"

Das alte Bild des „menschlich zugewandten Helfers" wurde durch die Arbeit von *Anne-Marie Tausch* neu belebt. Auf ihr wichtiges Buch „Gespräche gegen die Angst" sei an dieser Stelle ausdrücklich hingewiesen. Die Psychologin, selber schwer erkrankt, beschreibt diese „menschlich zugewandten

Helfer" als besonders wichtig für die wirkungsvolle Auseinandersetzung mit der Angst der Betroffenen im Krankheitsfall. Welche Eigenschaften und Verhaltensmuster sind es, die diesen Helfer auszeichnen? Sie sind bereit:

- Zu einer *offenen Selbstauseinandersetzung*. Es können nur diejenigen Helfer wirklich unterstützten, die ihre Empfindungen, wie z. B. die eigene Hilflosigkeit, kennen und diese auch mitteilen können.
- Zur *Aufrichtigkeit*. Helfer, die sich zu ihren Empfindungen bekennen und deshalb keine unnötige Distanz zu denen der Betroffenen brauchen.
- Zur *Achtung und Fürsorglichkeit*. Nur dort, wo Platz für Einfühlung in die Welt der Betroffenen möglich ist, kann die notwendige Achtung und Respekt vor der besonderen Situation der Betroffenen existieren.
- Auf die *Gefühle der Betroffenen* einzugehen. Helfer, die in der Lage sind, die Gefühle bei den Betroffenen wahrzunehmen, diesen zum Ausdruck zu verhelfen und sie ernst nehmen.
- *Hilfreiche Aktivitäten* entstehen zu lassen. Helfer, die durch verschiedene Unterstützungen die Betroffenen entlasten, durch Serviceleistungen, durch angemessen Informationen. Helfer, die auf den Rahmen und die Atmosphäre achten.
- Sich als Helfer *weiterzuentwickeln*: Die sich gezielt weiterentwickeln und ihre Erfahrungen und ihr Wissen durch Reflexivität vertiefen.

Das Zusammenspiel dieser Muster bildet nach Einschätzung Anne-Marie Tauschs die Grundlage dafür, dass die notwendigen Gespräche gegen die Angst entstehen können.

Angstreduktion durch systematische Entängstigung

Die *systematische Desensibilisierung* wurde durch den südafrikanischen Psychologen *Wolpe* in der ersten Hälfte des zurückliegenden Jahrhunderts entwickelt. Sie findet heute in verschiedenen Modifikationen und Erweiterungen Anwendung, so z. B. in der Zahnmedizin, Kinderheilkunde, insbesondere aber in der Verhaltenspsychotherapie. Die Logik des Vorgehens ist relativ einfach. Die Angst, die eine Person vor:

- einem Objekt (z. B. Spinnen),
- einer Situation (z. B. Fliegen im Flugzeug),
- einer Maßnahme (z. B. Bohren beim Zahnarzt),
- einer Herausforderung (z. B. Prüfung)

hat, wird dadurch gemeistert, dass sich die Person mit dieser systematisch übend konfrontiert. Folgendes Vorgehen wird dabei gewählt: Der Therapeut entwickelt mit dem Betroffenen eine Hierarchie bzw. eine Abstufung der Angst. Die Reize, die eine geringere Angstauslösung verursachen (im Radio von einer anstehenden Impfung hören), stehen in dieser Hierarchie ganz unten, die der höchsten Angst ganz oben (die Ankunft im Behandlungsraum des Gesundheitsamts). Das zweite Element der Therapie ist, dass der Patient eine Entspannungs- bzw. eine Kontrolltechnik erlernt, die er gezielt anwenden kann.

Praxisbeispiel

Allein der Anblick einer Magensonde verursacht dem Patienten (geringe) Ängste. Die Vorstellung, er selbst müsste auf Grund seiner derzeitigen Erkrankung über Tage und Nächte eine Magensonde tolerieren, löst bei ihm geradezu panikartige Angstzustände aus. Der Patient erlernt die Anwendung einer Entspannungsmethode, z. B. der Muskelrelaxation nach Jacobsen. Der Therapeut konfrontiert – mit den schwachen Angst auslösenden Reizen beginnend – die Person, die zeitgleich die erlernte Entspannungsmethode einsetzt. Dies wird solange geübt, bis der Reiz angstfrei ertragen werden kann. Auf diese Weise wird die gesamte Angsthierarchie durchgearbeitet.

Ziel ist es demnach, die Annäherungsimpulse stärker als die der Vermeidung auszuprägen. Das Verfahren der systematischen Desensibilisierung wurde erweitert und modifiziert und heute gibt es verschiedene Techniken, die alle folgende Gemeinsamkeiten auszeichnet (siehe Abb. 8.1)

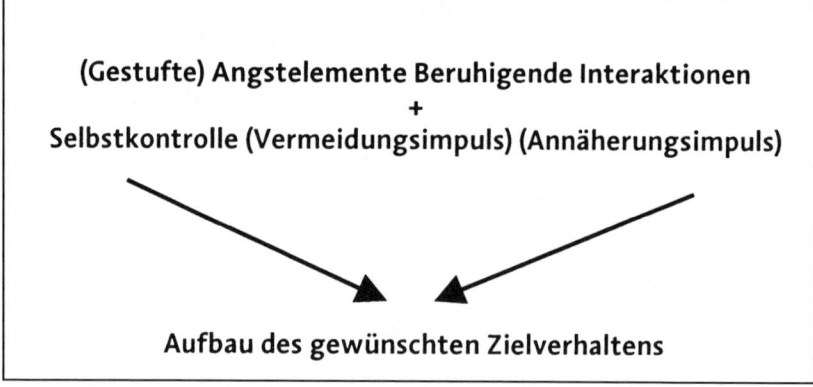

Abbildung 8.1: Systematische Entängstigung

Der Betroffene setzt sich demnach der Angst auslösenden Situationen aus (alleine oder mit Begleiter) und es gelingt ihm, durch Anwendung der Selbstkontrolle diese zu bestehen. Ziel des folgenden Beispiels ist es, dieses Vorgehensprinzip auf die Pflege zu übertragen.

Praxisnahe Reflexion

Ein Angehöriger hat Angst vor der ersten Nacht nach der Abreise aus dem Krankenhaus mit dem Patienten zu Hause. Bei näherer Betrachtung wird deutlich, dass diese Angst von zahlreichen, z. T. unklaren Vorstellungen und Überlegungen des Angehörigen herrührt.
Diese diffuse und uneindeutige Angst des Angehörigen wird in eine abgestufte Angsthierarchie bzw. die verschiedenen Aspekte dieser Angst überführt. Dabei wird auch geklärt, welche Anteile die größten Ängste auslösen:

• Nicht beherrschbare Notfallsituation.
• Der Patient fällt aus dem Bett und niemand hilft.
• Nichtbedienenkönnen des Absaugers.
• Die Medikamentengabe zu vergessen.
• Der Patient hat Angst vor der Spritze.
• Der Patient braucht Hilfe und man hört diesen nicht.

Während die Angsthierachie relativ einfach zu entwickeln ist, stellt sich die Frage, welches geeignete Kontroll- bzw. Entspannungsverfahren dem Angehörigen vermittelt werden kann. Die allerwenigsten Arbeitsplätze der Pflegenden erlauben es, dass dort Angehörige eine gezielte Selbstentspannung (z. B. Muskelrelaxation nach Jacobsen)vermittelt bekommen. Auch benötigen diese Zeit, um ein solches Verfahren zu erlernen und einsetzen zu können. Nicht zuletzt entwickeln sich die Situationen in der Pflege häufig so schnell und unvorhersehbar, dass eine längerfristig vorrausschauende Planung nur in begrenztem Umfang möglich ist. Also muss eine andere Möglichkeit zur Sicherung des Angehörigen gefunden werden: Es erweist sich, dass die Beziehungsqualität, ausgedrückt durch die Sprache des Pflegenden, als Brücke zu den Betroffen dienen kann. Beruhigende, einfühlsame Worte und Sätze, die damit verbundenen Gesten und nonverbalen Signale verfehlen ihre beruhigende und sichernde Wirkung nicht.
   Wie sehr falsch und unbedacht eingesetzte Sprache die Betroffenen in Angst und helle Aufregung versetzen kann, weiß jeder, der im Krankenhaus arbeitet. Es muss demnach eine Ebene gewählt werden, die inhaltlich abgestimmte, positive, problemlösende und ermutigende Botschaften für die Bewältigung der verschiedenen Stufen und der mit diesen verbundenen Anteile der Angst enthält, sodass sich infolgedessen die gewünschte Entängstigung einstellen kann. Die verschiedenen Stufen oder Anteile der beschriebenen Angst können nun – mehr oder weniger systematisch der Reihenfolge nach – bearbeitet werden. Die einst diffuse Angst wird damit klarer und in eine mögliche Steuerung des Angehörigen überführt.

Einige Anteile der Angst konnten so auch technisch-organisatorisch gelöst werden: z. B. durch die zeitige Verständigung eines ambulanten Pflegedienstes (1), das Vermitteln eines Ansprechpartners auf Station für den Fall der Fälle (2), Erörterung in einem Gespräch zwischen Angehörigen und Patienten (3) etc.

Die Pflegekraft, die dieses Gespräch führt, lässt keinen Zweifel an ihrer positiven Einschätzung „des Verlaufs der ersten Nacht wieder zu Hause", geht die verschiedenen Teilaspekte durch und wiederholt diese positive Einschätzung ruhig und mehrfach. Auf diese Weise wird für den Verhaltenswissenschaftler das Nichteintreten der unerwünschten Angstreaktion belohnt.

Dieses Vorgehen wird solange durchgeführt, bis es offensichtlich ist, dass der Angehörige die Situation erfolgreich bewältigen kann. Ein Teil der Auseinandersetzung mit den Angst auslösenden Anteilen der Situation kann gedanklich vorbereitend durchgeführt werden, andere Elemente gelingen weit besser während der realen Auseinandersetzung.

Unzweifelhaft bezieht dieses Vorgehen seine Wirksamkeit über den suggestiven Anteil des „positiven Denkens". Der Pflegende vermittelt zuerst diese

Tabelle 8.2: Entängstigung eines Handlungsablaufs

Vorbereitung des Angehörigen durch gezielte Information und weitgehende Vorbereitung.	
Vertrautmachen des Angehörigen mit der konkreten Situation und Kontakt mit verwendeten Gegenständen wie z. B. Pflegehilfsmitteln.	
Kontrolle für den Angehörigen	*„Sie bestimmen den Ablauf. Geben Sie ein Zeichen wenn..."*
Partnerschaftliche Interaktion	*„Gemeinsam werden wir das Ziel erreichen."*
Verstärkung und Fürsorglichkeit	*„Das war bis hierhin sehr gut, können wir schon weitermachen oder brauchen Sie erst eine Pause."*
Einbindung und Würdigung des Patienten	*„Das klappt ja alles prima, sie sehen, ich bin gar nicht wirklich nötig."*
Annahme bei Komplikationen oder Fehlern	*„Das ist gar nicht schlimm, was glauben Sie was mir schon einmal passiert ist."*
Positive Verstärkung in der Situationsauswertung	*„Das hat doch alles sehr gut geklappt. Es war nicht so schlimm, wie zuvor vermutet."*

Botschaften und das damit verbundene beruhigende Einwirken. Später werden solche Sichtweisen von dem Angehörigen selber übernommen und führen zur Autosuggestion und dem damit verbundenen „positiven Denken".

Geht die Pflegeperson in dieser systematisch entängstigenden Art Schritt für Schritt mit den Angehörigen vor, so zeigen sich bei diesen häufig schon bald zu fördernde selbstverstärkende Kompetenzbildungen: *„Wir schaffen das alles besser, als wir zuvor gedacht hatten"*. Das für eine nachhaltige Entängstigung der Betroffenen interdisziplinäres und Sektoren übergreifendes Pflegen nötig ist, wird deutlich, wenn die verschiedenen Aspekte der Angsthierarchie betrachtet werden.

Angstreduktion durch Schmerzfreiheit

Dass Schmerzen eine bedeutende Schutzfunktion für den Menschen besitzen, sodass diese nicht zu unrecht als *Wachhunde des Lebens* bezeichnet werden, begründet die Aufmerksamkeit der Helfer. Vor kaum etwas anderem haben die Patienten und deren Angehörige mehr Angst, als vor dem unkontrollierbaren Schmerz. Zugleich weist dieser Sachverhalt auf die enge Beziehung zwischen Schmerzen und Angst hin: Unbehandelte Schmerzen werden immer mit einer Angstmehrung des Betroffenen einhergehen. Der Schmerz als Stressfaktor mindert die Lebensqualität so stark, dass seine Behandlung oberste Priorität besitzt. Schmerz wird durch unterschiedliche Faktoren beeinflusst und auch beim Schmerz – insbesondere bei dessen chronifizierter Form – kommt es zu einer komplexen Anpassungsreaktion des Betroffenen. Erneut sei auf das Modell von Maslow verwiesen, das darauf hinweist, dass die Beendigung des Schmerzzustands einem physiologischen Bedürfnis gleichkommt. Patienten mit Schmerzen sind in ihrer Wahrnehmung und Handlungsmotivation so sehr mit der Überwindung dieses Zustandes befasst, dass andere Notwendigkeiten – auch solche, die von großer Bedeutung sind – nur als sekundär erkannt werden. In den Konsequenzen bedeutet dies, dass sich unbehandelte Schmerzen auf alle Interaktionen des Behandlungsprozesses auswirken. Allein vor dieser Analyse muss es hervorragendes Ziel sein, dem Patienten Schmerzfreiheit zu ermöglichen. Die Rolle des Angehörigen, sowohl während des stationären Aufenthalts als auch wenn der Patient im häuslichen Umfeld pflegerisch versorgt wird, kann bei der Schmerzbehandlung bzw. dessen Prävention nicht bedeutsam genug eingeschätzt werden. Soweit als möglich sollte der Angehörige in die durch die Pflege vorgetragenen Beobachtungen und Interventionen einbezogen und zur selbständigen Durchführung angeleitet werden. Der Angehörige wird in die Beobachtung des Schmerzzustands eingewiesen, sodass er lernt, zeitig zu intervenieren oder Hilfe anzufordern. Dass

„Mitleid" schon von dessen Wortlaut auf ein „Miterleben" hinweist, ist direkt erkennbar. Ob Schmerzen „abnehmbar" sind, sei dahingestellt. In jedem Fall gilt es festzuhalten, dass der anwesende Angehörige und dessen körperliche Berührung des Patienten für diesen Entlastung bedeutet. Nicht zufällig wird bei schmerzhaften Interventionen die Hand des Betroffenen gehalten. Die Schmerzen des Patienten und das damit verbundene Behandlungskonzept werden somit nicht am Rande mit dem Angehörigen bzw. den Betroffenen besprochen, sondern stehen im Zentrum gemeinsamer Gespräche und Aktivitäten.

Angstreduktion durch Pflegerituale

Eine streng formalisierte, nach festen Regeln und gleichförmig durchgeführte Handlungssequenz bezeichnet man als ein Ritual. Der ritualisierte Ablauf – z. B. die Durchführung der ersten morgendlichen Stunde – kann demnach ebenso als Beispiel angesehen werden, wie die Durchführung einer landestypischen Hochzeit, einer Geburt oder der Sterbebegleitung. Befasst man sich mit der Frage, wie Rituale überliefert werden, so ist festzustellen, dass sich diese durch frühe persönliche Erfahrungen manifestieren. Dies führt dazu, dass der Sinn eines Rituals in den Hintergrund tritt, ja sogar vergessen wird, das Ritual aber eisern beibehalten wird. Als Resultat all dieser Mechanismen können Rituale vor austauschbaren Akteuren und Generationen Bestand haben. Welchen Sinn erfüllen die Rituale dann für den Menschen? In einer ersten Annäherung wird deutlich, dass sie Planungs- und Gestaltungssicherheit bewirken und das Leben vorhersagbar machen. Darüber hinaus gilt,

- dass diejenigen, die gemeinsam ein Ritual ausüben, eine spezielle Gruppe bilden und dass neben dem daraus resultierenden Zugehörigkeits- und Sicherheitsgefühl auch die Möglichkeit zur Abgrenzung resultiert;
- dass in der Ritualpraxis zu beobachten ist, dass die Durchführung der stereotypen Verhaltensketten für zahlreiche Personen mit positiven Erregungen einhergeht;
- dass zahlreiche Rituale mit einem erheblichen szenischen Aufwand und unter Einsatz diverser Hilfsmittel (Fetische, Kultgegenstände etc.) betrieben werden;
- dass ethnologisch genau beschriebene Rituale dem offensichtlichen Ziel folgen, die bestehende Angst oder Bedrohung für eine Person oder Gesellschaft zu überwinden.

War es bis in die jüngere Pflegeentwicklung üblich, Pflegerituale als unreflektierte, rational nicht nachvollziehbare, die zeitlichen Ressourcen vergeudende und schlussendlich der angestrebten Professionalisierung entgegenstehenden Mechanismen zu beschreiben, findet aktuell eine differenziertere Diskussion über deren Sinn statt. Eine Internetrecherche zu den Begriffen Pflegeritual unterstreicht die so beschriebene Situation: Auf der einen Seite Publikationen und Verweise, in denen sich eher zurückhaltend geäußert wird; Beiträge, die in den bestehenden Pflegeritualen Hindernisse für eine wissenschaftlich begründete Pflegeplanung sehen und auf der anderen Seite positive Ausführungen zu Pflegeritualen, häufig einhergehend mit manuellen Pflegetechniken. Pflegerituale werden wohl immer einen festen Platz in der Pflegepraxis besitzen und es gab auch schon immer Pflegekräfte, die sich als großartige Zeremonienmeister bewiesen und in ihren Ritualen die verschiedensten Fetische zum Einsatz brachten. Unzweifelhaft haben dabei bestimmte Rituale, die vor einer Generation Gültigkeit besessen haben, ihre Kraft und Wirksamkeit verloren und sind durch neue Rituale ersetzt worden. So besitzt das Ritual der Einreibung mit „Franzbranntwein" ganz sicher trotz seiner noch immer verbreiteten Anwendung Auslaufeigenschaften und wird heute durch die populäre „Aromatherapie" oder ähnliche Handlungen ersetzt.

Vergleichbar zu dem Einsatz von Placebos ist es wichtig, dass die Pflegenden um die psychologischen und sozialen Wirkmechanismen der Rituale wissen, um so die Vorraussetzungen zu schaffen, die notwendig sind, um Rituale durchaus auch gezielt einzusetzen. Zweifelsohne sind Rituale gegen

Tabelle 8.3: Pflegerituale

Pflegehandlung	Wirkmechanismus
Die Körperpflege und damit verbundene Rituale	Jede einzelne Aktivität und deren Kombination – nach Wichtigkeit für den Patienten (z. B. Rasieren für den Mann) – mit zur Anwendung gebrachten Hilfsmitteln sind sehr gut zur Ritualisierung geeignet.
Essen und Trinken und die damit verbundenen Rituale	Wie oben
Der nächtliche Schlaf und die damit verbundenen Rituale	Wie oben
Körperliche Aktivität und die damit verbundenen Rituale	Wie oben
Freizeitgestaltung und die damit verbundenen Rituale	Wie oben

die „kleine" und die „große" Angst auszumachen. So erweist sich ein streng geregelter oder besser ritualisierter Tagesablauf als besonders hilfreich in der Betreuung von Demenzerkrankten. In täglich wiederkehrende Tagesabschnitte können in einer aktivierenden Pflege die verbliebenen Fähigkeiten integriert werden, für die bei dem an Demenz erkrankten Mensch noch eine Wahrnehmung vorhanden ist und welche er auch praktisch noch bewältigen kann. Welche Pflegehandlungen lassen sich noch unter dem Verständnis des Pflegerituals benennen bzw. für ängstliche Patienten und Angehörige entsprechend akzentuiert vortragen (Tabelle 8.3)?

In diese Rituale können die Angehörigen sehr gut mit einbezogen werden. So werden sie das Waschen, die Nahrungsaufnahme etc. selber rasch als entängstigend und den Patienten sichernd erfahren und begreifen können. Zugleich wird bei einem solchen Vorgehen der Angehörige selber entängstigt und seine Kooperationsmöglichkeiten werden erschlossen.

Guideline: Umgang mit der Angst

1. Versuchen Sie die Bereiche und Tätigkeiten, vor denen der Angehörige Angst hat, kennenzulernen und drücken sie diesem gegenüber keinen Zweifel daran aus, dass sie diese managen können.
2. Verstärken sie jeden Schritt in die richtige Richtung und finden sie eine angemessene Balance der Erklärung und Sicherung und der zielgeleiteten Führung.
3. Indem sie ihre eigenen Ängste kennenlernen und diese auch in bestimmtem Maß anbieten können, werden sie als Modell wahrgenommen.
4. Wenn die Angst und das Entsetzen die Betroffenen überflutet, können und sollten sie dieses nicht eindämmen.
5. Auch wenn Lachen und Angst ein seltsames Paar sind, sollten sie sich die „Clowndoktorei" zum Vorbild nehmen. Nicht nur bei Kindern und nicht nur einmal im Monat.
6. Lassen sie sich auf die Rituale des Umgangs mit der Angst der Betroffenen ein und prüfen sie ernsthaft, welche Gegenstände und Abläufe ihre sind. Dazu müssen sie nicht an Voodoo glauben.

Käppeli, S., Mäder, M., Zeller-Forster, F. (1998): Phänomene im Erleben von Krankheit und Umfeld. Pflegekonzepte 2. Hans Huber, Bern
Lorenz, K. (1997): Das sogenannte Böse, 12. Aufl. dtv, München
Richter, H.-E. (1992): Umgang mit der Angst. Hoffmann & Campe, Hamburg
Riemann, F. (2003): Grundformen der Angst. Ernst Reinhard, München
Simonton, O. C., Simonton, S. M., Creighton, J. (1999): Wieder gesund werden. Rowohlt, Reinbek
Tausch, A. (1990): Gespräche gegen die Angst. Rowohlt, Hamburg

www.gwdg.de
Gesellschaft für Angstforschung

Schlüsselbegriffe

Abwehrmechanismen ● Angstbiographie ● Angsthierachie
Angstkontrolle ● Angstreaktion ● Angstreduktion
Bedürfnishierachie ● Information ● Kontrollmöglichkeit
Mitmenschlichkeit ● Muskelrelaxation ● Pflegerituale
Realangst ● Schmerzfreiheit ● Schmerzkontrolle
Systematische Desensibilisierung

9 Anleitung und Schulung

Eine gelungene Einweisung in die verschiedenen Fertigkeiten und Handreichungen, die mit der Patientenversorgung verbunden sind, ist wesentliches Ziel der Angehörigenintegration. Während bei der Anleitung insbesondere die Vermittlung von manuellen Tätigkeiten des direkten Patientenkontakts im Vordergrund stehen, besitzen Schulungen einen umfassenderen Anspruch und haben häufig komplexere Inhalte zum Ziel. Beide, Schulungen und Anleitungen, müssen sich daran messen lassen, inwieweit es durch sie gelingt, die Unabhängigkeit der Betroffenen zu erhöhen und den Aufbau einer funktionierenden Arbeitsteilung bzw. Ergänzung zwischen Pflegenden, Patient und Angehörigen zu sichern. Für den Aufbau eines Anleitungs- und Schulungsangebots gilt, dass zu Beginn die Bedarfsanalyse, eine Vorgehensstrukturierung im Anschluss und immer deren sorgfältige Einstellung auf die persönlichen Fähigkeiten und Belastungsmöglichkeiten der Angehörigen steht. Am Beispiel eines neurologischen Krankenhauses sollen Anleitung und Schulung vorgestellt werden. Abschließend wird ein Überblick über die Belastungen gegeben, denen die Angehörigen ausgesetzt sind, und wie mögliche Lösungen – auch durch Schulungen – auf den Weg gebracht werden können.

9.1 Angehörigenanleitung

Im Jahresgutachten 2001 des Sachverständigenrats der Bundesregierung wird in verschiedenen Passagen ausdrücklich auf bestehende Defizite in der Schulung und Anleitung von Patienten und Angehörigen hingewiesen. Dabei zeigen die Erfahrungen, dass ein überwiegender Teil der nahen Angehörigen nicht nur in der Lage, sondern auch bereit ist, schon während der Versorgung des Patienten im Krankenhaus, insbesondere diejenigen Anteile, die zur häuslichen Versorgung notwendig sind, vermittelt zu bekommen und zu übernehmen. Es ist also sehr wichtig, frühzeitig auf die Betroffenen zuzugehen, um diese Schritt für Schritt in der Versorgung anzuleiten.

Definition: Unter Angehörigenanleitung kann die patientennahe Vermittlung (bedside teaching) definierter Pflegetechniken und versorgungsbezogener Fertigkeiten durch eine dazu qualifizierte Pflegekraft verstanden werden.

Eine weitere Voraussetzung ist, dass die Anleitungen von dazu geeigneten Pflegekräften übernommen werden sollten, die nicht nur über Kenntnisse des fachlich korrekten Anleitens verfügen, sondern darüber hinaus auch die individuellen Lernmöglichkeiten des Angehörigen wahrnehmen und wissen, wie diese eingewiesen werden. Es ist übergeordnetes Ziel, deren dauerhafte Bereitschaft und Fähigkeit zur Mitarbeit aufzubauen und zu erhalten. Es verwundert nicht, dass die Pflegementoren und Praxisanleiter sich als besonders geeignet für diese Arbeit ausweisen, haben sie sich doch mit Pädagogik und Didaktik auseinandergesetzt.

9.2   Bestimmung des Bedarfs

Der pflegerische Auftrag der Station, in dessen allgemeine (1) und spezielle Pflege (2), aber auch anderer versorgungsbezogener Tätigkeiten (3) gegliedert, muss gezielt auf die relevanten Anleitungsfelder – auch aufgrund von Abstimmungen mit ambulant weiter versorgenden Pflegekräften – überprüft werden. Dieselben drei Anleitungsfelder werden auch den Betoffenen vorgestellt, sodass diese die Möglichkeit erhalten, aufgrund ihrer Perspektive den Anleitungsbedarf zu identifizieren. Beide Arbeitsergebnisse werden zusammengeführt und als Ergebnis entsteht ein stationsspezifischer Anleitungsplan, der alle relevanten Anleitungsaufträge beinhaltet. Die Erfahrung zeigt, dass es ausreichend ist, nur ca. 30 Situationen zu identifizieren, die über 80 % des bestehenden praktischen Bedarfs ausmachen. Diese werden ausgearbeitet. Bei Abstimmung mit anderen Stationen verbleiben ca. 10 spezielle Anleitungen, die nur für diese Station gültig sind. Die letztendlich vorgetragenen Anleitungen legt die Bezugspflegekraft bzw. der für die Anleitung zuständige Mitarbeiter mit den Betroffenen fest. Der Anleitungsbedarf lässt sich folgendermaßen ermitteln:

a. Allgemein: Aufgrund der speziellen Kenntnisse und Erfahrungen der Pflegekräfte.
b. Allgemein: Aufgrund der Informationen und Versorgungsziele des Angehörigen und Patienten.
c. Speziell: Aufgrund der Informationen durch die Bezugspflegekraft.

9.3 Die Durchführung der Anleitungssituation

Fallbeispiel

Nach einem Apoplex ist eine 76-jährige Frau in der neurologischen Abteilung. Bereits in einem sehr frühen Stadium während des Aufenthalts auf der Stroke-Unit wird nicht nur die Patientin, sondern auch deren Angehörige (die 48jährige Tochter und der Ehemann) zur Pflege angeleitet. Als hervorragende Anleitungsziele für diese Patientengruppe hat das Pflegeteam 3 Ziele festgelegt, die zuerst vermittelt werden:

- Kleinere Entlastungstechniken für den Patienten,
- Aufrechterhaltung der Kommunikationsmöglichkeit und Orientierung des Patienten,
- Seitigkeitssensibilisierung.

Diese Ziele werden in ihrer Begründung Tochter und Ehemann vorgestellt, immer wieder berichtet und dann in allen pflegerischen Aktivitäten zuerst durch Beobachtung und schließlich praktisch übend vermittelt. Dazu ist es üblich, dass alle Mitglieder des Teams bzw. die entsprechenden Bezugspflegekräfte um diese Ziele und das damit verbundene Vorgehen wissen. Ebenso wird in regelmäßigen abteilungsübergreifenden Qualitätszirkeln der Neurologe dieses Vorgehen mit den weiter betreuenden Pflegenden abstimmen.

Auf der neurologischen Allgemeinstation stellt sich dann nach weitreichender Remission der klinischen Auswirkungen vor allem die motorische Beeinträchtigung als Pflegeproblem dar. Die Angehörigen sollen demnach insbesondere zum Führen des Patienten angeleitet werden.

Folgendes Vorgehen ist Teil des Anleitungskonzeptes der Allgemeinstation (Tabelle 9.1):

Tabelle 9.1: Prototypische Anleitungssteuerung

Reihenfolge	Vorgehen	Lernziel
1. Schritt	Die Pflegekraft führt den Angehörigen so, wie diese die Patientin führen würde.	Angehöriger soll selbst erfahren, wie sich das Führen auswirkt.
2. Schritt	Angehörige führt Patient bei der selben Tätigkeit, die er erfahren hat. Die Pflegende unterstützt ihrerseits den führenden Angehörigen.	Lernen durch spüren und Auswirkungen.
3. Schritt	Der Angehörige führt jetzt selbständig, die Pflegende greift nur ein, wenn dieses notwendig ist.	Korrektur und Sicherung.

Die für den Angehörigen ermittelten wichtigsten Pflegetechniken bzw. Versorgungssteuerungen sind bereits in einem Stationskonzept zusammengeführt und werden den Angehörigen systematisch vermittelt. Es ist die Erfahrung der neurologischen Allgemeinstation, dass die häuslichen Bedingungen weitgehend zu berücksichtigen sind, sodass die Anleitungen möglichst nahe an den tatsächlichen Bedingungen Anschluss nehmen. Immer wieder hatten sich die Schnittstellen, wie die der Verlegung bzw. der Abreise nach Hause, als besonders kritische Phasen der Apoplexpatienten erwiesen.

Wenn hier vermittelt geglaubte Fähigkeiten der Versorgung, Beobachtung oder notwendiger Benachrichtigung von den Angehörigen nicht zur Anwendung gebracht wurden oder auch die Aufmerksamkeit der Pflegenden zu sehr auf die stationären Belange gerichtet waren, wirkte sich dies spätestens jetzt für den Patienten nachteilig aus.

Die Pflegeexperten des Neurologischen Krankenhauses hatten in einem langjährigen Prozess gelernt, dass sie sich stärker für die Qualität während und auch noch nach der Verlegung einsetzen mussten, wenn sie an einer langfristig gelungenen Rehabilitation ernsthaft interessiert waren. Praktisch gelang dies u. a. durch gezielte Hospitationen und Anleitungen im häuslichen Umfeld für die Angehörigen und die ambulanten Versorgungspartner. Wie ist bei der Durchführung der Anleitung vorzugehen (Tabelle 9.2)?

9.4   Schulungen (Kurse)

Die Aufgabe von Schulungen

Ziel von Betroffenenschulungen ist es, bei diesen Wissen über komplexere Verfahren, Zusammenhänge und Hintergründe ihrer Versorgungssituation anzulegen. Intention ist, die Betroffenen dahingehend zu stärken, ihre Ressourcen der Selbst- bzw. ergänzenden Versorgung zu nutzen. Hierzu wird ihnen neben der Vermittlung praktischer Fähigkeiten auch das notwendige theoretische Hintergrundwissen vermittelt. In aller Regel sind die Schulungen als gemeinsame Hinführungen des Patienten und Angehörigen geplant. Natürlich gibt es Ausnahmen, etwa wenn die Schwere einer Erkrankung nur die Schulung des Angehörigen zulässt.

Schulungsanbieter, Lernziele und Teilnehmerkreis

Es gibt verschiedene Anbieter von Schulungen: Die Krankenkassen, Betroffenenverbände, Laienhilfe, die Leistungsanbieter wie ambulante Praxen, Krankenhäuser, Pharmaunternehmen, Medizingerätehersteller etc. Bei Prüfung der in diesem Markt dauerhaft – auch nach Aussage der Teilnehmer –

Tabelle 9.2: Vorgehensschema Anleitungsgestaltung

Zeit	Gestaltungselement
Vor der Anleitung	Zeitdauer und Inhalt der Anleitung frühzeitig mit Angehörigen vereinbaren
Vor der Anleitung	Benötigte Hilfsmittel zur Verfügung haben
Vor der Anleitung	Vorbereitungsmaterial mitgeben, z.B. Broschüre BMG
Vor der Anleitung	Vorerfahrungen des Angehörigen berücksichtigen
Vor der Anleitung	Ziel und in welcher Art und Weise die Anleitung verlaufen wird erklären
Vor der Anleitung	Ziel und Ablauf vom Angehörigen erklären lassen
Vor der Anleitung	Freundlich-spielerische Atmosphäre schaffen
Während der Anleitung	Komplexere Pflegeleistungen in Segmente/Teilabschnitte gliedern/vom Leichten zum Schweren
Während der Anleitung	Tätigkeiten mündlich beschreiben lassen
Während der Anleitung	Eigene Wege zulassen
Während der Anleitung	Systematisches Feedback
Während der Anleitung	Engen Kontakt zum Patienten halten
Nach der Anleitung	Gemeinsame Auswertung, wenn möglich mit Patient
Nach der Anleitung	Unter Umständen nochmals das Modell zeigen und wiederholen
Nach der Anleitung	Dem Angehörigen mit seiner Einschätzung das letzte Wort lassen
Nach der Anleitung	Nachbereitungsmaterial mitgeben

erfolgreich durchgeführten Schulungsprogramme fällt auf, dass sich diejenigen behaupten, in denen sich ein Themen- und Motivationsmix der professionellen Helfer, etwa sowohl der Pflegenden als auch der Patienten, Angehörigen und der Betroffenenorganisationen, wiederfinden.

Es wurde bereits gesagt, dass es für die Betroffenen wichtig ist, neben den fachlichen Zielen – die häufig den Ausgangspunkt der Helfer darstellen – auch psychosoziale Ziele gibt. Dass auf Seite der Betroffenen ein Interesse besteht, sich auch mit Fragestellungen zu befassen, wie sie sich aus einer veränderter Lebenssituation, Krankheitsbewältigung oder Rolle ergeben. Dies führt zu einer kontinuierlichen Entwicklung der Schulungsziele, der damit verbundenen Inhalte und des Kreises der Lehrenden. Zusammengefasst dienen Schulungen mit solch umfassendem Ansatz der Erhöhung der Selbststeuerung, des Empowerments und der internalen Kontrolle der Betroffenen.

Auf die Vermittlung solcher Lernziele sind die meisten Pflegenden nicht wirklich vorbereitet und so gilt es diese Kompetenz zu vermitteln bzw. über geeignete Experten und Partizipationen Dritter zugänglich zu machen. Als eine weitere Konsequenz aus Schulungen, die solch eine Entwicklung genommen haben, stellt sich das Phänomen ein, dass sich der Kreis der Gäste von den ursprünglich nur Betroffenen auf interessierte Laienhelfer und Bürger sowie professionelle Helfer ausweitet (siehe auch Kapitel 11).

Chancen für die Lehrenden

Für die in den Schulungen lehrenden Pflegekräfte ergeben sich zahlreiche Vorteile. Insbesondere dahingehend, dass es aufgrund von Schulungen zu einer Verbesserung des Krankheits- und Krankenverständnisses auf der Seite der Pflegenden kommt und darüber hinaus zu einer Verbesserung der Beziehung zwischen dieser (als Trainerin oder Beraterin) und den geschulten Angehörigen und Patienten. Dies kann offensiv für die längerfristige Arbeitsbeziehung der Pflegenden genutzt werden.

Schulungsoffensive aus einem Educationcenter

Bei Analyse der bestehenden Schulungsprogramme wird des weiteren deutlich, wie viele der Programme nur durch das intensive und frühe Engagement der Betroffenen entstanden sind und bis heute von diesen getragen werden.

Für die Organisationen des Gesundheitswesens, insbesondere die Krankenhäuser als hervorragende Kompetenzzentren, bedeutet dies, dass an deren Schulungs- und Ausbildungszentren eine Schulungsoffensive gestartet werden sollte. Dabei werden die verschiedenen Behandlungsexperten vor Ort, aber eben auch die Patienten- und Angehörigenvertreter, die Kostenträger und engagierte Bürger eingebunden. Ziel ist, dass für jeden Patienten bzw. Angehörigen noch während des stationären Aufenthalts der Schulungsbedarf bestimmt wird und erste Inhalte bereits vermittelt werden, die etwa auf dessen Verlegung und die Situation zu Hause vorbereiten. In einem solchen Educationcenter könnten darüber hinaus relevante Infor-

Tabelle 9.3: Vorgehensschema Schulungsentwicklung

Vorgehensschritte	Inhalte
1. Schritt	Bekannte Probleme und Anforderungen sammeln
2. Schritt	Bestimmung der Behandlungsziele sowie der daraus resultierenden Schulungsziele
3. Schritt	Abstimmung und Einbindung von Betroffenen in das weitere Vorgehen
4. Schritt	Integration von Dritten (Kassen, Verbänden, etc.) prüfen
5. Schritt	Markt- und Nachfrageanalyse: Was machen andere wie, Bedarfsermittlung
6. Schritt	Ressourcenbestimmung.
7. Schritt	Entwicklung eines erwachsenengerechten Schulungscurriculums
8. Schritt	Dozentengewinnung und Logistikplanung
9. Schritt	Durchführung der ersten Schulung (Prototyp)
10. Schritt	Prüfung der Schulung und Entwicklung des Prototyps aufgrund von Rückmeldungen
11. Schritt	Begleitung der Schulungsteilnehmer in der Praxis und durch Auffrischungsschulugen

mationen bzw. Beratungen, auch Anleitungen organisiert und durchgeführt werden. Schriftliches Material kann zur Verfügung stehen. Mit der Hilfe eines Internet-Anschlusses besteht die Möglichkeit, Ratsuchenden Informationen zugänglich zu machen und auszudrucken. Erste Modelle bestehen bereits.

Praktisches Vorgehen

Das Vorgehen in der Entwicklung eines Schulungskonzepts gleicht in dessen Muster der Entwicklung von Anleitungen. Wie also kann vorgegangen werden (Tabelle 9.3: Vorgehensschema Schulungsentwicklung)?

Jeder der Schritte beinhaltet eine ganze Reihe von zugeordneten Tätigkei-

Tabelle 9.4: Schulungsaufbau

I. Halbtägige Schulung	
Wann:	Noch während des Krankenhausaufenthalts
Ziel:	Möglichst optimale Überleitung
Zielgruppe:	Alle Angehörigen
Inhalte:	Krankenbeobachtung/Sicherung der Kontakte und Notfallsituationen/Sozialarbeit/zentrale Pflege- und Versorgungsunterstützung
Referenten:	Schulungsteam
II. 4 x ¹/₂tägige Schulung	
Wann:	An zwei aufeinanderfolgenden Wochenenden nahe der Verlegung
Ziel:	Optimale Versorgung zu Hause
Zielgruppe:	Angehörige nach Krankheiten vorselegiert
Inhalte:	Vertiefung der ersten Schulung + Ernährung + Auswirkungen Lebenssituation + Lebensqualität
Referenten:	Schulungsteam
III. ¹/₂tägige Spezialschulungen	
Wann:	Wahl des Angehörigen und Empfehlung des Schulungsteams
Ziel:	1. Spezielle Probleme der Versorgung zu bearbeiten 2. Auffrischungsschulungen
Zielgruppe:	Alle Angehörigen, ambulante Partner
Inhalte:	Unterschiedliche versorgungsrelevante Themen aus den Bereichen Krankenpflege, Krankengymnastik und Physiotherapie, Medizin, Ernährungslehre, Lebensqualität der Betroffen etc.
Referenten:	Schulungsteams und z.T. Vertreter der Betroffenen
IV. Regelmäßige Gruppentreffen	
Wann:	14tägig bzw. 4wöchentlich
Ziel:	Kontinuierliche Begleitung der Angehörigen
Zielgruppe:	Angehörige
Inhalte:	Durch die Gruppe festgelegte Agenda bzw. Erfahrungsaustausch
Begleiter/Moderatoren:	Zu Beginn Schulungsteam/später legt dies die Gruppe fest

ten. Bei klarer Planung kann eine Schule innerhalb eines halben Jahres auf den Weg gebracht werden (siehe auch Kapitel Gruppenaufbau und Kooperation mit der Selbsthilfe).

Praxisbeispiel

Die neurologische Klinik, in der oben beschriebene, an einem Apoplex erkrankte Patientin betreut wird, führt seit Jahren systematisch aufeinander aufbauende Angehörigenschulungen durch. In dem an das Fortbildungszentrum angeschlossenen Schulungsteam sind Vertreter folgender Berufsgruppen: Pflege, Krankengymnastik, Medizin, Ernährungswissenschaft, Psychologie, Sportwissenschaft und Ergotherapie. Dabei vertreten die Berufsgruppen auch ihr Spezialwissen, mehr aber die gemeinsame Verantwortung für die Ziele des Angehörigen-Schulungsprogramms. Tochter und Ehemann erhalten so die Möglichkeit, ein auf ihre speziellen Probleme und Bedürfnisse zugeschnittenes Schulungsprogramm zu besuchen (Tabelle 9.4: Schulungsaufbau).

Die Schulungen werden durch einen dem Krankenhaus angegliederten und dafür gegründeten Verein „Freunde der Neurologie Bad Sussa" seit 2 Jahren finanziert und organisiert.

9.5   Entlastung durch Schulung und Begleitung

Studie

Die BKK-Hessen hat 2001 eine Befragung von pflegenden Angehörigen durchgeführt (476 Fragebögen gingen in die Auswertung ein). Von 145 000 Pflegebedürftigen in Hessen werden 3/4 zu Hause versorgt. Über die Hälfte der befragten Angehörigen waren über 50 Jahre alt, 95 % dabei Frauen, 70 % sind nicht erwerbstätig. 60 % der Befragten pflegten bereits seit über 3 Jahren. 46 % mehr als 30 Stunden pro Woche. Nur 19 % nahmen einen ambulanten Pflegedienst in Anspruch. Aufgrund der Pflegesituation gaben die Befragten folgende persönliche Einschränkungen an: 70 % berichteten über starke und sehr starke Beschränkungen in der Familie, 83 % in der Freizeit. Gesundheitliche Beschwerden: 60 % berichteten Schulter- und Nackenschmerzen. 59 % Rückenschmerzen. 42 % gaben Schlafstörungen an. Die insgesamt ermittelten Belastungswerte entsprechen den Angaben von körperlich stark belasteten Industriearbeitern. Ein Burn-out konnte indes nicht ermittelt werden. Befragt wurde auch die Bewertung von Pflegekursen: 68 % gaben an, keine Informationen zu Schulungen erhalten zu haben (!). 14 % haben an einem (kostenlosen) Kurs teilgenommen. 39 % gaben an, sie hätten an einem solchen nicht teilnehmen können, da sie nichts von sol-

chen Angeboten gewusst hätten. Die Schulungsabsolventen bewerteten zu
95 % die Kurse mit gut bzw. sehr gut. Erste Informationen zur Pflege erhielten die pflegenden Angehörige von Hausärzten (39 %), durch das Krankenhaus (25 %) bzw. die Pflegekassen (14 %).

Die Möglichkeiten

Die möglichst dauerhafte Gesunderhaltung der in die Pflege einbezogenen
Angehörigen muss Ziel jeder Schulung, jeder Begleitung auch durch die professionellen Helfer sein. Dies ergibt sich aus ethisch-moralischen Begründungen ebenso wie aus volkswirtschaftlichen Gründen. Auch jeder in der ambulanten Versorgung Arbeitende besitzt die Erfahrung, wie sehr seine eigene
Arbeit und deren Gestaltungsmöglichkeiten durch eine gelungene Zusammenarbeit mit Angehörigen nachhaltig beeinflusst wird. Gezielte Ressourcenvermittlung – also alles, was dem Angehörigen gut tut – und Reduktion
des bestehenden Stresses – also alles, was stark belastend ist, zu entfernen –
lautet die Devise. Jeder Pflegebereich ist demnach aufgefordert, seine Möglichkeiten, Partnerschaften und Kontakte dahingehend zu prüfen und auch,
ob auf die Steuerung bestimmter Belastungsfaktoren (Tabelle 9.5) bereits in
Schulungen Einfluss genommen werden kann.

Tabelle 9.5: Steuerung von Belastungsfaktoren

Belastungsfaktor/Stress	Auswirkungen	Lösung
Alles ist „schwer"	Körperlich belastend, z. B. Heben oder auch seelisch belastend, z. B. Verwirrtheit	Einschaltung von Zugehdiensten, Laien- und Nachbarschaftshilfe, Aussprachemöglichkeit
Finanzielle Sorgen	Ständige Sorgen, falsche Panik	Einschaltung von Zugehdiensten, Laien- und Nachbarschaftshilfe
Eigene Krankheit oder Alter	Ständige Sorgen, eigene Depression, keine Ruhe finden	Aussprechen der Ängste, Gespräche mit den geeigneten Partnern arrangieren
Ständig auf Trab sein	Kontinuierliche Überforderung	Einmal in der Woche hat der Angehörige frei, Urlaub ermöglichen, Tagespflege etc.
Anderen Personen, Rollen und Aufgaben nicht gerecht werden	Überforderung, allgemeine Konfusion	Integration anderer Familienmitglieder, Klärungen bewirken

Tabelle 9.6: Entlastungsförderung – Ressourcenvermittlung und Potenzialvermittlung

Ressourcen und Potenziale	Auswirkungen	Lösung
Positive Gedanken, Verhalten und Gefühle bestärken	Stabilisiert und spendet Kraft	Wertschätzung gegenüber dem Angehörigen ausdrücken
Freude vermitteln	Stabilisiert, lässt zeitweiliges Vergessen und loslassen zu	Kultur-, Musik- und ähnliches einsetzen. Mitarbeit in Gruppe. Kann auch durch Entspannungsübungen und (Auto-) Suggestion vermittelt werden
Den „eigenen Garten pflegen"	Stabilisiert, lässt zeitweiliges Vergessen und Loslassen zu	Hobbys und Vorlieben des Angehörigen kennen lernen und unterstützen.
Materielle Möglichkeiten ausschöpfen	Finanzielle Absicherung, Anschaffungen	Unterstützung bei Pflege- und Krankenkassen u. ä.
Selbstpflege	Wertschätzung, Gesundheitsförderung	Körperliche Aktivitäten, Beratungen, Anleitungen, Veranstaltungen zu diesem Thema
Lebensqualität erhöhen	Wirkt sich auf alle Lebensbereiche aus	Die Krise versuchen als Chance zu verstehen und zur Reflexion des eigenen Tuns verwenden

Guideline: Anleitung und Schulung

1. Das eigene Modellverhalten ist von großer Bedeutung. Das meiste wird durch Beobachtung gelernt.
2. Sie sollten Anleitungen immer – vor allem mental – vorbereiten.
3. Nutzen Sie kleine Lernsequenzen (5 Min), das ist für den Angehörigen hilfreicher, als eine zu ausführliche Anleitungssituation.
4. Wenn Sie selber unterrichten, denken Sie daran: Ziel ist es, die Selbstverantwortung zu fördern, dem muss auch die Anspracheebene folgen.
5. Ein gutes bereits eingeführtes Schulungskonzept sollte immer als Orientierung zugezogen werden.
6. Wenn Sie sich um Angehörige „kümmern", werden Sie merken, wie viele von diesen sich um Sie „kümmern".

Becker, G. E. (1998): Durchführung von Unterricht. Beltz, Weinheim
George, W. (2000): Einarbeitung neuer Mitarbeiter. Pflege Aktuell 3
Paust, R., Meier, A.(2001): Pädagogik der Patientenschulung. psychomed 1
Zegelin-Abt, A., Huneke, M. (1999): Grundzüge einer systematischen Pflege-
beratung. PR-Internet 1

www.stiftung-lebensqualitaet.de
Stiftung Lebensqualität
www.patientenedukation.de
Patienten- und Familienedukation in der Pflege e. V.

Schlüsselbegriffe

Angehörigenentlastung • Angehörigenedukation
Anleitungsgestaltung • Anleitungsbedarf • Anleitungssteuerung
Belastungsfaktoren • Educationcenter • Entlastungsförderung
Schulungsaufbau • Schulungsbedarf • Schulungsentwicklung
Schulungsoffensive

10 Motivation der Angehörigen und Helfer – Compliance

Nach einer Einführung in die Motivation menschlichen Verhaltens wird berichtet, wie es gelingen kann, die Motivation der Betroffen zu fördern bzw. langfristig zu pflegen. Die Auseinandersetzung mit dem Thema verdeutlicht nicht nur, von welch vielfältigen Faktoren die motivationale Einbindung der Betroffenen abhängt, sondern darüber hinaus, wie eng diese mit der Situation der Pflegenden verbunden ist. Aus diesem Grund wird gezeigt, wie auch die Motivation der Pflegenden aufrechterhalten werden kann und welche Rolle dabei das Arbeitsumfeld und die Persönlichkeit des Pflegenden besitzen. Abschließend wird das Compliancekonzept vorgestellt und es wird erkennbar, dass eine weitreichende Souveränität und Selbstverantwortung der Betoffenen hier den Schlüssel zum Erfolg darstellt.

10.1 Kurze Einführung in die Motivation menschlichen Verhaltens

Definition: Jedes zielgerichtete und aktive Verhalten, Denken und Fühlen des Menschen wird als motiviertes Verhalten bezeichnet. Dies gilt auch für scheinbar einfache Verhaltensweisen, die keinesfalls einem simplen, reflexhaft-mechanistischen Prinzip folgen.

Zu Beginn der Motivationsforschung standen die physiologischen Bedürfnisse im Mittelpunkt des Interesses: Bedürfnisse wie Hunger, Durst oder Schmerz waren gut zu beobachten und zu kontrollieren und in ihren neurophysiologischen Wirkungen auf den Organismus zu objektivieren. Bereits zum Ende des 18. Jahrhunderts hatten Forscher auf die enge Verbindung zwischen körperlichen und psychologischen Bedürfnissen verwiesen. Bis heute besitzen biologisch-physiologische Arbeitsansätze in den Bemühungen, motiviertes Verhalten zu erklären, eine große Bedeutung. So lässt auch das Wissen um die anthropologisch-stammesgeschichtliche Entwicklung des Menschen die biologische Determiniertheit zielgeleiteten Verhaltens

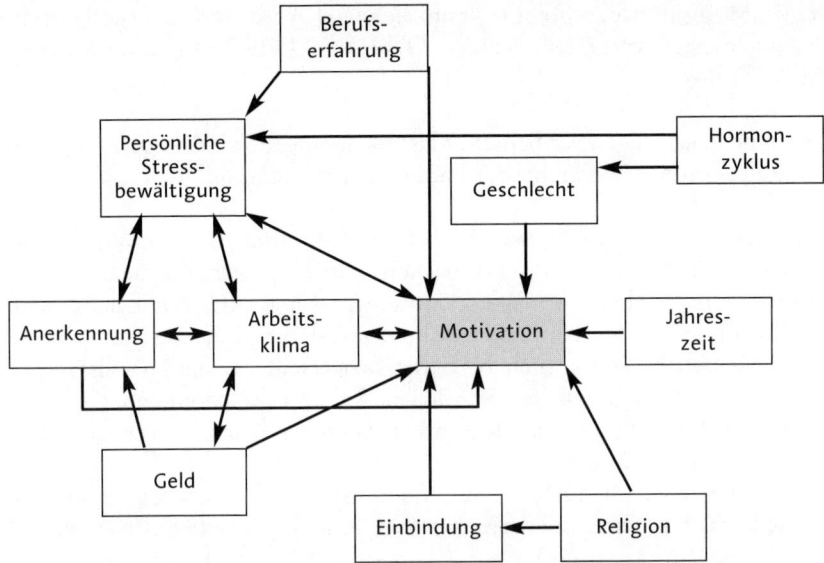

Abbildung 10.1: Wechselseitige Beeinflussung von Motivationsfaktoren

nahe liegen. Bis dahin weisen auch die Ergebnisse, dass altruistisches, also an den Zielen und Interessen des anderen bzw. einer anderen Gruppe motiviertes Verhalten für die Menschen nicht nur ein sinnvolles, sondern mit dem Fortgang der Evolution auch überlebensnotwendiges Verhalten war.

Abbildung 10.1 soll verdeutlichen, dass die Motivation multikausal bedingt ist, beeinflusst von Faktoren unterschiedlicher Bedeutung, die sich ihrerseits zum Teil wechselseitig bedingen und dabei ihre Bedeutung verändern können. Solche komplexen Systeme sind kennzeichnend für menschliche Bezugsgrößen wie die der Motivation, in denen es niemals monokausale Zusammenhänge gibt.

Das Motivationsmodell von Abraham Maslow

Seit den 90er Jahren spielt die Motivationstheorie und das mit dieser einhergehende Modell von Abraham Maslow in der Krankenpflege eine besondere Rolle. Die Überlegungen Maslows – die inzwischen ca. 70 Jahre alt sind – haben ihre Gültigkeit nicht verloren. Insbesondere da sie, einmal verstanden, eine sehr hilfreiche Orientierung in der täglichen Arbeit mit schnellen und nur begrenzt vorhersagbaren Interaktionen mit den Betroffenen ermöglichen. Zur Erinnerung: Aufgrund seiner Untersuchungen und Erfahrungen formulierte Maslow 16 Annahmen, die er als zentrale Bestandteile seiner Motivationspsychologie kennzeichnete. An dieser Stelle sollen nur die wichtigsten vorgestellt werden (Tabelle 10.1: Bedürfnisse und deren Auswirkungen).

Diese Beobachtungen verdichtete Maslow dahingehend, dass er eine pyramidisch geformte Hierarchie der Bedürfnisse postulierte:

- Als Basis der menschlichen Verhaltensmotivation sind die *physiologischen Grundbedürfnisse* auszumachen, also diejenigen, die auch bei den Verhaltensforschern besonderes Interesse finden. Unzweifelhaft sind Hunger, Durst, Sexualität oder Schmerzen die mächtigsten Motivatoren des Menschen. Sind sie nicht befriedt, beherrschen sie diesen vollständig. Sind sie indes ausgeglichen, werden sie kaum wahrgenommen. (So wird Schmerzfreiheit nicht wahrgenommen, Schmerzzustände alarmieren den Menschen vollständig.)
- Es tauchen neue Bedürfnisse auf und motivieren ihrerseits das menschliche Verhalten: Dies sind die *Sicherheits- und Schutzbedürfnisse*, in deren Folge das Streben nach Vorhersagbarkeit und Kontrolle des eigenen Lebens und dem der Familie stehen. In enger Verbindung damit steht das Bedürfnis nach sozialer Ordnung, Schutz und Sicherheit.
- Ist diese Bedürfnisebene befriedt, sind es die *Zugehörigkeits- und Liebesbedürfnisse*, die den Menschen motivieren. Die Sehnsucht nach Zugehörigkeit zu sozialen Verbänden – hier ist sicher zuerst die Familie zu benennen – ist ein Motor menschlichen Strebens.
- Fortan sind es die *Wertschätzungsbedürfnisse*, die motivieren: Es ist der Wunsch nach Stärke, Leistung, Kompetenz, Prestige und Status. Werden diese Bedürfnisse nicht befriedt, kommt es zu Kränkungen und dem Erleben von Minderwertigkeit mit der möglichen Folge von Verhalteneinschränkungen.
- Schließlich haben Menschen ein Bedürfnis nach umfassender *Selbstverwirklichung*, eine Bereitschaft zu einer positiven Vorwärtsgerichtetheit. Es geht um Wissenserwerb, um das umfassende Verstehen der Zusammenhänge, ästhetische Bemühungen, Reflexivität und darum, Werte zu schaffen.

Fallbeispiel

Durch einen akuten Herzinfarkt ausgelöst, ist die Lebensplanung von Herrn Schulz und dessen Familie sehr viel stärker betroffen, als dies durch die Helfer auf Intensivstation wahrgenommen wird. Für diese verläuft die Entwicklung des Patienten sogar überaus günstig. Umso schwieriger gestaltete sich dort der Umgang mit Frau Schulz, die den Pflegenden unangemessen deprimiert erscheint. Diese Konstellation setzte sich auf der Intermediat- und

Tabelle 10.1: Bedürfnisse und deren Auswirkungen im Alltag

Annahme	Auswirkung im Alltag
Das Individuum ist ein integriertes Ganzes.	Hunger ist nicht nur die Sache des Magens.
Die genaue Analyse unserer alltäglichen Wünsche ergibt, dass sie eher Mittel zu einem Zweck, als Ziel selber sind.	Wir wollen kein Geld, sondern ein Auto, eigentlich aber imponieren.
Die grundlegenden Ziele und Bedürfnisse der Menschen unterscheiden sich weit weniger als deren bewusste Alltagswünsche.	Also ich wünsche mir einen BMW. Wie kann man nur! Ein Audi ist viel besser.
Handlungen und Wünsche der Menschen sind zumeist mehrfach motiviert.	Diesen Job hätte ich gern, weil er nicht weit weg von mir zu Hause ist, ich mehr Geld verdienen würde, nette Kollegen auf mich warten …
Fast alle Lebenszustände sind motivierte Zustände.	Ich liege hier mit geschlossenen Augen und es geht mir gut dabei.
Die Motivationen stehen untereinander in Beziehung.	Das Eis hat aber gut geschmeckt, bloß habe ich jetzt so einen Durst und ich bin müde.
Menschliche Bedürfnisse und deren motivationale Energie stehen nicht gleichberechtigt nebeneinander.	Im Angesicht des Tigers in der Haustür verliert selbst der Hunger seine Bedeutung.
Die Ergebnisse von Tierexperimenten sind nur sehr bedingt auf menschliches Verhalten zu übertragen.	Wir sind keine Mäuse und werden nie welche sein.
Die Situation des Menschen, etwa seine kulturelle Bestimmtheit, spielt eine bedeutsame Rolle in dessen Verhalten.	Wieso kann das Küssen in England ganz andere Konsequenzen haben als bei den Eskimos?
Je mehr Möglichkeiten ein Mensch erhält, desto entwickelter die Motivationsstruktur.	Krabben und Schampus muss man kennen, um eine Sehnsucht nach diesen zu entwickeln.

auch auf der Allgemeinstation fort. Obwohl Herr Schulz nie wirklich vital bedroht war und auch seine beginnende Rehabilitation Erfolg versprechend verläuft, zeichnet eine tiefe Niedergeschlagenheit die Familie aus. Nur durch Zufall und erst nach Monaten erfahren die Pflegenden, dass Herr Schulz pensioniert worden ist, was für diesen bereits auf Intensivstation absehbar war und nicht nur eine persönliche Krise bedeutete, sondern auch mit einer erheblichen finanziellen Bedrohung einherging.

Wird das Modell von Maslow zum Verständnis dieser Situation verwendet, so zeigt sich, dass sich Reaktionen, Verhalten und die damit einhergehenden Emotionen der Betroffenen als das Resultat der Bedrohung elementarer vitaler sowie materieller Bedürfnisse darstellen. Dies kann soweit reichen, dass sich Angehörige, die sich selbst bedroht wahrnehmen – im vorgestellten Beispiel Fr. Schulz, die offensichtlich in großer Sorge um ihre zukünftige Lebenssituation ist – dem Patienten nicht jederzeit die eigentlich zu wünschende Entlastungs- und Unterstützungsfunktion zukommen lassen.

10.2 Unterstützung der Motivation der Betroffenen

Grundsätzlich ist davon auszugehen, dass Angehörige keiner besonderen Motivation durch die Pflegenden bedürfen. Im Gegenteil; in der ambulanten Pflege ist häufig zu beobachten, dass die Angehörigen durch zu umfassendes Engagement sich selber – in manchen Fällen auch den Patienten – gefährden, sodass ein Teil der Aufmerksamkeit der professionellen Pflege darauf gerichtet werden muss, diese nachteiligen Folgen von „Übermotivation" zu verhindern. Auch sollten sich die Helfer darüber bewusst sein, dass ihre Möglichkeiten immer begrenzt sind: durch die Begrenzung der eigenen Ressourcen, durch die Art des beruflichen Auftrags und die Bereitschaft der Betroffenen, möglichst weitgehend die notwendigen Tätigkeiten selbst zu übernehmen.

Ähnlich wie das Informieren der Betroffenen (siehe Kapitel Information und Beratung) ist auch die Förderung der Motivation selten primäres Ziel der pflegerischen Bemühungen. Auch für den Aufbau der Motivation gilt, dass diese weniger das Ergebnis speziell hinführender Handlungen ist, als vielmehr das Resultat einer pflegerischen Arbeitsmethode, die sich durch Transparenz, Freundlichkeit, fachliche Zielgeleitetheit und ähnlichen Merkmale auszeichnet. Damit ist nachhaltige Motivation nicht durch einmalige isolierte Handlungen herzustellen, sondern Motivation ist Konsequenz des skizzierten Arbeitsprinzips. Von besonderer Bedeutung ist dabei etwa auch das Feedback und die damit verbundene, enge Abstimmung mit den Angehörigen. Vorgestellt wurde dies im Kapitel 7: das Anerkennungsgespräch.

Tabelle 10.2: Förderung bzw. Demotivierung von Angehörigen

Fördert die Motivation der Angehörigen	Demotiviert Angehörige
Aktives Einbeziehen in die Versorgung und die Pflege.	Passive Rolle durch fehlende Einbeziehung forcieren.
Erfahrungen der Angehörigen ernst nehmen und in die Pflege aufnehmen.	Ausschließlich eigenem Wissen vertrauen, das der Angehörigen als „Laienwissen" nicht zulassen.
Soweit dies möglich ist zu informieren (offene Kommunikation).	Angehörige an Informationen, die für diese wichtig sind, nicht beteiligen.
Angehörige wahrnehmen, ansprechen und für deren Arbeit würdigen.	Unabgestimmt „vorbeiarbeiten", Angehörige nicht ansprechen und kein systematisches Feedback geben.
Angehörige annehmen können „wie diese sind".	Ausschließlich pädagogisch-belehrendes und bewertendes Gegenübertreten.
Ziele und Methoden der Pflege erkennbar machen.	Für den Angehörigen nicht versteh- und vorhersagbare Aktivitäten.
Pflegeaktivitäten zeitig ankündigen, Ablauf und Steuerungen soweit als möglich übertragen (Kontrollfähigkeit).	Steuerung und Entscheidungen übernehmen, Abläufe den eigenen Zielen anpassen (Kontrollverlust).
Die längerfristigen Perspektiven, z. B. Lebensqualität der Betroffenen, als Zielgröße vor Augen haben. Diese mit anderen Akteuren abstimmen.	Die eigene kurzfristige und begrenzte Arbeitsperspektive vor Augen, unzureichende Abstimmung im Team.

Die Falle der unterschiedlichen Bedürfnisse

Wird erneut das Modell Maslows zur Analyse der Handlungssituationen zwischen den Pflegekräften und den Betroffenen verwendet, so fällt auf, dass diese durch sehr unterschiedliche Bedürfnisse motiviert sind: Während sich die Patienten bis auf die Stufe ihrer physiologischen Bedürfnisregulation zurückgeworfen wissen, die Angehörigen sehr häufig auf der Suche nach Möglichkeiten der Sicherung der familiären Lebensbereiche sind, handeln die Pflegenden vielfach motiviert durch deren Wertschätzungs- und Anerkennungs-, vielleicht auch deren Selbstverwirklichungsbedürfnisse. Dieses erhebliche Gefälle erklärt eine – bei genauerer Beobachtung auch sichtbare – Trennung der gemeinsamen Welt: hier die Helfer und auf der anderen Seite die Betroffenen. Diese Trennlinie muss keinesfalls nur problematische Auswirkungen besitzen, denn sie schützt sowohl die Betroffenen als auch den Helfer, indem sie beiden Rückzug in „ihre Welt" erlaubt. Bestimmte Probleme und Fragestellungen können Angehörige und Patienten am ehesten unter Mitbetroffenen aussprechen, dort Rat und Trost, aber auch Zuwendung und Verständnis finden. Sehr gut beobachtbar ist dies auch in den Gesprächen und Interaktionen im Patientenzimmer, wenn keine Pflegekräfte oder andere Helfer anwesend sind. Hier übernehmen Angehörige, aber auch Patienten unterstützende Rollen und Funktionen für Mitpatienten. Ein Umstand, der mit dazu führt, dass solche „Schicksalsgemeinschaften Krankenhaus" bis über den unmittelbaren Aufenthalt hinausreichen.

Aufmerksamkeit verdient diese Trennlinie dann, wenn sie zur unsichtbaren Konfliktdrehscheibe wird. Diese Gefahr ist dann besonders groß, wenn die Pflegenden nur unzureichend über die Zusammenhänge informiert und ausgebildet wurden bzw. schwierige Erfahrungen nicht im Team aufarbeiten. Leicht kann sich das gegenseitige Unverständnis dahingehend auswachsen, dass der jeweilige Rückzug, sowohl der Betroffenen als auch der Pflegenden, die notwendige positive Beziehungsebene zwischen diesen gefährdet.

10.3 Die Situation der Pflegenden

Fallbeispiel

„In meiner Funktion in der Abteilungsleitung hier im Krankenhaus bin ich gewohnt, weitgehend alleinverantwortet zu arbeiten. Es gibt hier nur sehr wenig gezielte Rückmeldungen der Arbeitsleistung. Dies gilt sowohl durch meine Berufskollegen, mit denen ich täglich arbeite, als auch durch die Vorgesetzten. Dabei habe ich gerade in der letzten Woche eine Situation sehr gut gesteuert ... Bei rückblickender Betrachtung war dies eigentlich gar nicht zu leisten ... Letztlich musste die Sache erledigt werden und es hat dann ja auch wirklich alles perfekt geklappt. Ich war ziemlich stolz auf mich und habe wohl auch mal über die eigene Schulter geschaut, ob dass nicht jemand bemerkt hatte, was ich da geleistet hatte ... Aber Pustekuchen! Kein Lob, keine Anerkennung. Dafür habe ich am nächsten Tag bei der Morgenbesprechung einen ziemlichen Rüffel von unserem Chef bekommen, bloß weil ich 10 Minuten zu spät gekommen war."

Dass die berufliche Leistung der Pflegenden durch deren Motivation beeinflusst ist, sollte allein aufgrund der Ausführungen bis hierher klar geworden sein. Wie gesagt gibt es eine Reihe von Faktoren, die auf die Motivation einwirken (Abbildung 10.1). In Tabelle 10.3 sollen diese am Beispiel der Angehörigenintegration sichtbar gemacht werden.

Tabelle 10.3: Fördert bzw. demotiviert Pflegende

Fördert die Motivation der Pflegekräfte	Demotiviert Pflegende
Anerkennung und Wertschätzung für das Engagement um Angehörige.	Null-Resonanz, fehlende Anerkennung, Missbilligung.
Zielgeleitet reproduzierbares Vorgehen aller im Team.	Unsystematisches, nicht begründetes Arbeiten Einzelner.
Konflikte und Schwierigkeiten mit Angehörigen können ausgesprochen und gelöst werden.	Jeder muss selber klar kommen, Problemlösungen sind häufig unangemessen und durch Macht begründet.
Der Arbeit mit den Angehörigen wird ein klarer Rahmen gegeben.	Angehörigenintegration z.b. ist eher inoffiziell und hängt vom Improvisationsvermögen ab.
Es existieren Vorbilder, Modelle und Orientierungen bei Führungskräften und im Management.	Führungskräfte bilden kein bzw. ein problematisches Modell.
Es bestehen Ausgestaltungs- und Verbesserungsmöglichkeiten für die Arbeit mit Angehörigen.	Keine Möglichkeiten zur Entwicklung, und wenn, so kommen diese nicht von den Pflegenden in der Versorgung.
Pflegende sind gut informiert, sind auf die Tätigkeit beruflich vorbereitet, wissen um die spezielle Situation des Angehörigen und die damit verbundenen Verhaltensweisen, emotionalen Zustände.	Pflegende sind nicht informiert, nicht hinreichend ausgebildet, verfügen über geringes Wissen zu Situation, Verhalten, Denken und Fühlen der Angehörigen.

Ist es Ziel, dass die Pflegenden umfassend motiviert die Integration der Betroffenen betreiben, so wird deutlich, dass sich oben genannte Faktoren auf vier Ebenen auswirken:

1. Krankenhausebene,
2. Teamebene,
3. Ebene der Triade Patient-Angehöriger-Pflegeperson,
4. Persönlichkeitsebene.

Krankenhausebene

Im Kapitel Management werden dessen Einbindung und Vorgehensmethoden ausführlich dargestellt. An dieser Stelle soll dies insoweit geschehen, als damit die Zusammenhänge zur Mitarbeitermotivation sichtbar werden.

In den Leitbildern (Corporate Identity)und Unternehmensidentitäten ist die Funktion und der formelle Anspruch zur Integration der Betroffenen in aller Regel ausgedrückt. Doch ist leider immer wieder festzustellen, dass eine inakzeptable Differenz zwischen formulierten Zielen und der Versorgungspraxis besteht. Dies trifft keinesfalls alleine die Angehörigenarbeit, aber eben auch diese. Dieser Bruch wird von den Mitarbeitern wahrgenommen: von den Engagierten sprach- und verständnislos, von den weniger Engagierten ihre Vorurteile bestätigend. Insbesondere junge Pflegekräfte sind auf Vorbilder aus der Führungsmannschaft angewiesen. Fehlen diese, wirkt sich dieses Defizit immer demotivierend aus. Auch kann nur das Management des Krankenhauses für zahlreiche der notwendigen Strukturangebote sorgen und diese in der Krankenhauswelt einführen. Hier erschwert oder behindert das Management bzw. die verantwortliche Leitungsebene im schlimmsten Fall die Lösungskompetenzen vor Ort. Der kleine „inoffizielle" Imbiss und das Getränk wird ebenso zum Kostenfaktor, wie die verwendete Zeit für ein tröstendes, aber in der Personalzeiterfassung nicht abbildbares Gespräch. Setzen sich diese Mechanismen als kennzeichnend für die Krankenhauskultur durch, ist breites Disengagement die unmittelbare Folge.

Teamebene

Das Arbeitsklima im Pflegeteam ist von großer Bedeutung für das Engagement für die Ziele der Angehörigen. Wesentlicher Bestandteil des Arbeitsklimas wiederum ist die Beziehung der Pflegenden untereinander. Sind diese dauerhaft gestört, so sind es die Patienten und deren Angehörige, die davon als erste wissen, denn es ist nur eine Frage der Zeit, bis sich dies direkt auf die Betreuungsqualität auswirkt. Diese Effekte sind stärker, als die Pflegekräfte vermuten. So muss es auch für eine gelungene Betroffenenintegration Ziel sein, die Beziehungen der Mitarbeiter untereinander in einer den anderen akzeptierenden Tonlage zu halten. Dafür trägt jedes Teammitglied gleichermaßen Verantwortung, auch wenn die Team- und Pflegedienstleitung eine besondere Verpflichtung besitzen. Regelmäßige Meetings, die auch den kontinuierlichen Austausch und gegenseitige Unterstützung beinhalten, ist eine der notwendigen Voraussetzungen, um das Klima der Zusammenarbeit vor den normalen Erosionsprozessen zu schützen.

Ebene der Triade Patient-Angehöriger-Pflegekraft

Es ist immer wieder zu beobachten, dass in schwierigen Patientenbetreu-ungssituationen, die auch für Helfer eine Grenzsituation darstellen, es die Betroffenen sind, die dem Helfer entscheidenden Halt und Möglichkeiten zur Bewältigung der Situation geben: Der sterbende alte Mensch, der den jugendlichen, ungläubigen Helfer tröstet. So sehr dieser Mechanismus be-rechtigt und in seiner Bedeutung für ein humanes Arbeiten zu respektieren ist, so müssen solche Mechanismen auch problematisiert werden. Insbeson-dere dann, wenn sie der Pflegekraft und dem Team nicht ausreichend be-wusst sind. Die Möglichkeit besteht, dass unreflektierte Bindungen ver-schiedene Problematiken entstehen lassen:

• Es kann ein Distanzverlust gegenüber der speziellen Situation der Betrof-fenen entstehen und sich „partnerschaftliche Interaktion" anbahnen, mit der Konsequenz, dass zuviel persönliche Verantwortung für die Situation der Betroffenen übernommen wird,
• der Pflegende kann zur Belastung für die Betroffenen werden,
• die Trennung von den Betroffenen kann mit Ängsten und Verlustreaktio-nen einhergehen,
• dass wichtige Inhalte mit den Angehörigen und nicht mit dem Team be-sprochen und vereinbart werden,
• dass der Pflegende in seiner Arbeitsqualität abhängig von der gelungenen Beziehung zu den Betroffenen wird.

Nicht nur aus der Psychiatrie sind diese Gefahren bekannt, die, wenn sie ge-lungen aufgearbeitet und reflektiert werden, zum persönlichen Gewinn und zur beruflichen Motivation der Pflegenden beitragen können. Auf der anderen Seite steht die Möglichkeit der Enttäuschung, der übergroßen Ver-antwortung und der beruflichen Erschöpfung.

Persönlichkeitsebene bzw. die Auswirkungen der beruflichen Sozialisation

Zu Beginn der Krankenpflegausbildung finden sich sehr unterschiedliche Persönlichkeiten ein, die aus unterschiedlichen sozialen Umfeldern und El-ternhäusern kommen und bereits unterschiedliche, für die Ausbildung rele-vante Erfahrungen sammeln konnten. Auch hinsichtlich der schulischen Vorbildung unterscheiden sich die Berufsanfänger erheblich. Auch wenn es Studien gibt, die über eine Art Vorselegierung derer, die einen helfenden Be-ruf ergreifen, berichten (Helferpersönlichkeit), so gilt es als unbestritten, dass es insbesondere die berufliche Sozialisation ist, die sich auf deren Entwicklung hin zur Pflegepersönlichkeit maßgeblich auswirkt. Die berufliche Sozialisation wird durch verschiedene Größen und Prägungen vermittelt und zeichnet sich in ihrem Resultat durch die Übernahme bestimmter Werte, Überzeugungen, Verhaltensweisen und Rollen aus. Einen besonderen Stellenwert besitzt die Ausbildung und die frühen Erfahrungen. Es ist eindrucksvoll zu sehen, wie sehr sich eine ursprünglich heterogene Gruppe der Berufsanfänger durch die sie verbindende Sozialisation, wie ausbildende Lehrerpersönlichkeiten (a), Charakter des Ausbildungsträgers (b), Klassenverband (c) und Erfahrungen in der Praxis (d) geprägt werden.

Es entsteht eine sozialisationsspezifische Einschätzung über Werte und Ziele der Krankenpflege und die damit verbundenen Praxen, z. B. auch, was ein Angehöriger in „unserem Krankenhaus" darf und was nicht. Bestimmte in den ersten Einsätzen gesammelte Erfahrungen, etwa erfahrene Ängste, persönliche Überforderungen, aber auch das Beobachtungslernen von falschen Modellen, können sich dabei langfristig behindernd auswirken, insbesondere dann, wenn diese Erfahrungen mehr oder weniger unausgesprochen bleiben oder von vermeintlich erfahrenen Kollegen kommentiert werden. Daraus folgt, dass es wichtig ist, in den ersten Schulerfahrungen ein Menschenbild und eine damit verbundene Ethik zu vermitteln, die es erlaubt, auch den jungen und noch weitgehend unerfahrenen Berufsanfängern die Betroffenen im Rahmen von deren Möglichkeiten anzuvertrauen. Stationen, die hier immer wieder eine deutliche Bruchstelle aufweisen, sollten auf keinen Fall Schüler zugewiesen bekommen. Vielmehr sind die Bemühungen zu fördern, die eine berufliche Sozialisationskette sichern, in der es gelingt, die Pflegeschüler so zu fordern und zu fördern, dass sich als Resultat bereits früh Pflegepersönlichkeiten entwickeln, die aus sich selber motiviert und bereit sind, berufliche Verantwortung zu übernehmen. Dazu ist der Aufbau eines umfassenden Selbstwertgefühls Voraussetzung, das nur über eine persönliche Förderung jeder einzelnen Pflegekraft gelingen kann. Begonnnen werden muss damit in der Ausbildung und erst zum Zeitpunkt des beruflichen Ausscheidens schließt sich dieser Personalentwicklungskreis.

Demnach ist nicht nur die Ausbildungszeit eine der „sensiblen Phasen", in denen sich die Pflegepersönlichkeit und das damit verbundene Pflegeselbstverständnis entwickelt. Auch bestimmte berufliche Grenzerfahrungen und Krisen sind geeignete Zeiten für Entwicklungsschübe. Beruflicher Rückzug („Ich mache hier nur noch meinen Job") oder die unangemessene Distanzierung gegenüber den Betroffenen („Die Angehörigen werden immer unverschämter") sind Ausdruck solcher – wenn auch problematischer – Lernerfahrungen. Auch die persönlichen Lebenserfahrungen der Pflegenden, die Geburt eines eigenen Kindes, eigene Krankheit oder der Tod der Eltern sind Beispiele für Zeiten, in denen sich Pflegende umfassend in ihrer beruflichen Perspektive und Tatkraft entwickeln können. Zeiten, in denen sich auch der Blick auf die Situation der Betroffenen intensiv entwickeln kann. Praktisch bedeutet dies, dass eine Personalabteilung gezielte Personal- und Karriereplanung ermöglicht.

Bleiben diese Sozialisationsmechanismen unerkannt, ungeordnet, in ihren Auswirkungen dem Zufall überlassen oder vertraut man ausschließlich dem persönlichen und berufsständigen Engagement, so bewirken diese nicht automatisch, dass sich die wünschenswerte Kultur beruflichen Selbstverständnisses ausprägt. Im Gegenteil, es gibt Studien, die darauf verweisen, dass es die jüngeren, beruflich eigentlich unerfahrenen Pflegekräfte sind, die sich stärker den Betroffenen zuwenden, sodass sich die bestehende berufliche Sozialisation in vielen Fällen negativ auf die Beziehungsfähigkeit auszuwirken scheint. Könnte dies auch ein Grund dafür sein, dass die Zivildienstleistenden in der Versorgung – auch aus Perspektive der Betreuten – nicht wegzudenken sind? In einer eigenen Studie konnte neben diesem Befund auch aufgezeigt werden, der dem Geschlecht einen Einfluss auf die Bereitschaft zur Integration von Angehörigen zuweist: Es sind die Frauen, die sich deutlich stärker hierfür aussprechen. Beide Motivationsquellen gilt es zu schützen und gezielt zu entwickeln.

10.4 Angehörigencompliance

Definition: Unter Compliance wird die Bereitschaft der Betroffenen verstanden, den Verhaltensempfehlungen der beruflichen Helfer zu folgen.

Die Mechanismen, die der Compliance zuträglich sind, sind ähnlich wie die zum Aufbau der intrinsischen Motivation notwendigen. Die Bereitschaft der Angehörigen, sich für die Pflege des Patienten einzusetzen, ist im Idealfall – und dieser ist der Regelfall – intrinsisch, also aus dem Angehörigen selbst motiviert. Ziel des Behandlungsteams ist es, diese auch langfristig zu schützen. Zwei psychologische Theorien sollen hier zum näheren Verständnis, wie die Motivation des Angehörigen entsteht, kurz eingeführt werden.

- Die *Theorie der kognitiven Dissonanz von Leon Festinger.* Sie erklärt den Umstand, dass Angehörige sich dann in einer erhöhten kognitiven Dissonanz (Spannung) befinden, wenn die vom Behandlungsteam vorgenommenen Empfehlungen zu Therapie und weiterem Vorgehen sich nicht mit den eigenen Vorstellungen decken. Zum Beispiel, wenn die unterschiedlichen Empfehlungen der Schulmedizin (meist von den professionellen Helfern vorgetragen) auf die der Erfahrungsmedizin (meist von den Angehörigen thematisiert) treffen. Eine solche Spannung – die von den Betroffenen belastend empfunden wird – ist der angestrebten Zusammenarbeit abträglich.

• Die *Theorie der kausalen Attribution von Fritz Heider* geht der Frage nach, wie Menschen Ereignisse ihrer Lebenswelt zuordnen. So wird sowohl die Ursache als auch der mögliche Heilungserfolg von Krankheiten attribuiert, d. h. zugeordnet. Vereinfacht formuliert gibt es Angehörige, die sich stärker von äußeren Kräften bestimmt sehen. Typisch externale Attribution: „Der Erfolg geht unzweifelhaft auf das Medikament zurück" Andere sehen sich stärker durch eigene Kompetenzen bestimmt. Typisch internale Attribution: „Gut, dass ich die Medikamente genommen habe, wahrscheinlich wäre ich aber allemal wieder fit." Es ist unmittelbar vorherzusagen, dass Angehörige, die internal attribuieren, stärker bereit sein sollten, durch eigenes Handeln auf den Krankheitsverlauf Einfluss zu nehmen.

Aus beiden Theorien lässt sich eine Matrix von 4 Attributions-/Dissonanzbereitschaften herstellen. Für jede dieser 4 Bereitschaften können Interventionen identifiziert werden, die geeignet sind, die Compliance zu erhöhen. Tabelle 10.4 gibt einen Überblick und stiftet Anregungen für mögliche Interventionen. Wirklich Nutzen bringend anwendbar ist die Matrix insbesondere dann, wenn die Helfer ihre eigenen Bereitschaften kennen, denn es ist naheliegend, dass sich dies auf die Interaktionen mit den Angehörigen auswirkt.

Guideline: Motivation und Compliance

1. Wenn Sie einen Angehörigen länger begleiten, versuchen Sie, mit diesem über die Gründe (Motivation) seines Engagements zu sprechen.
2. Um zu erfahren, wie unterschiedlich die Bedürfnisse zwischen den Patienten und Helfern im Krankenhaus sind, trinken Sie 1 Liter Wasser und gehen 2 Stunden nicht auf die Toilette.
3. Versuchen Sie so oft dies angezeigt ist, den Angehörigen in seinem Engagement um den Patienten und ihren Pflegekollegen in dessen Engagement um die Betroffenen zu würdigen.
4. Angehörige und Patienten, deren Compliance sie unbedingt benötigen, schätzen Sie auf Grund der Tabelle 10.4 ein. Sie werden angenehm überrascht sein, wie weit sie mit den dort gemachten Empfehlungen kommen.
5. Die Entwicklung der Pflegepersönlichkeit der jungen Mitarbeiter sollte auch Ihnen ein Anliegen sein.

Tabelle 10.4: Attribution/Dissonanz und Compliance

Attributions- und Dissonanzmuster	Auswirkungen	Interventionen
Externale Attribuierung + hohe Dissonanz	Der Angehörige schreibt sich keine Steuerungsmöglichkeit zu und seine eigenen Erfahrungen stimmen nicht mit dem Vorgehen überein. Geringe Compliance.	Aufzeigen der Möglichkeiten und Ressourcen des Angehörigen + ausreichende Informationen über das Vorgehen der Helfer.
Internale Attribuierung + hohe Dissonanz	Schreibt sich Einflussmöglichkeit zu. Indes stimmen die gewählten Vorgehensweisen nicht mit seinen Einschätzungen überein. Die Compliance bleibt gering.	Informationen über das eigene Vorgehen + Integration von Erfahrungen des Angehörigen.
Externale Attribuierung + niedrige Dissonanz	Der Angehörige sieht nicht die Möglichkeiten, den Verlauf aktiv zu beeinflussen, nimmt aber die Übereinstimmung des gewählten Vorgehens zu den eigenen Erfahrungen wahr. Die Compliance ist nur bedingt ausgeprägt.	Aufzeigen der Möglichkeiten und Ressourcen des Angehörigen.
Internale Attribuierung + niedrige Dissonanz	Erkennt die Möglichkeit seines Einflusses und findet Übereinstimmung in gewähltem Vorgehen und eigenen Einschätzungen, hohe Compliance.	Allgemeine Förderung.

George, W. (1999): Die Psychologie des Jugendlichen in der Pflegeausbildung. Pflegepädagogik & PR Internet 6
– (2000): Einarbeitung neuer Mitarbeiter. Pflege Aktuell 3
Heckhausen, H., Kuhl, J. (1995): Motivation und Emotion. Hogrefe, Göttingen
Huppman, G. (1999): Patienten führen – Compliance fördern. K&N, Würzburg

www.uni-leipzig.de
Universität Leipzig, Medizinisches Institut
www.sogis.uibk.ac.at
Sozial- und Gesundheitsinformationsservice

Schlüsselbegriffe

Arbeitsklima ● Bedürfnispyramide ● Leitbild ● Pflegeteam
Persönlichkeitsentwicklung ● Selbstverständnis ● Sozialisation
Helferpersönlichkeit

11   Angehörigengruppe und Selbsthilfe

Im folgenden Beitrag wird aufgezeigt, dass die Methode der Gruppenarbeit für verschiedene Aufgaben der Angehörigenintegration besonders geeignet ist. So kann in Gruppen informiert, beraten oder angeleitet werden. Der Aufbau einer Angehörigengruppe wird anhand eines 10 Punkte umfassenden Programms vorgestellt. Dass sich die Betroffenen auch untereinander und „unter Ausschluss der Experten" organisieren, ist begründet und geht auf eine lange Tradition zurück. So werden abschließend die Möglichkeiten der Zusammenarbeit zwischen den Pflegenden und der Selbsthilfe vorgestellt.

Während oder unmittelbar nach einem Krankenhausaufenthalt befassen sich viele Betroffene das erste Mal mit der Frage, wer sie zukünftig unterstützen und entlasten kann. Dies betrifft finanzielle Fragen ebenso wie Ungeklärtheiten zu möglichen Hilfestellungen in der Pflege oder Rehabilitation. Aber es betrifft auch psychosoziale Problemstellungen, Belastungen aus übergroßer Sorge, Konsequenzen einer sich verändernden Rolle etc. Für all diese Dinge gibt es ein wohlartikuliertes System der professionellen Leistungsanbieter. Folgerichtig ist es wichtig, dass die Pflegenden im Krankenhaus über dieses System Bescheid wissen und die damit verbundenen Auskünfte entweder selber oder aber durch den Verweis auf hierzu Befähigte zu vermitteln wissen. Eine Liste der regionalen Pflegeleistungsanbieter, überregionaler Spezialisten, Pflegehilfsmittelanbieter etc. sollte deshalb gepflegt und aktiv an die Betroffenen getragen werden.

Im vorliegenden Kapitel soll die Aufmerksamkeit stärker auf das zweite System, das primär nicht professionalisierte System gerichtet werden. Woran wird dabei angeschlossen? Spätestens seit der *Theorie der sozialen Unterstützung* oder dem *salutogenetischen Konzept* ist es wissenschaftlich eindeutig, dass das Erleben der sozialen Gemeinschaft für die Menschen schützend und heilsam ist. Dabei gibt es die intimen Beziehungen, die nur zu wenigen Verwandten und Freunden aufrecht erhalten werden, die Interaktionen mit den alltäglichen Helfern, dem entfernteren Friseur oder freundlichen Taxifahrer und das Ausmaß der Einbindung des Einzelnen in Gruppen, die sich allesamt auf das subjektive Empfinden und die damit verbundene Lebensqualität auswirken.

Nach einer Krankheit oder einem Krankenhausaufenthalt haben viele der

Betroffenen, auch dann wenn sie in soziale Netzen eingebunden sind, das Bedürfnis, sich aktiv mit ihrer Situation zu befassen, sich auszudrücken und mit „Schicksals- und Leidensgenossen" zusammenzukommen. In diesem Kreis, so erwarten sie, können Erfahrungen ausgetauscht werden, die nur in dieser Zusammensetzung möglich sind. Ähnliche Mechanismen gibt es bereits zuvor im Krankenhaus zu beobachten: Man denke nur an die zahllosen Gespräche und kleineren Dienstleistungen, die zwischen den Patienten, zumeist in Abwesenheit und ohne die Wahrnehmung der Helfer, durchgeführt werden, an die fürsorglichen Kontakte der Angehörigen untereinander bzw. zu anderen Mitpatienten. Als eine Folge entstehen im Krankenhaus viele lebenslange Freundschaften. Da die Bedeutung dieses Systems so groß ist, sollte die Pflege solche Laiensysteme sowohl für die Dauer des Aufenthalts im Krankenhaus, aber auch darüber hinaus fördern, mit diesen kooperieren und wenn notwendig, sogar mit auf den Weg bringen.

Hier soll der Aufbau einer Angehörigengruppe beschrieben werden und im Anschluss daran die historische Entwicklung, Ziele und Kooperationsmöglichkeiten der Selbsthilfe.

11.1 Aufbau einer Angehörigengruppe

Für den Aufbau einer Angehörigengruppe empfiehlt sich folgende Vorgehensweise:

1. Erfassung von Bedürfnis, Motivation und Zielen
2. Nachfrageanalyse
3. Klärung der notwendigen Rahmenbedingungen
4. Auswahl und Fähigkeiten der Ansprechpartner bzw. Moderatoren
5. Unterstützer und Förderer
6. Vorbereitung des ersten Treffens
7. Durchführung des ersten Treffens
8. Nachbereitung
9. Konsolidierung und Kontinuität
10. Veränderungen in der Gruppe und Neugründung

Erfassung von Bedürfnis, Motivation und Zielen

Ganz unterschiedliche Ausgangs- und Begründungslagen können den Aufbau einer Angehörigengruppe empfehlen lassen:

• Es besteht keine Gruppe in der sich Angehörige treffen können.
• Die Betroffenen oder Dritte ermutigen das Pflegeteam.

- Die chronische Betreuungssituation lässt es dringend geboten sein, den Angehörigen Entlastungsangebote vorzustellen.

Die Motive werden möglichst präzise erfasst und entsprechend dieser Ausgangslage werden die Ziele sichtbar, die mit der Arbeit einer Angehörigengruppe verbunden werden:

- Vermittlung spezieller Inhalte oder Fertigkeiten, die benötigt werden (Schulungsinhalte durch Experten);
- Wunsch nach Austausch der Erfahrungen (Erfahrungslernen);
- Aussprache und Annahme der eigenen Person (persönliche Entlastung herstellen);
- Vermittlung von Entspannungs- und Entlastungstechniken (Entlastung durch Experten);
- gemeinsame Aktivitäten (sozialen Zusammenhalt fördern);
- Kontakt zwischen Angehörigen und Pflegenden zu intensivieren (Kontaktpflege betreiben).

Praktisch bedeutet dies, dass diejenigen, die eine Gruppe aufbauen und ihre Ziele explizit formulieren, dies bereits frühzeitig hinsichtlich der Akzeptanz bei den Betoffenen prüfen sollten. Die Erfahrung zeigt, dass als Ergebnis dieses Vorgehens ein Zielmix entsteht, der sich aus verschiedenen Vorstellungen zusammensetzt. Auch wenn dieses Vorgehen aufwendig ist, so erweist sich, dass dieser Prozess unbedingt ernsthaft und reproduzierbar geführt werden muss. Auch für die Pflegenden, also die Initiatoren, ist dieser Abstimmungsprozess lehrreich.

Nachfrageanalyse

Bevor weitere Schritte eingeleitet werden, wird eine Nachfrageanalyse durchgeführt. Hierzu braucht keine Totalbefragung durchgeführt werden, sondern es ist ausreichend, einen Bezirk, eine Gruppe bzw. einen Quotienten (z. B. wie viele Angehörige müssen angesprochen werden, bis 2 verbindlich zusagen?) zu ermitteln, von dem aus der zu erwartende Bedarf berechnet wird. Ziel ist es, ca. 20 Angehörige zu gewinnen, so dass ca. 15 Angehörige Teilnehmer werden und ca. 10–12 Angehörige pro Treffen anwesend sind. Besteht eine geringere Nachfrage, so ist zu prüfen, ob die Ansprache oder die erkennbar gemachten Gruppenziele korrigiert werden müssen. Bei weiterhin problematischer Nachfrage ist vorläufig auf den Aufbau der Angehörigengruppe zu verzichten.

Klärung der notwendigen Rahmenbedingungen

Mit der Angehörigengruppe sollte in einem insgesamt geschützten Umfeld gearbeitet werden. Hierzu bieten sich etwa die Räume der Krankenpflegeschule oder der IBF besonders an, zumal hier auch Raum und Ausstattung für eventuell beabsichtigte Übungen ist. Wichtig ist es, rechtzeitig eine verbindliche Zeit- und damit verbundene Themenplanung auf den Weg zu bringen. Die Treffen sollten dabei auf einen regelmäßigen Wochentag, entweder wöchentlich bzw. 14tägig für die Dauer von 1.5–2.0 Stunden, festgelegt werden. Es ist immer zu empfehlen, sich mit Pflegekollegen abzustimmen, die bereits Erfahrung in der Leitung von Gruppen gesammelt haben. Die Pflegedienst- und Krankenhausleitung müssen nicht nur ihre Zustimmung geben, sondern darüber hinaus formelle Dinge zur Klärung bringen.

Auswahl und Fähigkeiten des Moderators

Wenn sich diese Frage stellt, ist als Auswahlkriterium das Engagement und die damit verbundene Motivation des zukünftigen Moderators auszumachen. Darüber hinaus ist es für dessen geplante Tätigkeit unterstützend, wenn er

• sich als sozial intelligenter, zugleich zielgeleiteter und stetiger Mitarbeiter ausgewiesen hat;
• über die Instrumente verfügt, die benötigt werden, um Gespräche erfolgreich zu führen und einen auftretenden Konflikt zu managen.

Die Erfahrung mit „erfolgreichen" Moderatoren zeigt, dass es unterschiedliche Modelle gibt. Auch deswegen gilt grundsätzlich immer, die Initiatoren und Ideengeber in die Verantwortung zu nehmen, nicht zuletzt unter dem Wissen, dass die Mitarbeiter mit ihren Aufgaben wachsen. Wenn möglich, sollten 2 oder 3 Mitarbeiter als Moderatoren gewonnen werden. Diese können die ersten Treffen gemeinsam, später abwechselnd begleiten.

Unterstützer und Förderer

Um das Ziel zu erreichen, von Beginn an über eine solide fachliche, organisatorische und personelle Basis zu verfügen, lohnt es sich, im eigenen Krankenhaus und auch in anderen Organisationen nach möglichen Modellen, Unterstützern und Kooperationspartnern zu recherchieren. Dabei kann etwa „mit balancierter Selbstsicherheit" auf die Seelsorge, Krankenpflegeschule, Krankenkassen, engagierte Bürger, ehemalige Kollegen etc. zugegangen werden, um zu prüfen, ob Interesse an einer Zusammenarbeit besteht. So kann sich in der Folge solcher Gespräche zeigen, dass es möglich ist, bestimmte Kooperationen zu einem späteren Entwicklungspunkt einzugehen. Oft gibt es Förderer auch unter den Angehörigen selber: Personen, die sich von Anfang an für den Aufbau einer Gruppe eingesetzt haben. Auch hier ist es dringend geboten, diese frühzeitig einzubinden, ihnen angemessene Verantwortung zu übertragen und deren Expertisen und Kontakte zu nutzen.

Vorbereitung des ersten Treffens

Das erste Treffen vorzubereiten, bedeutet vor allem dessen Ablauf und Inhalte zu planen, zeitig die notwendigen Einladungen zu versenden und den äußeren Rahmen zu organisieren. So ist es wichtig, früh eine Agenda, einen zeitlichen und inhaltlichen Fahrplan des Treffens auszuarbeiten:

Agenda erstes Treffen:
20.00 Uhr Eröffnung und Begrüßung (Frau Busse und Herr Paul)
20.10 Uhr Vorstellungsrunde (alle)
20.30 Uhr Entwicklung Zielkatalog (alle)
21.15 Uhr Umsetzung Zielkatalog in Struktur (Frau Busse)
21.30 Uhr Formale Klärungen (Herr Paul)
21.45 Uhr Feedback (alle)
22.00 Uhr Abschluss

Die einzelnen Punkte der Agenda werden nach folgendem einfachen Schema vorbereitet:

• Benennung des Ziels für jeden Agendapunkt,
• Benennung der Methoden, die geeignet sind, das (Teil)ziel in der zur Verfügung stehenden Zeit zu erreichen.

Wichtig ist es, das erste Treffen so zu strukturieren, dass keine Frontalsituation entstehen kann, in der den Angehörigen nur wenig Raum zur Aussprache bleibt. Vielmehr sollte eine ausgewogene Verteilung der Gesprächsanteile angestrebt werden. Ebenso muss darauf geachtet werden, das Treffen vor der Dominanz einzelner Teilnehmer bzw. zufällig eingeführter Aspekte und Probleme zu schützen. Für wenig erfahrene Moderatoren ist zu empfehlen, den Abend abwechselnd im Tandem zu moderieren. Dass so gründlich vorbereitete Treffen wird in einer abschließenden Probe durchgespielt. Ein zum Abschluss des ersten Treffens an die Teilnehmer auszuteilendes Skript muss zeitig vorbereitet werden. In diesem können ein Aufsatz zu einem relevanten Pflegethema, Ziele, die im Aufbau der Gruppe verfolgt werden, eine Einführung in den Aufbau einer Gruppe, geplante Themenübersicht, Kontaktadressen etc. enthalten sein.

Vor dem Anschreiben sollte ein Einladungsgespräch per Telefon oder als „Face-to-face"-Kontakt geführt werden. Das Einladungsschreiben beinhaltet die Agenda, sodass sich die Eingeladenen einstellen können. Darüber hinaus enthalten ist die Bitte um Anmeldung unter einer angegebenen Telefon-/Faxnummer. Es lohnt sich, auch diejenigen, die sich angemeldet haben, telefonisch zu erinnern. Dieser Kontakt kann dann auch zur nochmaligen Multiplikation des Anliegens verwendet werden: „Wenn Sie Kontakt zu Frau Bachmann haben, erinnern Sie diese bitte an unser Treffen." Einen Tag vor dem Treffen sollte der Raum auf seine Verfügbarkeit geprüft werden. Am Tag des Treffens ist zu empfehlen, bereits 45 Minuten früher anwesend zu sein, um so vor Ort die letzten Vorbereitungen durchzuführen und auch um sich in Ruhe einstellen zu können.

Durchführung des ersten Treffens

Ein Teil der anwesenden Personen wird untereinander bekannt sein, gleichwohl wird dieser Anlass zu einer formellen und zugewandten Begrüßung aller verwendet, denn die ersten Kontakte in der Gruppe sind prägend. Wichtig für den erfolgreichen Verlauf des Abends ist es, die Agenda – ohne störende Blick auf die Uhr – vor Augen zu haben. Dazu gehört auch, pünktlich zu beginnen und zum Abschluss zu kommen. Nach der Eröffnung stiften die Moderatoren durch die Art ihrer Vorstellung (Name, etwas zur Biografie, was von dem Abend erwartet wird) Modell für die nach ihnen Sprechenden. Es ist zu empfehlen, diese Vorstellungsrunde nicht zu allzu weiten „Ausflügen" verwenden zu lassen, sondern das Gespräch zusammenzuhalten. Bei den stilleren Personen kann eine Frage zu deren Ermutigung formuliert werden.

Anschließend werden die Ziele der Angehörigengruppe mit den Teilnehmern entwickelt, selbst wenn diese in der Vorbereitung einbezogen wurden. Praktisch gelingen kann dies dadurch, dass z. B. jeder Teilnehmer seine drei wichtigsten Ziele auf je ein Kärtchen schreibt. Diese werden eingesammelt, geordnet und angepinnt. Als Resultat entsteht ein Zielkatalog, in dem sich alle Teilnehmer wiederfinden. Dieser Vorgang ist von außerordentlicher Wichtigkeit:

- alle benennen und erkennen die Ziele, an denen gearbeitet werden soll und können ihre eigenen einordnen;
- dadurch, dass sich die Ziele untereinander ähneln stellt sich frühzeitig ein Gefühl der Solidarität und Zusammengehörigkeit ein;

- an diesen Zielen bestimmt die Gruppe das Jahresprogramm;
- an den Zielen werden die erreichten Ergebnisse abgeglichen;
- zu erwartende Driftungen und Entwicklungen in der Gruppe können immer wieder an diesen Zielen konstruktiv „getrimmt" werden.

Auch diese Reflektion soll mit der Angehörigengruppe erarbeitet werden. Als nächster Punkt der Agenda wird der Zielkatalog in eine Struktur der zukünftigen Treffen übersetzt. Folgende Abfolge könnte beispielhaft vereinbart werden:

1. Angehörigenbericht (30 Minuten): Jeweils ein oder zwei Angehörige berichten über ihre aktuelle Situation.
2. Pflegethema (30 Minuten): Ein Pflege- bzw. Versorgungsthema wird erarbeitet u. U. eingeübt.
3. Behaglichkeit (30 Minuten): Eine Entspannungstechnik wird vermittelt.
4. Angehörige unter sich (30 Minuten): Das „informelle Zusammenbleiben". Die Pflegenden sind nicht anwesend.

Als nächster Agendapunkt wird die Gruppe über Formalia informiert (Anwesenheitsliste führen, rechtliche Bedingungen, Raumordnung etc.). Zuletzt erhält jeder Teilnehmer die Möglichkeit eines Feedback (Blitzlicht): Wie ist das erste Treffen erlebt worden, gibt es noch Klärungsbedarf?

Nachbereitung

Die Moderatoren bereiten die Treffen nach. Dazu gehört ein Protokoll über den Verlauf und die getroffenen Vereinbarungen. Die Nachbereitung verläuft entlang des Vergleichs der avisierten Ziele und der erreichten Ergebnisse. Die Erfahrung lehrt, dass es immer Soll-Ist-Abweichungen gibt und dass diese Abweichungen umso größer werden, je unzureichender die Vorbereitung war. An dieser Schraube muss bei schlechten Ergebnissen gedreht werden.

Konsolidierung und Kontinuität

Schon anlässlich des zweiten Treffens kann es sinnvoll sein, eine Auswertung über prinzipielle Regeln „des Umgangs miteinander" in der Gruppe zu reflektieren. Als Ergebnis kann ein Regelwerk bzw. Kodex verabschiedet werden. Die Steuerung der Treffen erfolgt, wie mit der Gruppe vereinbar entlang der vier inhaltlichen Programmpunkte. Die Moderatoren achten darauf, dass sich in diesem Vorgehen eine gewisse Routine entwickeln kann.

Nach ca. 8–10 Treffen sollten die gesammelten Erfahrungen dahingehend ausgewertet werden, ob die gewählte Vorgehensstruktur beizubehalten ist. In der Regel kommt es zu geringeren Veränderungen, denen aufgeschlossen zu begegnen ist.

Veränderungen und Selbständigkeit

Nach ca. 1 Jahr ergibt sich für die Angehörigengruppe Klärungs- und Veränderungsbedarf. Dieser sollte für die Moderatoren weder überraschend sein noch wird er von diesen behindert. Einige der Entwicklungstreiber sind:

* In der sich als offen verstehenden Angehörigengruppe existiert eine gewisse Fluktuation.
* Die Themen und Sachverhalte sind scheinbar alle besprochen und diskutiert.
* Es haben sich zwischenzeitlich einige Konflikte ereignet.
* Die Motivation ist bei einigen Beteiligten auf einem ersten Tiefpunkt.

So sollten die Ziele, Vorgehensweisen und Ergebnisse der Gruppe, die seit ungefähr einem Jahr arbeitet wurden, grundsätzlicher bewertet werden. Was ist gelungen, was nicht? Was sollte verändert, was beibehalten werden? Diese Bewertungen sollten in einem anderen Rahmen als dem der regelmäßigen Treffen durchgeführt werden. Eine Klausur ist hierfür das geeignete Forum. Auch können dort Dinge, die das Jahr über nie vertieft werden konnten, sorgfältiger erarbeitet werden. Diese gut vorbereitete Klausur kann der Zeitpunkt sein, an dem die Moderatoren die Verantwortung stärker an die Betroffenen übertragen. Von Beginn an wurde die Entwicklung der Angehörigengruppe vor dem Ziel einer immer weitergehenden Selbständigkeit betrieben. Anlässlich der Klausur wird es sich zeigen, ob die Gruppe selbständig oder weiter begleitet agieren wird, ob als eingetragener Verein, als Selbsthilfegruppe oder in einer anderen Form.

11.2 Selbsthilfegruppen

„Selbsthilfegruppen sind freiwillige, meist lose Zusammenschlüsse von Menschen, deren Aktivitäten sich auf die gemeinsame Bewältigung von Krankheiten, psychischen oder sozialen Problemen richten, von denen sie – entweder selber oder als Angehörige – betroffen sind. Sie wollen mit ihrer Arbeit keinen Gewinn erwirtschaften. Ihr Ziel ist eine Veränderung ihrer persönlichen Lebensumstände und häufig auch ein Hineinwirken in ihr soziales und politisches Umfeld. In der regelmäßigen, oft wöchentlichen Gruppenarbeit betonen sie die Authentizität, Gleichberechtigung, gemeinsames Gespräch und gegenseitige Hilfe. Die Gruppe ist dabei ein Mittel, die äußere (soziale gesellschaftliche) und die innere (persönliche seelische) Isolation aufzugeben. Die Ziele von Selbsthilfegruppen richten sich vor allem auf ihre Mitglieder und nicht auf Außenstehende. Darin unterscheiden sie sich von anderen Formen des Bürgerengagements. Selbsthilfegruppen werden nicht von professionellen Helfern geleitet. Manche ziehen jedoch gelegentlich Experten zu bestimmten Fragestellungen hinzu." So lautet die Definition des Fachverbands Deutsche Arbeitsgemeinschaft Selbsthilfegruppen e. V. Als Ausgangspunkt der Selbsthilfebewegung kann die Organisationsform der anonymen Alkoholiker Mitte der 30er Jahre in den USA gesehen werden.

In den 70er Jahren, als die Forschung zur Leistungsfähigkeit und Bedeutung von Gruppen einen Höhepunkt hatte und die Empowerment-Bewegung boomte, entwickelte sich auch in Deutschland die Idee und Praxis der Selbsthilfe. Es sind verschiedene Elemente, die deren Wirksamkeit erklären: soziale Geborgenheit, Prophylaxe, Stärkung des Selbstbewusstseins, Entlastung der Familien, soziales Engagement, soziale Kompetenz, Relativierung der Definitionsmacht von Experten, politisches Bewusstsein und die Enttabuisierung von Problemen. Für den deutschsprachigen Raum war es insbesondere die Arbeit von Lucas Möller, die einen breiten Forschungs- und Versorgungsanspruch (Initiator der Arbeitsgemeinschaft Selbsthilfegruppen) begründete.

Inzwischen besitzt die Selbsthilfe einen festen Platz in der Gesundheits- bzw. Krankenversorgung unseres Landes. Die anfänglich z. T. euphorische Einschätzung ist durch ein praxisnahes Bewertungsmodell ersetzt worden. Das breite thematische Angebot, das sich an die verschiedenen Zielgruppen richtet, definiert deren Erfolg. Auch die Wirkmechanismen, z. B. auf die Lebensqualität, sind inzwischen sorgfältiger beschrieben bzw. werden aktuell untersucht. Für die Zusammenarbeit der Pflegenden mit den Selbsthilfegruppen gilt:

- dass entlang der betreuten Krankheits- und Pflegebilder (1), dem Geschlecht und Alter der Betroffenen (2), der benötigten Unterstützung (3) die relevanten regionalen Selbsthilfegruppen gekannt und auf diese verwiesen werden kann (4);
- dass gezielter Kontakt zu diesen Gruppen unterhalten wird, mit dem Leitmotiv Arbeitsmethoden, Angebote, Personen und Ziele der Selbsthilfegruppen zu kennen;
- das Informationsmaterial der Selbsthilfe vorrätig zu haben;
- die Selbsthilfe zu eigenen Aktivitäten einzuladen und so weit hilfreich einzubinden;

- frühzeitige Koordinationen, z. B. mit den Selbsthilfekontaktstellen, aber auch dem Gesundheitsamt, der Beratungs- und Koordinationsstelle o. ä. herzustellen;
- dass es hilfreich ist, die Akteure der Selbsthilfe persönlich zu kennen, um diese im Sinne der Betroffenen zu integrieren;
- dass es zu prüfen gilt, welche Logistik und Infrastruktur den Selbsthilfegruppen angeboten wird (z. B. Parkplätze, Räume, Informationsmedien etc.);
- dass unter Steuerung der Pflegedirektion eine prinzipielle Strategie bzw. Verfahrensanweisung zur Kooperation mit der Selbsthilfe erarbeitet wird;
- dass die Historie, aktuelle Situation, Selbstverständnis und Ziele der Selbsthilfe in den Aus- und Weiterbildungen vermittelt wird.

Guideline: Hinweise für den Moderator der Angehörigengruppe

1. Erarbeiten Sie Regeln und Vereinbarungen mit der Gruppe, auf die hin Sie Ihre Interventionen beziehen (z. B. Redezeit, Unterbrechen, Agenda etc.).
2. Kümmern Sie sich um die Stillen, ohne sie zu drängeln.
3. Jeder Teilnehmer verdient gleich viel Aufmerksamkeit.
4. Zu empfehlen ist die Ansprache mit Vornamen und dem „Sie" (Annette, könnten Sie bitte ...).
5. Achten Sie darauf, dass aktive Teilnehmer, die viel Verantwortung übernehmen, sich nicht erschöpfen.
6. Versuchen Sie immer wieder neue Anregungen in die Gruppe zu bringen; Techniken der Entlastung, zusätzliche Experten. Zugleich wahren Sie Kontinuität und Vorhersagbarkeit.
7. Versuchen Sie dahin zu kommen, dass jeder Teilnehmer, der einen Punkt berichtet, für diesen verantwortlich ist.
8. Setzen Sie sich selber nicht unter unangemessenen Druck und lassen Sie sich auch nicht unter solchen setzen.
9. Geben Sie den Teilnehmern positives Feedback.
10. Um die verschiedenen Ziele der Angehörigengruppe zu erreichen, ist es wichtig, dass diese weitgehend selbständig agiert. So bald dies möglich ist, ziehen sich die Moderatoren zurück.

George, W. (1999): Führungsinstrument: Das Meeting. Pflege Aktuell 1
Janig, H.(2000): Wirkungen von Selbsthilfegruppen auf Persönlichkeit und
    Lebensqualität. Fonds Gesundes Österreich. SIGIS-Doku 1999/2000,
    Wien
Moeller, M. L. (1981): Anders Helfen, Fachleute und Selbsthilfegruppen ar-
    beiten zusammen. Klett Cotta, Stuttgart
Nestmann, F.(1988): Die alltäglichen Helfer. de Gruyter, Berlin

www.zdf.de/ZDFde/inhalt/7/0
Nationale Koordinationsstelle der Selbsthilfegruppen

Schlüsselbegriffe

Angehörigengruppe • Gruppenaufbau • Lebensqualität
Moderator • Nachfrageanalyse • Salutogenese
Selbständigkeit der Gruppe

Die Verlegung des Patienten nach Hause oder in eine andere Einrichtung stellt immer eine kritische Phase des Krankheitsprozesses dar. Ziel des folgenden Kapitels ist es aufzuzeigen, dass es auch hier durch die frühe Einbeziehung des Angehörigen gelingt, diese Risiken zu reduzieren. Den Einstieg dazu bietet das Überleitungsgespräch der Betroffenen mit der Pflegekraft.

Die zentrale Frage der Überleitung lautet, ob die weitere Genesung, Rehabilitation oder Versorgung voranschreitet oder ob es durch eine unzureichende Verzahnung zur ambulant-häuslichen Betreuung zu einem Qualitätsverlust kommt. Es liegt inzwischen 15 Jahre zurück, dass erste Krankenhäuser sich um den Aufbau einer gezielten Pflegeüberleitung bemühten. Häufig modellhaft gefördert, wurden verschiedene Vorgehensweisen und deren Auswirkungen auf die Qualität des Übergangs geprüft. Inzwischen gehören Überleitungssysteme zum etablierten Versorgungsangebot. Doch stimmen Untersuchungen mit den Erfahrungen berufserfahrener Pflegekräfte darin überein, dass noch immer in den Übergängen zwischen den Versorgern und Behandlungssektoren die Gefahr des Qualitätsbruchs besteht. Was verursacht den Qualitätsverlust? An folgende Einflussgrößen ist zu denken:

- unterschiedliche bzw. nicht sorgfältig aufeinanderabgestimmte Behandlungsziele;
- unzureichende Informations-/Beratungsangebote bzw. Vermittlung an die Betroffenen;
- unzureichende Pflegeplanung und/oder Dokumentation;
- unterschiedliche Verfahren und Therapien;
- nicht oder unzureichende Fortführung bereits eingeleiteter Verfahren und Versorgungen.

Die für den Angehörigen bedeutendste Verlegung ist zweifelsohne diejenige zurück nach Hause, denn dort soll er fortan die Versorgung des Patienten, z. T. an entscheidender Stelle, verantworten. In den folgenden Ausführungen beziehen wir uns insbesondere auf diese Verlegung, nicht ohne zuvor darauf aufmerksam zu machen, dass das häusliche Milieu eine unzweifelhaft heilsame, den Genesungsprozess und die Lebensqualität fördernde Wirkung besitzt. Vor der weit verbreiteten, aber ungeprüften Einschätzung, die ambulante und häusliche Versorgung sei per se die im Vergleich schlechtere, ist zu warnen. Wie viele überraschend weitreichende Remissionen und Rehabilitationen durch die Verlegung nach Hause verursacht sind, ist nicht wirklich bekannt, da nicht untersucht. Es muss also sorgsam geprüft werden, welche Verzahnungs- und Abstimmungsarbeiten von den jeweiligen Akteuren zu leisten sind und an welchen Zielen die Qualität der Patientenbetreuung eingeschätzt werden kann.

12.1   Probleme der Abreise- und Überleitungssituation

Soll die Überleitung aus dem Krankenhaus nach Hause gelingen, muss die Pflege frühzeitig ihre Aufmerksamkeit auf die Perspektive der Betroffenen richten. Es wird dann sehr schnell deutlich, welcher Art die Fragestellungen, Unsicherheiten und Probleme sind. Auch wenn aufgrund der Versorgungsaufträge Unterschiede existieren bzw. die Betroffenen sich unterscheiden, zeigt sich doch eine große Übereinstimmung der benannten Problemfelder. Werden diese nicht wahrgenommen und soweit als möglich geklärt, so sind bereits an diesem Punkt die Grenzen der Versorgungsqualität absehbar. Wie kann vorgegangen werden, um diese Probleme möglichst zeitig kennen zu lernen und zu überwinden?

12.2   Das Überleitungsgespräch

Um die Überleitung wirkungsvoll zu gestalten, sind verschiedene Gespräche zu führen:

- innerhalb des Pflegeteams,
- mit den betreuenden Bezugspflegekräften,
- innerhalb des interdisziplinären Teams,
- mit den ambulanten Pflegekollegen.

Ein Gespräch von besonderer Bedeutung ist das Überleitungsgespräch zwischen Patient, Angehörigen und der Pflegekraft. Dieses Gespräch sollte mit Hilfe eines Leitfadens geführt werden. Die vorgestellte Übersicht der potenziellen Problembereiche (Tabelle 12.1) gibt Anregungen für die Entwicklung eines eigenen Leitfadens und akzentuiert dabei die den Angehörigen betreffenden Aspekte.

Tabelle 12.1: Problemfelder zu Hause aus der Sicht des Angehörigen

Problemkreis	Klärungen
Der häusliche Rahmen	Wie sind die Vorraussetzungen zur häuslichen Pflege? Ist ein geeignetes Zimmer und Bett vorhanden? Sind Sie mit Hilfsmittel, Toilettenstuhl etc ausgerüstet? Ist Ihre Familie soweit informiert? Unterstützt Sie noch jemand aus der Familie? Brauchen Sie noch Unterstützung von uns?
Der Pflegealltag und die eigene Kompetenz	Sind Sie pflegerisch eingewiesen worden? Sind Sie ausreichend angeleitet und geschult worden? Benötigen Sie noch weiteres Rüstzeug? Können wir jetzt noch etwas vereinbaren?
Zusammenarbeit mit ambulanten Versorgern	Ist die Pflege zu Hause gesichert? Besteht Kontakt zu einer ambulanten Pflegeeinrichtung? Muss dieser noch hergestellt werden? Ist der Hausarzt informiert? Gibt es noch andere, an die wir denken müssen? Brauchen Sie noch Unterstützung von uns?
Wissen, Verständnis, Informationen	Gibt es noch Fragen zur Krankheit und der damit verbundenen Pflege? Haben Sie Fragen zum Ablauf der Überleitung? Wissen Sie wie sie sich an uns wenden können? Haben Sie unsere schriftlichen Informationen? Haben Sie noch Informationen, die wir aus Ihrer Perspektive an unsere Kollegen in den Pflegebericht schreiben sollten? Kann ich Ihnen jetzt noch etwas anderes erklären?
Erweiterte Unterstützung	Brauchen Sie noch ein zusätzliches Gespräch mit unserem Arzt, Sozialarbeiter, Ernährungsberater etc.? Besteht in irgendeiner Weise weiterer Klärungs- und Abstimmungsbedarf? Kann ich jetzt direkt etwas in die Wege leiten?
Eigene Belastung und Stress	Wie geht es Ihnen? Fühlen Sie sich den Anforderungen gewachsen? Haben Sie Kontakt zu einem Freund, einer Gruppe, etc., bei denen sie sich aussprechen können? Haben Sie Kontakt zu unserer Gruppe aufgenommen? Wenn Sie große Sorgen haben, was kann ich für sie tun?
Kontakte und schnelle Unterstützung	Haben Sie unsere Telefonnummer, Visitenkarte oder Hotline? Sie können sich in den ersten Tagen zu Hause jederzeit mit uns in Verbindung setzen. Gibt es noch etwas?

Die im Überleitungsgespräch erhobenen Informationen müssen dann entsprechend ihrer Bedeutung und möglichen Auswirkung weiter bearbeitet werden:

- Informationen müssen in die Pflegeplanung mitaufgenommen werden.
- Pflegemitarbeiter müssen informiert werden.
- Dritte im Haus, aber auch komplementäre Versorgungspartner müssen informiert und eingebunden werden.
- Informationen zur Bedeutung und Funktion des Angehörigen müssen in den Verlegungsbericht mit aufgenommen werden.
- Die Fragen zu Sachverhalten, die direkt im Überleitungsgespräch zu klären bzw. zu lösen sind, müssen als solche erkannt und beantwortet werden. Hierzu muss die gesprächsführende Pflegekraft vorbereitet sein (siehe Kapitel Information und Beratung).

Die Überleitungsgespräche im Rahmen einer Betroffenensprechstunde anzubieten, ist ideal. Auch hier zeigt die Erfahrung, dass die Möglichkeiten zur vereinfachenden Standardisierung bestehen. Bei aller individuellen Unterschiedlichkeit können so leicht über 70 % aller Inhalte der Überleitungsgespräche in klare – natürlich unterschiedliche – Lösungsangebote überführt werden: wer welche offensichtlich fehlenden Inhalte schult, was noch anzuleiten ist, welche Vermittlungen zu welchen Spezialisten im Krankenhaus hilfreich sind, welche Broschüren relevant sind, wie das Krankenzimmer zu Hause vorzubereiten ist etc.

12.3 Weitere Integrationsleistungen

In verschieden Krankenhäusern ist es üblich, vor der Verlegung des Patienten nach Hause eine gemeinsame Überleitungsbesprechung mit dem Pflegedienst durchzuführen, der die ambulante Weiterbetreuung des Patienten übernimmt. Auch hier sollte der Angehörige grundsätzlich teilnehmen. Dessen Funktion, Aufgabe und Kenntnisse sollten ebenso geklärt werden, wie dessen Einschätzung der kommenden Anforderungen zu Hause. Inzwischen gibt es Modellbereiche, in denen die stationäre und ambulante pflegerische Versorgung hineinreicht und durch eine Bezugspflegekraft koordiniert wird. Praktisch führt diese etwa dazu, dass gemeinsame Pflegevisiten im häuslichen Umfeld der Betroffenen durchgeführt werden. Diese Verfahrensweise, die der eines erweiterten Primary Nursing entspricht, sollte als Orientierungsgröße für die bestehenden Pflegpraxen dienen.

Auch wenn der Besuch zu Hause als Regelfall für die stationäre Pflege noch nicht absehbar ist, so kann ein grundsätzlich zu führendes Telefonat nach der Abreise leicht zur Regel erhoben werden. „Guten Morgen Frau Müller, hier spricht Frau Dippel von der Station 24, sie können sich an mich erinnern? Das ist ja schön, dass ich Sie gleich selber am Telefon habe. Wie vereinbart melde ich mich. Wie geht es Ihnen denn aktuell? Klappt die Versorgung mit der Wunde? Ihr Mann war ja doch bis zuletzt in Sorge, dass er das nicht schaffen würde…Wenn Sie wünschen, setze ich mich gerne nochmals mit meinen Kollegen auseinander. Das halte ich für eine gute Idee. Sie wissen ja, dass Sie uns anrufen können, wenn… Ist denn Ihr Mann auch da? Okay. Richten Sie ihm meine Grüße aus, natürlich kann auch er gerne zurückrufen. Kann ich sonst noch etwas von hier aus für sie unternehmen? Okay, dann bleibt mir nur, mich zu verabschieden und machen Sie das ruhig, wenn Sie das nächste Mal in der Ambulanz sind, uns zu besuchen!"

Die hier vorgestellten Lösungen können auch für deren Anwendung bei einer Verlegung innerhalb des Hauses, des Klinikgeländes oder zu einem anderen Versorger verwendet werden. In allen Fällen gilt es, den Angehörigen – auf dessen Möglichkeiten hin abgestimmt – frühzeitig und aktiv einzubinden.

In einem von uns mitbegleiteten BMG-Projekt zur Überleitung zeigte sich als eines der zentralen Ergebnisse, dass die zu vermittelnden Inhalte der Überleitung das Ergebnis der verschiedenen beruflichen Perspektiven auf den weiteren Behandlungsprozess darstellen muss. Praktisch bedeutet dies, dass vor der eigentlichen Überleitung die verschiedenen Berufsgruppen (Ernährung, Medizin, Physiotherapie, Pflege etc.) einen gemeinsamen „Patientenhilfsplan" erstellen, in dem der Angehörige immer eine hervorragende Bedeutung besitzt und der zum Ziel hat, die weiteren Behandlungs- und Vorgehensschritte so zu empfehlen, dass sie 1. die Gesundheit und damit letztendlich die Lebensqualität des Patienten sichern und dass 2. dies für ihn realistisch und erreichbar ist. Damit relativiert sich jeder – sei er noch so kompetent vorgetragene – Versuch der Überleitung von nur einer einzelnen Berufsgruppe.

Guideline: Überleitung

1. Nehmen Sie die Sorgen und Ängste der Angehörigen vor der Verlegung nach Hause frühzeitig wahr und unterstützen Sie diese, dass ihre Sorgen ausgesprochen und in Arbeit genommen werden.
2. Wenn die Verlegung absehbar ist, nutzen Sie Ihre Aktivitäten rund um den Patienten, diese auf die Situation zu Hause zu beziehen. Führen Sie Ihre Anleitungen nur noch unter dieser Perspektive durch.
3. Versuchen Sie die Pflegekollegen kennen zu lernen, die die Betroffenen zu Hause betreuen.
4. Fürchten Sie sich nicht davor, die Verabschiedung von den Betroffenen auch dazu zu verwenden, diesen Ihre „persönliche" Erreichbarkeit auf Station zu signalisieren. Fast alle Betroffenen empfinden solch ein Angebot als vertrauensbildend und entlastend und nur sehr wenige machen davon aktiv Gebrauch.
5. Wenn Sie noch keinen gemeinsam entwickelten Hilfeplan für die Betroffenen haben, dann geben Sie diesen Ihre Empfehlungen aufgrund Ihrer Erfahrungen mit.
6. Der Besuch eines im eigenen Krankenhaus verlegten Patienten sollte von Ihnen zukünftig immer angestrebt werden. Dabei sollten Sie auch die Pflegequalität vor Augen haben. Wo sind die Brüche, welche Rückmeldungen geben Ihnen die Betroffenen und die Kollegen?

Dash, K. et al.(2000): Entlassungsplanung und Pflegeüberleitung. Urban & Fischer, München
George, W. , Klein, B. (1999): Pflegeüberleitung. PR-Internet 4
Norwood, S. (2001): Pflege Consulting. Hans Huber, Bern

www.aqs.de
Arbeitsgemeinschaft zur Qualitätsförderung in der Medizin
www.dpv-online.de
Deutscher Pflegeverband

Schlüsselbegriffe

Behandlungspfade • Betroffenensprechstunde • Lebensqualität
Patientenhilfsplan • Primary Nursing

13 Angehörigenintegration in der ambulanten Pflege

von Wiebke Hargens und Gerti Drouve

Die Angehörigenintegration in der ambulanten Pflege wird zukünftig einen noch höheren Stellenwert in der häuslichen Versorgung erhalten. Es ist voraussehbar, dass sich die Bedingungen der häuslichen Pflege aufgrund der demografischen und sozialen Entwicklung verändern werden. Immer mehr Frauen werden berufstätig sein und die Situation auf dem Arbeitsmarkt zwingt zu verstärkter Mobilität. Der Anteil Älterer und Hochbetagter wird weiter wachsen und auch die steigende Zahl älterer Migranten erfordert Berücksichtigung kultureller Besonderheiten. Der Bedarf an unterstützenden Diensten wird also differenzierter werden, er wird sich qualitativ verändern müssen und er wird zunehmen. Will man die Pflege alter Menschen jedoch auch in Zukunft sichern, wird man aufgrund begrenzter finanzieller Ressourcen im Gesundheitswesen ohne das Engagement der Angehörigen, Nachbarn und Freunde nicht auskommen. Die Aufgabe kann jedoch nur bewältigt werden, wenn sich in der Gesellschaft jeder Einzelne der Eigenverantwortung für seine Gesundheit verstärkt bewusst wird. Die Begrenzung der Ressourcen bewirkt aber auch, dass die Integration pflegender Angehöriger in das Gesundheitssystem gefördert werden muss. Die Gesellschaft muss deshalb für tragfähige Strukturen zur Unterstützung pflegender Angehöriger sorgen, um Pflegefähigkeit und Pflegewilligkeit zu schaffen und zu erhalten.

13.1 Die Lebensumstände der pflegebedürftigen betreuten Menschen

Die Auseinandersetzung mit der Vergänglichkeit unserer physischen und/oder psychischen Kräfte ist ein angstbesetztes, meist auch ein tabuisiertes Thema. Der Verlust unserer Unabhängigkeit und Selbstbestimmung, möglicherweise sogar unserer Alltagskompetenz ist für viele so beängstigend, dass sie in ihren Anfängen oft gar nicht wahrgenommen wird. Die Balance von Unabhängigkeit und prinzipieller Abhängigkeit des Menschen vom Menschen gerät in eine Schieflage. In dieser neuen Situation werden bei den pflegebedürftig werdenden Menschen mitunter archaische Ängste wachgerufen, aber auch bei den Angehörigen, Lebenspartnern und Freunden. Die familiären Systeme geraten in eine Krise und benötigen daher Unterstützung und Rückhalt. Dafür bedarf es kompetenter Ansprechpartner, die von den Sozialstationen in ihrer Rolle als Vermittler im integrierten Versorgungssystem übernommen werden können.

Abgrenzung von Gesundheit und Pflegebedürftigkeit

Unter ökonomischen Gesichtspunkten ist es zwingend notwendig, die Abgrenzung einer Krankheit von einer Pflegebedürftigkeit vorzunehmen, da jeweils ganz unterschiedliche Kostenträger und Finanzierungsmodalitäten zur Anwendung kommen. Im Behandlungsfall ist eine Krankheit vorausgegangen, die Pflegebedürftigkeit bezieht sich hingegen auf einen dauerhaften Hilfebedarf bei den so genannten Lebensaktivitäten. Eine eindeutige begriffliche Festlegung von Krankheit findet man in der Literatur nicht. Es bestehen vielmehr ganz unterschiedliche Krankheits- und Gesundheitsdefinitionen nebeneinander. Der Sachverständigenrat geht z. B. in seinem Sachstandsbericht 1994 davon aus, dass der Begriff Gesundheit auf die Freiheit des Menschen von:

- der Bedrohung der Gesundheit durch Krankheit,
- der Bedrohung der Funktionalität (Lebensqualität/Produktivität) und Leid (z. B. Schmerz, Depression)

zielt (Sachverständigenrat 1994, 36). Von Gesundheit sprechen wir also dann, wenn die Begriffe Krankheit, Funktionalitätsbedrohung und Leid fehlen.

In den letzten Jahren ist die Diskussion um die Abgrenzung zwischen Behandlungsfall und Pflegefall intensiv geführt worden. Hintergrund dieser Diskussion war die Frage nach der Kostenträgerschaft sowie nach der Anwendung des Solidaritäts- bzw. des Subsidiaritätsprinzips. Das Versicherungssystem, dem die Kranken- und Pflegekassen zugeordnet sind, basiert auf dem Solidargedanken. Die gesetzlichen Versicherungen haben als Solidargemeinschaft die Aufgabe, die Gesundheit der Versicherten zu erhalten, wiederherzustellen oder ihren Gesundheitszustand zu verbessern.

Der Subsidiaritätsgedanke basiert auf der Idee, dass Eigenhilfe Vorrang vor Fremdhilfe hat. Gesetzliche Grundlage ist das Bundessozialhilfegesetz (BSHG). Hier ist die Nachrangigkeit der Sozialhilfe anderen Sicherungssystemen gegenüber festgeschrieben. Danach ist eine Person nicht sozialhilfeberechtigt, die sich selber helfen kann oder die erforderliche Hilfe von Angehörigen oder Trägern anderer Sozialleistungen erhält. Erst bei Eintritt der individuellen Bedürftigkeit konnten auf Antrag Sozialhilfeleistungen in Anspruch genommen werden. Diese rechtliche Festschreibung führte vor Einführung der Pflegeversicherung dazu, dass pflegebedürftige Personen auf Sozialhilfe angewiesen waren. Bis 1995 war der Begriff der Pflegebedürftigkeit im BSHG festgelegt. Mit Einführung des Pflegeversicherungsgesetzes ist die Definition verändert worden. Aus dem Gesetzestext geht hervor, dass körperliche, seelische oder geistige Krankheiten/Behinderungen die Ursachen sind, die für eine Anerkennung von Pflegebedürftigkeit in Betracht kommen. In weiteren Abschnitten hat der Gesetzgeber die Termini „Krankheit und Behinderung" sowie „gewöhnliche und regelmäßig wiederkehrende Verrichtungen" eindeutig festgelegt. Das Pflegeversicherungsgesetz hält sich an genormte Begutachtungsrichtlinien, mittels derer der Pflegebedürftige einer Pflegestufe zugeordnet wird. Die Versorgung hingegen ist gebunden an die Einhaltung der Leistungskomplexe, die in den Bundesländern teilweise sehr unterschiedlich festgelegt sind. Diese müssen dennoch streng nach den länderunterschiedlichen Vorgaben geleistet werden, da sie nur bei strikter Einhaltung abrechnungsfähig sind. Die Beeinträchtigungen von Betroffenen sind nicht automatisch mit Behandlungs- oder Pflegebedürftigkeit nach dem Pflegeversicherungsgesetz gleichzusetzen. Sie müssen aber als Ausgangspunkt für die pflegerischen Dienstleistungen gelten. Hier geht es unmittelbar um die Auseinandersetzung des pflegebedürftigen Menschen mit seiner Gesamtsituation. Die Fähigkeit zur Kompensation von Defiziten ist eine sehr individuelle Angelegenheit und kann objektiv nicht wirklich gemessen werden. Die Beurteilung des Hilfebedarfs wird also vom Pflegebedürftigen, seinen Angehörigen und dem professionellen Helfer möglicherweise ganz unterschiedlich ausfallen, was mitunter zu Konflikten führen kann.

Gesetzliche Ansprüche der Pflegebedürftigen

Die Pflegeversicherung ist 1995 angetreten mit dem Anspruch, Pflege nicht länger aus den Mitteln der Krankenkassen und nicht aus Mitteln der Sozialhilfe zu finanzieren. Damit sollte den Pflegebedürftigen und ihren Familien erspart bleiben, sich als Sozialhilfeempfänger einer genauen Anzeigepflicht und Überprüfung des Einkommens und Vermögens zu unterziehen. Dies führte zu großer Scheu, Ansprüche überhaupt geltend zu machen, auch aus der Angst heraus, Kinder und Enkel könnten zu den Kosten herangezogen werden. Der freiwillige Verzicht auf Pflegeleistungen führte nicht selten zu eklatanter Unterversorgung von pflegebedürftigen Menschen. Mit der Einführung der Pflegeversicherung verknüpften sich hohe Erwartungen an eine Verbesserung der Leistungsansprüche. Diesen Erwartungen konnte die Pflegeversicherung aber nur teilweise gerecht werden. Zunächst einmal ist die Pflegeversicherung nur auf die Deckung eines Grundbedarfs ausgerichtet. Eine pflegerische Versorgung ist ohne Eigenleistungen, also ausschließlich nur aus Mitteln der Pflegeversicherung, nicht gesichert. Für den Anteil an Hochbetagten, deren Pflegebedürftigkeit sich aus einer demenziellen Erkrankung begründet, greift die Pflegeversicherung nicht. Erst die körperliche Funktionseinschränkung führt zur Einstufung und damit zum Leistungsbezug. Erschwerend ist auch die komplizierte, für den Laien schwer verständliche Antrags- und Bewilligungsprozedur.

Die Einstufungskriterien des Medizinischen Dienstes, der als alleiniger Gutachter in diesem Prozess agiert, ist dem Laien unverständlich, er fühlt sich ausgeliefert und beurteilt, zumal die Entscheidung für den Einzelnen von größter Bedeutung ist. Wenn diese Hürde genommen ist, folgt die Auswahl des Leistungserbringers, also eines professionellen Pflegedienstes und/oder die Übernahme in der Familie bzw. durch eine selbstbeschaffte Pflegeperson (Sach- oder Geldleistung). Im Falle des Pflegedienstes (Sachleistung) muss er nun eine Auswahl unter den jeweils gültigen Leistungskomplexen treffen, egal ob diese Auswahl seinen individuellen Bedürfnissen gerecht wird oder nicht. Die Grenzen werden bestimmt durch die Leistungsvereinbarungen zwischen den Pflegeversicherungen und den Pflegediensten durch die finanziellen Möglichkeiten sowie der Pflegebereitschaft und Pflegefähigkeit innerhalb des familiären Systems.

Die Leistungsgrenzen der Kranken- und Pflegeversicherung sind inzwischen so durchlässig geworden, dass selbst professionelle Helfer dem steten Wandel von Leistungszuordnungen schwer folgen können. Eigens zur Unterstützung der Pflegebedürftigen und deren Familien sind in den letzten Jahren Beratungsstellen geschaffen worden, die in der Regel mitfinanziert sind aus Mitteln der öffentlichen Hand. Begrüßenswert ist die jüngste Initiative des Gesetzgebers, den Verbraucherschutz in den Bereich Pflege und Betreuung einzuführen. Dies ist eine wichtige und notwendige Maßnahme, um den pflegebedürftigen Menschen und ihren Angehörigen die Möglichkeit einer gleichberechtigten Mitwirkung an der Gestaltung des Pflegemarktes zu gewähren.

Persönliche Ansprüche des Pflegebedürftigen

Der pflegebedürftige Mensch möchte sicher und selbstbestimmt in seiner Häuslichkeit leben, er möchte in seiner Individualität akzeptiert und angesprochen werden. Mit Einführung der Pflegeversicherung ist auch der Begriff der Qualität in der Pflege in den Vordergrund gerückt worden, was zu den positiven Aspekten des Pflegeversicherungsgesetzes zu zählen ist.

In einer empirischen Studie von Erich Raab, Institut für Psychologie der Karl-Franzens-Universität in Graz, über die Erwartungen an die Hauskrankenpflege wurden 251 repräsentativ ausgewählte erwachsene Personen über

30 Jahre befragt. Unter den Erwartungen, so die Studie, die mit der Hauskrankenpflege verbunden werden, dominiert bei weitem der Aspekt fachgerechte Betreuung (kompetente Pflege, Arzt verfügbar), gefolgt von der Erwartung eines erhöhten Sicherheitsgefühls bei der richtigen Einschätzung des Gesundheitszustands und bei der Einnahme von Medikamenten. Für eine Majorität der Befragten ist aber auch der Bereich seelischer Betreuung wichtig. Am wenigsten wichtig war den Befragten die Hilfe für die Lösung von privaten Problemen, der Beschäftigung oder Unterhaltung im Rahmen der häuslichen Pflege. Hingegen soll die Hauskrankenpflege insbesondere medizinisch als auch psychologisch und in praktischer Alltagsbewältigung besondere Kompetenz vorweisen. Der Wunsch nach seelischer Betreuung steigt mit dem Bildungsniveau, parallel dazu nimmt der Wunsch nach Beschäftigung und Unterhaltung ab. Ganz deutlich zeigt sich das Bedürfnis nach einem guten Verhältnis zwischen Pflegeperson und Pflegebedürftigem. Er wird von fast zwei Dritteln der Befragten als sehr wichtig bezeichnet. Größte Bedeutung für die Auswahlkriterien von Pflegepersonal erhielten die Eigenschaften:

- gute Fähigkeit im Umgang mit Menschen,
- gute Fachkenntnisse,
- Vertrauenswürdigkeit,

die etwa gleich häufig genannt wurden. Sehr viel weniger wichtig hingegen erscheint den Befragten die körperliche Kraft der Pflegeperson, die allerdings mit zunehmendem Alter der Interviewten überproportional wichtiger wird. Die Bezugsperson soll regelmäßig und nicht nach Bedarf kommen.

13.2 Die Lebensumstände der Angehörigen

Angehörige wohnen in unserer Gesellschaft nicht selbstverständlich in enger räumlicher Nähe zueinander. Die Mehrgenerationenfamilie unter einem Dach ist die Ausnahme, ein Zusammenzug der Familien bei Bedarf nur schwer möglich. Viele der erwachsenen Familienmitglieder sind berufstätig oder bereits im Rentenalter – oft selbst von Krankheit und Pflegebedürftigkeit bedroht oder betroffen. Außerdem haben sie die familiäre Pflege in ihrer Kindheit nicht mehr von den vorangegangenen Generationen gelernt. Dennoch möchten sie dem pflegebedürftigen Mitglied ihrer Familie die bestmögliche pflegerische Versorgung zukommen lassen.

Der Angehörige im Spannungsfeld zwischen gesellschaftlichen
Konventionen und familiären Anforderungen

Wissenschaftliche Untersuchungen haben ergeben, dass sich die Rolle der Angehörigen und die damit einhergehenden Probleme in den vergangenen Jahrzehnten nicht wesentlich verändert haben. Der Sachverständigenrat der Bundesregierung wurde deshalb folgerichtig auf die nach wie vor bestehenden Defizite an Information, Integration und Schulung sowohl der Pflegebedürftigen als auch der Angehörigen hingewiesen. „Wie mit den Angehörigen verfahren wird, scheint weniger auf regelhaftes Vorgehen, als vielmehr auf das persönliche Selbstverständnis des jeweils agierenden Helfers zurückzuführen zu sein" (George 2002, 28).

Die Integration der Angehörigen in den Pflegeprozess ist ein wesentlicher Baustein der Qualitätssicherung und in Zeiten der zunehmend begrenzten zeitlichen Ressourcen, die professionelle Helfer zur Verfügung haben, auch ein nicht zu unterschätzendes Potenzial. Völlig unbeachtet bleibt in der Pflegelandschaft bisher, dass pflegende Angehörige der größte Pflegedienst der Welt sind, dass Angehörige ein zentrales Element in der ambulanten Pflege sind und daher auch entsprechend wahrgenommen werden müssen. Unberücksichtigt bleibt auch bisher die Lebenssituation der gesamten von Pflegebedürftigkeit betroffenen Familie. Die Vielschichtigkeit des Zusammenspiels von familiären Anforderungen und gesellschaftlichen Konventionen bedeuten oft eine Zerreißprobe. Meist wird ein Mitglied der Familie für die Pflege und Versorgung eines pflegebedürftigen Menschen ausgewählt, in der Regel eine Verpflichtung auf viele Jahre hinaus. Zwar ist mit der Pflegeversicherung eine soziale Absicherung durch Rentenbeitragszahlungen für pflegende Angehörige geschaffen worden, dennoch bleibt der Mangel an Zeit für persönliche Interessen, droht die Vereinsamung und berufliche Ziele müssen aufgegeben werden, oft für den Rest des eigenen Lebens. Hinzu kommen die Ansprüche der nicht an der Pflege beteiligten Mitglieder der Familie und die Sorge „Mache ich das alles überhaupt richtig?"

Hier bedarf es des Ausbaus eines individuellen Unterstützungsnetzwerks, bestehend aus familiären und professionellen Helfern. Dieses Netzwerk dient zusätzlich der gezielten Vorbeugung gegen Gewalt in der Pflege, ein lang tabuisiertes Thema, zumindest in der häuslichen Pflege. Hier sind vor allem aktive oder passive Vernachlässigung zu nennen. Vernachlässigung durch Überforderung oder durch bewusste Handlungsverweigerung, wie zum Beispiel Verweigerung von Flüssigkeitsgaben und Nahrung, oder im Passiven, Liegenlassen in den Ausscheidungen, gehören zu den bislang unterbewerteten und verschleierten Problemen in der Familienpflege. Körperliche oder seelische Misshandlungen sind der nächste Schritt, der in eine Gewaltspirale zu führen droht. Hier sind Misshandlungen wie kneifen, kratzen, schlagen, festbinden, ruppig pflegen, zu heiß oder zu kalt waschen oder vieles andere möglich. Hinzu kommen: schimpfen, totschweigen, beleidigen, ignorieren, vorenthalten von sozialen Kontakten und die Drohung der „Einweisung" in ein Pflegeheim gegen den Willen des Betroffenen.

Es gibt in aller Regel nicht nur Täter oder Opfer, häufig sind alle Betroffenen beides. Auch pflegebedürftige Menschen sind in der Lage, Gewalt auszuüben gegen ihre Pflegenden professionellen oder familiären Helfer. Sie können Nahrung verweigern, schimpfen, kratzen, kneifen, schlagen, beleidigen und Abwehr gegen Hilfebemühungen zeigen. Aus den wissenschaftlichen Untersuchungen zum Thema Gewalt von Margarethe Dieck geht hervor, dass sich die unterschiedlichen Formen der Gewalt (neglect, Vernachlässigung und abuse, Misshandlung) steigern können und zur so genannten Gewaltspirale führen. Diese beginnt in der Regel mit unauffälligen Formen der Missachtung, schaukelt sich mitunter hoch bis zur Vernachlässigung und Misshandlung und kann schlimmstenfalls bis zur Tötung gehen. Als weitere Form der Misshandlung wird die strukturelle Gewalt ausgemacht. Sie findet sich meist in Organisationsformen von Krankenhäusern, Pflegeheimen oder weiteren Institutionen. Einzelne Aspekte finden sich jedoch auch durchaus im privaten Umfeld der Familien. Faktoren wie mangelhafte Ausbildung und Informationen, Überforderung, fehlende Perspektiven und Konkurrenz finden sich auch in der familiären Pflege als belastende Elemente.

Die Ursachen für persönliche Gewalt liegen hingegen in der Persönlichkeit und in den Beziehungsgeflechten der Menschen untereinander. So können Kränkungen, Demütigungen oder Verweigerungen Aggressionen auslösen. Gefühle wie Angst oder Überforderung entladen sich in Wut, Hass und Ärger. Schon geringfügige „Vergehen" wie Einnässen, Zuspätkommen oder ähnliches lassen das Gegenüber zum Blitzableiter werden. Fehlende Selbstpflegetechniken der familiären und professionellen Helfer potenzieren die Gefahr. Grundsätzlich gilt: Gewalt ist immer ein Syndrom, bestehend aus Abhängigkeit und Geheimhaltung. Die Auflösung der Abhängigkeit ist wohl in letzter Konsequenz nicht möglich, kann aber durch die Einbeziehung externer Helfer in die familiäre Pflege zumindest teilweise aufgelöst werden, dies gilt vor allem für die konsequente Auflösung der Geheimhaltung. Sie ist durch vertrauensbildende Beziehungsstrukturen zu externen Helfern, Entwicklung von Selbstpflegetechniken und durch konkrete Unterstützung der von Pflegebedürftigkeit betroffenen Familien zu erreichen.

Auswirkungen von familiärer Pflege auf die Biographie des versorgenden Angehörigen

Pflegende Angehörige müssen sich heute auf eine langfristige Änderung ihrer zukünftigen Biographie einlassen. Aufgrund des Fortschritts im medizinischen Bereich wird die familiäre Pflege heute in immer längeren Zeitintervallen vorgenommen. Für den pflegenden Angehörigen bedeutet das zumindest teilweise Berufsaufgabe, damit Verlust von Rentenansprüchen aus eigener Berufstätigkeit und damit Fehlen von beruflicher Anerkennung, von Integration im Freundeskreis, von Freizeit und Urlaubsgestaltung. Bei generationsübergreifender Pflege kommt der allmähliche Rollenwandel von Kindern, Eltern oder Großeltern hinzu. Lebt der Pflegebedürftige mehr in der Vergangenheit, nimmt er seine Umwelt also mit den Augen seiner Jugend wahr, so nimmt die Tochter, Schwiegertochter, der Sohn oder die Enkelin den Pflegebedürftigen in seiner nachlassenden Kraft wahr.

Pflegende Angehörige sind nicht vorbereitet auf die Vielzahl von Anforderungen und können nur schwer Hilfe und Unterstützung für sich organisieren. Sie haben daher ein Recht auf die Unterstützung und Anerkennung der Gesellschaft, in besonderem Maße durch die professionell tätigen Helfer in ihrem pflegerischen Umfeld. Langandauernde Überforderung der Angehörigen führt zu Krankheit und erhöht das Gewaltrisiko in der Pflege.

13.3 Möglichkeiten der Angehörigenunterstützung

Angehörigenberatung, Sprechstunden, Angehörigenbegleitung

All jene, die sich auf ein Pflegemodell geeinigt haben, das die Beziehungspflege in den Mittelpunkt pflegerischen Handelns rückt, sind verpflichtet, die Angehörigen, sofern dies gewünscht oder möglich ist, in die Beziehungspflege einzubeziehen. Familien, die von Pflegebedürftigkeit betroffen sind, befinden sich zunächst in einer krisenhaften Ausnahmesituation. Pflegekräfte müssen das verstehen und daraus entstehende Verhaltensweisen tolerieren. Wichtig ist es, mit sorgfältiger und ehrlicher Information zu einer realistischen Einschätzung zu kommen. Sie müssen lernen, Angehörige nicht länger als lästige Kontrolleure zu verstehen, denn diese verfügen oft über umfangreiche Erfahrungen, die gemeinsam effektiv eingesetzt werden können, um sie für die Pflege nutzbar zu machen.

Die Basis zur gezielten Integration der Angehörigen ist das erste Kontaktgespräch. Bereits hier werden die Weichen gestellt für das Gelingen einer tragfähigen Arbeitsbeziehung zwischen den Angehörigen und den professionellen Helfern. In diesem Gespräch müssen die Bedürfnisse des Pflegebedürftigen und die der Angehörigen geklärt und formuliert werden. Informationen über die aktuelle Einschätzung der pflegerischen Situation und über die regional zur Verfügung stehenden Pflege- und Betreuungsleistungen müssen allgemein verständlich für alle am Prozess Beteiligten ausgelotet und gemeinsame Zielvereinbarungen formuliert werden. Das den Angehörigen auszuhändigende Informationsmaterial muss auf kompetente Ansprechpartner und Fürsprecher hinweisen, die ihm für weitere regelmäßige Informations- und Beratungsgespräche zur Verfügung stehen. Das Informationsmaterial muss insbesondere Informationen enthalten über:

- die Erkrankung und deren Auswirkungen auf die Belange des täglichen Lebens,
- Hilfe zur Beschaffung und für den Einsatz von Pflegehilfsmitteln,
- Möglichkeiten der Schmerzlinderung,
- frühzeitiges Erkennen von Krisensituationen,
- Anregungen von Wohnumfeldverbesserungsmaßnahmen,
- psychosoziale Beratung und Unterstützung für Angehörige,
- wo finde ich regionale komplementäre Hilfeangebote (Besuchsdienste, Hospizdienste, familienentlastende Dienste),
- Angebote der Selbsthilfe (Ansprechpartner, Gruppen),
- Angebote der Kranken- und Pflegekassen,
- finanzielle Fragen,
- rechtliche und versicherungstechnische Belange.

Für die Koordination dieser Maßnahmen sollte der ambulante Pflegedienst den Angehörigen Hilfestellung geben, Ansprechpartner sein und mögliche Aufgaben selbst übernehmen.

Schulungsprogramme für pflegende Angehörige

Übergeordnetes Ziel der Schulungsprogramme ist es, die Pflege und Betreuung des Erkrankten zu erleichtern und die Bewältigungs- und Handlungskompetenz der Angehörigen zu verbessern. Wichtige Schulungsinhalte könnten sein:

- Organisation von Pflege,
- pflegerische Arbeitstechniken, z. B. Rücken schonendes Pflegen,
- Erkennen von Krisensituationen,
- Umgang mit eigenen Gefühlen wie Angst, Schuld, Ungeduld, Trauer,
- Erkennen eigener Belastungen und Umgang mit schlechtem Gewissen und Hilflosigkeit,
- Erkennen eigener Bedürfnisse und Interessen,
- Entlastungsmöglichkeiten.

Neben den Schulungsprogrammen, die in der Regel über die Pflegekassen finanziert werden, sodass für den Kursteilnehmer keine Kosten entstehen, haben sich Vortragsreihen sehr bewährt. Insbesondere im Vorfeld eigener familiärer Pflegetätigkeit finden Angehörige so zu thematischen Informationsschwerpunkten, die sie gerade dann abrufen können, wenn sich aktuell dieses Problem in der Familie anbahnt. Die immer noch bestehende Scheu, mit den „privaten" Problemen in die – wenn auch geschützte – Öffentlichkeit von Pflegekursen oder gar Selbsthilfegruppen zu gehen, können mittels von Vortragsreihen ebenfalls überwunden werden. Insbesondere dann, wenn im Anschluss an solche Veranstaltungen noch Raum für individuelle Beratung gegeben wird.

Selbsthilfe, Beschwerdestellen und Interessenvertretungen für Pflegebedürftige und Angehörige

Selbsthilfegruppen bieten Möglichkeiten im Sinne der gemeinsamen Problembewältigung, Raum um Kraft zu schöpfen, Informationen auszutauschen und Vereinsamung abzubauen oder vorzubeugen. In der Bundesrepublik Deutschland gelten rund 4,2 Millionen Menschen als pflegebedürftig und rund 1,2 Millionen werden durch Angehörige in der eigenen Häuslichkeit versorgt. Das bedeutet, dass wenigstens 1,2 Millionen Menschen familiäre Helfer im Sinne pflegender Angehöriger sind. Die Gründe für die Übernahmen dieser Rolle liegen in engen familiären Bindungen, gemeinsam getroffenen Vereinbarungen, Traditionen und auch wirtschaftlichen Gesichtspunkten. Die Mehrzahl pflegender Angehöriger sind Ehefrauen, Töchter, Schwiegertöchter, Enkelinnen und Mütter. Da bei der Aufnahme der Pflegeverantwortung meist weder die Dauer noch der Umfang der erforderlichen Hilfen erkennbar sind, können Selbsthilfegruppen für pflegende Angehörige ein wichtiges Element der Unterstützung und Selbstpflege sein, vor allem dann, wenn durch lang andauernde schwere Belastung Überforderung eintritt.

Deutsches Rotes Kreuz – Landesverband Schleswig-Holstein (1998): Broschüre Selbsthilfe aktuell, Ausgabe 1/98, Pflegende Angehörige

Forum Sozialstation (1986): Nach eindeutiger Diagnose … ein Therapieplan für die Formularkommission, in: Forum Sozialstation 35

George, W., Geogrge, U. (2002): Angehörigenintegration, Management Handbuch Krankenhaus, Heft 5, R. v. Decker-Verlag

Raab, E. (1993): (ohne Titel) in: „Pflege. Die wissenschaftliche Zeitung für Pflegeberufe", 6. Jahrgang, 2

Sachverständigenrat für die Konzertierte Aktion im Gesundheitswesen (1994): Sachstandsbericht, Baden-Baden, Nomos

Stiefel, M.-L. (1987): Verbesserung der gesundheitlichen und pflegerischen Versorgung im häuslichen Lebenszusammenhang Bestandsaufnahme zum Förderungsbedarf; Materialien und Berichte, Band 21, Förderungsgebiet Gesundheitspflege, hrsg. V. Robert Bosch Stiftung. Bleicher, Gerlingen

154 Angehörigenintegration in der ambulanten Pflege

Adressen

Allgemeiner Behindertenverband in
Deutschland „Für Selbstbestim-
mung und Würde e. V."
Am Köllnischen Park 6/7
10179 Berlin
Tel.: 030/27593429

Arbeiter-Samariter-Bund Deutschland e. V. Bundesverband
Sülzburgstr. 140
50937 Köln
Tel.: 0221/47605-0

Arbeiterwohlfahrt Bundesverband
e. V.
Marie Juchartz Haus
Oppelner Str. 130
53119 Bonn
Tel.: 0228/6685-0

Bundesarbeitsgemeinschaft der
Freien Wohlfahrtspflege e. V.
Oranienburger Str. 13/14
10178 Berlin
Tel.: 030/240890

Bundesarbeitsgemeinschaft der
Krisentelefone, Beratungs- und Be-
schwerdestellen für alte Menschen.
Koordinationsstelle Goetheallee 51
53225 Bonn
Tel.: 0228/636322

Der Paritätische Wohlfahrts-
verband Gesamtverband e. V.
Heinrich Hoffmann Str. 3
60528 Frankfurt am Main
Tel.: 069/6706-0

Deutscher Caritasverband e. V.
Lorenz – Werthmann – Haus
Karlstr. 40
79104 Freiburg
Tel.: 0761/200-0

Deutsches Rotes Kreuz e. V.
Generalsekretariat Präsidium
Carstennstr. 58
12205 Berlin
Tel.: 030/85404-0

Diakonisches Werk der Evangeli-
schen Kirche in Deutschland e. V.
Hauptgeschäftsstelle
Stafflenberger Str. 76
70184 Stuttgart
Tel.: 0711/2159-0

Bundesarbeitsgemeinschaft Alten-
und Angehörigenberatung e. V.
Reinickendorfer Str. 61
13347 Berlin
Tel.: 030/45941103

Schlüsselbegriffe

Angehörigenunterstützung • Angehörigenschulung
Behandlungspflege • Bundessozialhilfegesetz • Einstufungskriterien
Gewalt • Medizinischer Dienst • Pflegebedürftigkeit
Pflegegesetz • Pflegekassen • Pflegeversicherung
Sachverständigenrat • Subsidiaritätsprinzip

Der plötzliche oder der unabwendbare Krankenhausaufenthalt des eigenen Kindes stellt für die meisten Eltern eine erhebliche Bedrohung mit entsprechenden Ängsten und emotionaler Beteiligung dar. Ziel des Beitrags ist es aufzuzeigen, wie es den Pflegenden trotz dieser Ausgangssituation gelingen kann, die Eltern – ihrer Bedeutung gerecht werdend – als zentrale Bezugspartner des Kindes in die Versorgung zu integrieren. Um die Eltern nach deren Möglichkeiten und zugleich an den Bedürfnissen des Kindes orientiert zu beraten, anzuleiten und zu integrieren, werden die verschiedenen Aspekte, die auf das Kind einwirken, vorgestellt.

Die Ausführungen der vorausgegangenen Kapitel zeigen, wie sehr die Krankheitsauswirkungen und die Situation des Krankenhausaufenthalts bereits dem erwachsenen Patienten vielfältige Anpassungsleistungen abverlangen. So liegt die Vermutung nahe, dass sich diese Situation für Kinder, die über ein geringeres Repertoire an Handlungsvermögen verfügen, als potenzielle Gefährdung für deren Entwicklung darstellt. Eine schwere Krankheit und der mit dieser verbundene Krankenhausaufenthalt sollte als eine Lebenskrise, allemal als zusätzliche Entwicklungsaufgabe für das Kind interpretiert werden.

Im Konzept des Hospitalismus wurde davon ausgegangen, dass es in Folge des im Krankenhaus erlebten Reizmangelzustands (Deprivation) zu nachhaltigen, z. T. schwerwiegenden und irreversiblen Veränderungen des Kindes kommen könnte. Berichtet wurden Fälle, die bis zum Tod solchermaßen vernachlässigter Kleinkinder reichte. Entwickelt wurden die Annahmen in einer Zeit, in der mehrmonatige Aufenthalte mit einer weitreichenden Trennung von Eltern und Kind durchaus üblich waren. Es handelt sich beim Hospitalismus um einen dreiphasiger Verlauf:

- erste Phase des „Protestierens" (weinen, schreien, Eltern betteln, Trennungsangst),
- zweite Phase der „Verzweiflung" (Erschöpfung, Trostlosigkeit),
- dritte Phase die „Lösung der Beziehung zur Mutter".

Die Übertragbarkeit dieses Konzepts auf die heutige Zeit ist wohl nur noch sehr bedingt möglich, zu sehr haben sich die Zeiten verändert: Trennungen sind medizinisch und disziplinarisch unnötig geworden, die Behandlungsverfahren sehr viel effektiver, die Aufenthalte erheblich kürzer. Auch bieten die Krankenhäuser heute eine anregende Umwelt für das kranke Kind.

Aufgrund der Tatsache dass weit mehr als die Hälfte aller Kinder zumindest einmal – chronisch kranke Kinder viele dutzend Male – im Verlauf ihrer Kindheit im Krankenhaus aufgenommen werden, wird deutlich, dass für Kinder Krankenhausaufenthalte keine Seltenheit sind. Daher werden die Pflegenden sorgfältig durch eine eigene Ausbildung für diese Betreuungssituation vorbereitet. Gegenstand dieser Ausbildung ist neben der Kinderkrankheitslehre und der damit verbundenen Kinderpflege auch die allgemeine Entwicklungslehre des Kindes. In dieser wird die hervorragende Stellung der Eltern im Heilungs- und Genesungsprozess des Kindes im Krankenhaus erkennbar. Nicht zuletzt aus diesen Erkenntnissen gehört seit den 70er Jahren die Elterneinbeziehung zum geübten Selbstverständnis der meisten Kinderkrankenhäuser. Dennoch gilt bis heute, dass durch die Schwere einiger Krankheitsbilder, die Spezialisierung bestehender Angebote, die Organisationsform einzelner Versorgungsdienstleister oder auch durch die ländliche Lage bedingt, Kinder in Erwachsenenkliniken und Praxen durch die verschiedenen Gesundheitsdienstleister betreut werden, die nicht durch eine Ausbildung auf die Besonderheiten des Kindes und dessen Eltern vorbereitet wurden.

Analysiert man rund um das Thema Kinder die frühere Praxis der Elternintegration, fällt auf, dass es noch gar nicht solange her ist, dass Väter ihre Frauen nicht in den Kreißsaal begleiten konnten, dass verschiedene Überreglementierungen auch anderer Art bestanden und selbst in den Kinderkliniken die Eltern mehr oder weniger offen wie letztlich eben doch störende Personen behandelt wurden. So muss bei kritischer Betrachtung resümiert werden, dass zahlreiche der heute als selbstverständlich angesehenen Angebote an die Eltern der Administration des Krankenhauses, z.T. aber auch direkt den professionellen Helfern – Pflegenden, Hebammen und Ärzten – abgerungen werden musste. Dass weiterhin Bedarf nach zeitgemäßen Methoden der Einbeziehung der Eltern besteht, verdeutlicht der Tatbestand, dass eine erhebliche Differenz darin besteht, Eltern als passive Mitläufer zu akzeptieren (1), diese zu verschiedenen Versorgungsleistungen des Kindes zu ermutigen (2) oder diese gezielt und professionell anzuleiten und zu schulen etc. (3). Hierin unterscheiden sich die Kinderkliniken bis heute erheblich.

14.1　Die Situation des Kindes im Krankenhauses

Um Ziele und Verfahren der Elternintegration zu benennen, ist es notwendig, die Situation des Kindes und dessen Bewältigungsmöglichkeiten einschätzen zu können. Dabei lassen sich verschiedene Einflussgrößen identifizieren (Tabelle 14.1).

Tabelle 14.1: Einflussgrößen der Bewältigungsmöglichkeit

Einflussvariable	Wirkmechanismen
Faktor des Kindes: *Lebensalter (LA)*	LA geht mit Grenzen und Möglichkeiten des Verstehens einher
Faktor des Kindes: *chronisch oder akut krank*	Länge der Auseinandersetzung bedingt unterschiedliche Lösungsstrategien
Faktor des Kindes: Bedrohlichkeit der Krankheit	Die Umwelt reagiert unterschiedlich, eigner Kräftehaushalt
Faktor des Kindes: *Erfahrung: Krankheit und Helfer*	Unterschiedliche Vorerfahrungen führen zu unterschiedlicher Angst, Vermeidung, Kooperation
Faktor des Kindes: *Problemlösungsstrategien, Abwehr*	
Faktor soziales Netz: *Elterliche Unterstützung*	Bedeutendste Instanz der Stressabmilderung und Stärkung der kindlichen Ressourcen
Faktor soziales Netz: *Unterstützung durch Verwandte und Freunde*	Abmilderung und Ressourcenförderung
Faktor Krankenhauswelt: *Kindgerechte Organisation*	Spielzimmer, pädagogische und therapeutische Angebote
Faktor Krankenhauswelt: *Unterstützung durch professionelle Helfer*	Ausmaß der Zuwendung, emotionale Annahme, Information
Faktor Krankenhauswelt: *Unterstützung durch Mitpatienten*	Sozialer Beistand, Aussprache, Ablenkung
Faktor Gesellschaft: *Freistellung eines Elternteils*	Materielle Rahmenbedingungen

Aus dem Zusammenwirken dieser Faktoren lässt sich am ehesten ableiten, mit welchen Anpassungsreaktionen (Coping) – Verhalten, Emotionen und Überlegungen – des Kindes zu rechnen ist (siehe Kapitel 3).

14.2 Die Bedeutung des Alters

Das Alter des Kindes besitzt einen bedeutenden Einfluss auf die Art der benötigten elterlichen Unterstützung, denn in Abhängigkeit davon ergeben sich akzentuierte Bedürfnisse. Um den Einfluss des Alters zu veranschaulichen, wird im Folgenden eine Übersicht der Kindheitsentwicklung vorgestellt, unter deren Anwendung die Ziele und Vorgehensweisen der Angehörigenintegration und die pflegerische Arbeit mit Kindern erleichtert werden soll. Hingewiesen sei auf den Umstand, dass solche normativen Übersichten bei rigider Anwendung zu schematischen und statischen Einschätzungen von in Wirklichkeit dynamischen und sich überlagernden Prozessen führen.

Tabelle 14.2: Die Entwicklung des Kindes

Alter/Lebens-abschnitt	Lebensaufgaben, Leistungs-vermögen	Gefährdungen und mögliche Probleme	Ziele und Vorgehens-weisen der Elternintegration
Säugling 0–1 Jahr	Körperliche, psychische, emotionale Anpassung an äußere Welt, Objektpermanenz	Trennung von primärer Bezugsperson sowie geringe Stimulation können zu Apathie oder Unruhe führen	Beraten: Eltern, insbesondere Mutter zu möglichst hoher Präsenz. Anleiten zu intensivem körperlichen Kontakt, Stillen, Säuglingspflege
Kleinkind 1–2 Jahre	Kind kann laufen, Sprachentwicklung, Kontakte zu anderen Kindern, Zeitgefühl gering	Trennung von primärer Bezugsperson, Apathie, geringe Reaktionen, Unruhe	Beraten: s. o. Präsenz. Anleiten: Mit Therapeuten Motorik- und Bewegungsprogramm, Kleinkindpflege
Kindergartenkind 2–4 Jahre	Erste längere Trennungen von Bezugspersonen, Geschlechtsrolle, Aufbau anderer sozialer Beziehungen, keine Ursache-Wirkung-Verknüpfungen	Verzögerter Aufbau der verschiedenen Handlungsoptionen, insbesondere bei chron. Krankheit, Gefahr der Regression bis zu Säuglingsverhalten	Beraten: s. o. + Entwicklungsgerechte Vorbereitungen, Kinder zum Ausdrücken ihrer Ängste und Träume ermutigen. Anleiten: Mit den Therapeuten Motorik-, Mal- und Bewegungsprogramm entwickeln, Sprache und Informationen gewinnt Bedeutung

Vorschulkind 4–7 Jahre	Trennungsphasen, Gruppenfähigkeit, einfachen moralische Entscheidungen treffen, konkrete Operationen können durchgeführt werden.	s. o. + soziale Isolation bzw. Fixierung auf Eltern, Enttäuschung über Unvermögen und Alleingelassenwerden von den Eltern	Beraten: s. o. + Kinder unterstützen das Richtige zur Krankheit, Entstehung etc. zu denken und keine falschen Gedanken und Phantasien entwickeln. Anleiten: Mit den Therapeuten Motorik-, Mal- und Bewegungsprogramm entwickeln, Sprache und damit verbundene Informationen gewinnen Bedeutung, soziale Interaktionen und Spiele stabilisieren das Kind zunehmend
Schulkind 6–9 Jahre	Unabhängigkeiten ausbauen, soziale Kooperationen, schreiben und lesen	Autonomieverlust, verzögerter Erwerb der Kulturtechniken	Beraten: s. o. Anleiten: viel Lebenskontinuität ermöglichen, schulische Aktivitäten pflegen
Das „große Kind" 9–12 Jahre	Gemeinschaft zu Gleichaltrigen, körperliche Reifung. Weitgehend abgeschlossene kognitive Entwicklung	Kann weit besser mit der Situation klarkommen. Gefährdung bei schweren Prognosen	Beraten: s. o. + Die Eltern zu regelmäßiger Präsenz, die sozialen Kontakte zu den anderen Kindern sind sehr bedeutsam, Sorgen und Ängste ernst nehmen, begrenzte Regressionen zulassen, zugleich auch mit der Vernunft rechnen
Pubertät 12–16 Jahre	Berufswahl, Identität der Geschlechtsrolle, Autonomieerwerb	Gefährdungen bei schweren Prognosen	Beraten: s. o., wenn möglich den Jugendlichen in Kinderklinik betreuen, Lebenskontinuität sichern

Die Übersicht erlaubt es, altersgemäße Möglichkeiten und Grenzen des Kindes zu identifizieren und gibt der Pflege die Möglichkeit, über eine Ressourcen- und Gefährdungsanalyse die Akzentuierung der Elternintegration zu erschließen. Wird diese Taxonomie verwendet, so zeigt sich beispielsweise:

- dass Eltern und Pflegekräfte Kinder in deren intellektuellen Verstandesmöglichkeiten häufig überschätzen und dieser Anspracheebene zu sehr vertrauen. Das erklärende, rational-logische Gespräch besitzt auch für „kluge" Kleinkinder in deren emotionaler Sicherung einen weit geringeren Stellenwert als dies für Schulkinder der Fall ist. Dass sich dieses Gespräch trotzdem auch für ein Kleinkind beruhigend auswirken kann, ist weniger auf das „Verstehen" der Dinge zurückzuführen, als auf die im selben Gespräch ausgedrückte nonverbale Zuwendung, ruhige Stimmung etc. (*Altersabhängigkeit des Ausmaßes der Verstandesentwicklung*);
- dass die körperliche Interaktion, Nähe und Berührung für Säuglinge eine noch größere Bedeutung besitzt als für Kleinkinder. Für Kleinkinder eine größere als für Kindergartenkinder. So benötigt der Säugling häufige körperlich intensive Interaktionen, ein 6-jähriges Kind will und braucht nur gelegentlich gehalten und berührt werden (*Altersabhängigkeit des Ausmaßes der körperlichen Nähe*);
- dass es möglich ist, die Biografie eines chronisch kranken Kindes und dessen Familie zu verstehen. Ein heute 13jähriges Kind ist nicht in der Lage, seine altersgemäßen Lebensaufgaben zu bewältigen, denn es ist noch immer mit den Aufgaben des 10jährigen befasst (*biographische Perspektive*);
- dass Regression eine häufige Antwort auf das kritische Ereignis Krankheit und Krankenhausaufenthalt darstellt. Unter Regression ist ein Verhaltensmuster zu verstehen, indem bereits erreichte Entwicklungsstufen aufgegeben und auf frühere, in aller Regel einfachere Lösungen Rückgriff genommen wird: Ein Kind, das zu Hause selbständig essen konnte, gibt dies unbewusst wieder auf und lässt sich im Krankenhaus von der Mutter füttern, weil es sich selbständig nicht mehr versorgen kann. Auch das Einnässen bereits „trockener" Kinder gilt als typisch regressive Reaktion (*Regression als wichtiges Bewältigungsmuster*).

14.3   Chronisch oder akut krankes Kind

Ungefähr 10–12 % aller Kinder leiden an einer chronischen Krankheit. Die Tendenz ist dabei steigend. Zahlreiche Eltern dieser Kinder verfügen aufgrund der z. T. lebenslangen Auseinandersetzung mit der Krankheit über ein ausgeprägtes Erfahrungs- und fachliches Wissen. Sie haben sich belesen, sind in Selbsthilfegruppen tätig, tauschen sich im Internet aus etc. Hinter einigen liegt bereits eine wahre Odyssee bei unterschiedlichen Fachleuten und spezialisierten Zentren sowie Anbietern von alternativen Behandlungsmethoden. Viele haben sich so zu regelrechten Experten entwickelt, die jeden Schritt begleiten und verstehen wollen. Für den Umgang mit diesen Eltern gilt:

- deren Wissen und Erfahrungen offensiv aufzunehmen, indem bestimmte pflegerische Handlungen oder Durchführungen mit den Erfahrungen der Eltern (z. B. solchen aus anderen Zentren) abgestimmt werden,
- deren Expertenstatus nicht „Kleinzureden" („Wir sind hier die wahren Profis"),
- ihnen Wege aufzeigen, wie sie sich für die Krankheit, die damit verbundene Selbsthilfe, einen Förderkreis o.ä. engagieren können, bzw. bei bereits bestehendem Engagement dieses zu würdigen,
- qualifizierte und beständige Information und Beratung.

Wie die anderen Eltern auch sind auch die „Experten-Eltern" verschiedenen Gefährdungen ausgesetzt:

- psychische und physische Erschöpfung,
- dauerhafte Überlastung der (Rest-)Familie,
- aus dem Umgang mit eigenen Schuldvorwürfen können (offene und verdeckte) Aggressionen oder ein „overprotecting" des Kindes entstehen,
- die Rolle des „Experten" kann zu offenen und verdeckten Konflikten mit dem Behandlungsteam führen,
- materielle und soziale Folgen aus der Betreuung des Kindes.

Um diese Gefährdungen zu mindern, sollten zeitig die verschiedenen Entlastungsmöglichkeiten und ergänzenden Versorgungspartner einbezogen werden.

Die Pflegeplanung des chronisch kranken Kindes muss immer die über die Zeit des Krankenhausaufenthalts hinaus reichenden Pflegeziele mit berücksichtigen. Auch, weil in dieser Zeit die Eltern die pflegerische Versorgung ihres Kindes weiter (mit) durchführen werden. Die Behandlung chronisch erkrankter Kinder führt natürlich zu einem immer wieder veränderten Pflegeprozess. Über solche Veränderungen müssen die Eltern sorgfältig informiert und wenn nötig erneut angeleitet bzw. geschult werden.

Auch sollten die Eltern immer wieder dahingehend beraten und angeleitet werden, wie sie ihr Kind altersgemäß auf die verschiedenen Krankheitsauswirkungen, einen eventuell kommenden Krankenhausaufenthalt oder auch zu erwartende Eingriffe vorbereiten. Fehlende oder falsch vorgetragene Vorbereitung der Kinder werden immer wieder problematisiert. Inzwischen existiert ein vielfältiges Angebot didaktisch aufbereiteter Materialien wie Kinderbücher, Kassetten, Arztkoffer und auch Guidelines für Eltern. Im idealen Fall kommen so Qualität des kindgerechten Materials und das einfühlsam-informierende Gespräch der Eltern zusammen und ermöglichen eine gedankliche, emotionale und auch übende Vorbereitung des Kindes. Jeder Kinderpflegebereich sollte über eine Bibliothek für seinen Versorgungsauftrag empfehlenswerter Materialien verfügen und diese gezielt an die Eltern und Kinder vermitteln. Auch die Möglichkeiten der systematischen Desensibilisierung – von den Angehörigen vorgetragen – können für eine entängstigende Vorbereitung und Behandlung von Kindern sehr hilfreich sein (siehe Kapitel 8).

Neben der immer wieder auch für das chronisch kranke Kind zu führenden guten Vorbereitung und Einstellung verlangt gerade die Auseinandersetzung mit einer chronischen Krankheit, dass dem Kind und auch dessen Eltern die Möglichkeit zur kontinuierlichen Aussprache über deren Nöte und Ängste als auch deren positive und ermutigende Erfahrungen gegeben wird. Es ist wichtig, dass die Pflegenden die Eltern dahingehend beraten, dass diese ihr Kind ermutigen, seine Hoffnungen und Ängste auszudrücken. Von welcher Motivation sonst sind die Bilder in den Kinderkliniken entstanden? Auf Gesprächsangebote zwischen gleichermaßen Betroffenen ist hinzuweisen, sie gilt es zu unterstützen und mitaufzubauen (siehe Kapitel 11). Das eigene Modell ist richtungsweisend.

Das chronisch kranke Kind und seine Eltern sind auf die optimale Verzahnung der verschiedenen Partner besonders angewiesen. Die Erfahrung lehrt, dass zahlreiche Eltern die wichtigsten Koordinatoren und letztlich Casemanager der über die Versorgungssektoren hinaus reichenden Betreuungssituation sind. Auch hierin gilt es die Eltern zu beraten, zu unterstützen und die Versorgung des Kindes um die eigenen professionellen Pflegeangebote zu erweitern. Verschiedene Pflegemodelle sehen eine Mitbetreuung der Betroffenen über deren Abreise aus dem Krankenhaus hinaus durch das Pflegeteam vor. Die Familie wird weiterhin, etwa in Form von regelmäßig durchgeführten Visiten, begleitet. Im Versorgungsfeld krebskranker Kinder etwa gibt es zahlreiche richtungsweisende Modelle einer familiär-elterlichen Integration in Behandlungskonzepte, die grundsätzlich die häusliche Situation mit einbeziehen.

Die Situation des akut im Krankenhaus behandlungsbedürftigen Kindes und dessen Eltern zeichnet sich oft durch Dynamik und z.T. unkoordiniert erscheinende Reaktionen der Eltern aus. Handelt es sich um einen als bedrohlich wahrgenommenen Verlauf – und grundsätzlich wird von den Eltern jede Krankenhauseinweisung als bedrohlich eingestuft –, so besteht die Gefahr, dass sich die Besorgnis in Panik wandelt und sich diese auf das Kind überträgt. Für den Umgang mit diesen „unerfahrenen" Eltern ist deshalb zu beachten:

- die ersten Kontakte (siehe Kapitel 5) sind von hervorragender Bedeutung: Wenn es gelingt Zuversicht, Kontrolle und Annahme des Kindes und der Eltern zu signalisieren, so wird dies den weiteren Behandlungsverlauf positiv prägend beeinflussen,
- die Ruhe zu bewahren. Ziel ist es, den ersten Schock zu mildern, die erste Konfrontation im Krankenhaus durch Erklärungen, Informationen und Annahme der elterlichen Sorgen zu überwinden,

- das Kind insoweit „abzuschirmen", als dass zu große Unruhe nicht entstehen und übertragen werden kann,
- für den weiteren Verlauf eine partnerschaftliche Kooperation und ein Versorgungsbündnis aufzubauen.

So wie der erste Kontakt prägend verläuft, ist dies auch für den gesamten Krankenhausaufenthalt gültig. Auch hier zahlt sich die in die Elternarbeit investierte Zeit spätestens bei einem weiteren notwendigen Aufenthalt aus.

14.4   Die Persönlichkeit des Kindes und sein Lebensumfeld

Jedes Kind ist aufgrund seiner Erfahrungen, Lerngeschichte, erworbenen Problemlösungsstrategien und seines genetischen Inventars eine eigene Persönlichkeit. Selbst Kleinkinder haben in nur kurzer Zeit unterschiedliche Strategien erworben, die es ihnen erlauben, ihre Bedürfnisse unter den jeweils bestehenden Umfeldbedingungen zu befriedigen. Jede 12-jährige Schülerin verfügt bereits vor einem Krankenhausaufenthalt über Erfahrungen und Strategien im Umgang mit bedrohlichen Situationen. Auch darüber, welche Rolle ihre Eltern übernehmen. Diese Erfahrungen bringen die Kinder mit in das Krankenhaus. Spätestens in der Pflegeanamnese sammeln die Pflegenden Informationen, sowohl zur Persönlichkeit des Kindes als auch zu dessen sozialen Lebensumständen. Je mehr Informationen aus diesen Bereichen erhoben werden, desto weiter wird die mögliche Perspektive des pflegerischen Auftrags. Dies kann in der Praxis soweit reichen, dass dieser neu, auch gegenüber anderen Berufsgruppen formuliert werden muss. So kann etwa die Klärung des Verhältnisses zu den sozialtherapeutischen Arbeitsbereichen notwendig werden.

Bei Sichtung des sozialen Umfelds der Kinder wird rasch deutlich, dass diese nicht immer in kindgerechten Umwelten leben und dieser Tatbestand durchaus auch in die Verantwortlichkeit der Eltern fallen kann. Hinzu kommt, dass soziale Verwahrlosung – früher charakteristisch für die sozial belastetsten Schichten – seit einiger Zeit immer mehr auch bei Kindern aus materiell abgesichertem Lebensumfeld vorzufinden ist. Solche Kinder zeigen ein ausgesprochen problematisches Sozialverhalten. Folgerichtig bieten auch im Krankenhaus keineswegs alle Eltern – unabhängig von deren sozialer Zugehörigkeit – die wünschenswerte und notwendige Unterstützung des kranken Kindes an. Wegen dieser und anderer problematischer Konstellationen ist es immer Ziel der Pflege, andere möglicherweise für solche Kinder hilfreiche Familienangehörige, wie z. B. die Großeltern oder Geschwister, zum Besuch und zur Unterstützung des Patienten zu ermutigen. Studien zeigen auf, dass der Regelfall glücklicherweise die breite Solidarität der Betroffenen ist: Dies betrifft die kranken Kinder untereinander, die Kontakte zwischen deren Eltern sowie auch die „fremder Eltern" zu den anderen kranken Kindern.

Diese Situation der mitmenschlichen, aber auch ganz praktischen Begegnung und Entlastung gilt es durch die Pflege anzulegen und zu unterstützen. Dabei sollte diese „Solidargemeinschaft" durchaus ihre ungestörten Zeiten besitzen. Leider gibt es nur sehr wenige Studien, die der Frage nachgehen, was in den Patientenzimmern vor sich geht, wenn die Patienten und Eltern – wie die meiste Zeit ihres Krankenhausaufenthalts – unter sich sind.

14.5 Die Bedrohlichkeit der Erkrankung

Je bedrohlicher die Erkrankung des Kindes ist, desto größer ist auch die daraus resultierende Belastung der Eltern. Familien, in denen Kinder lebensbedrohlich erkrankt sind, sollten immer ein familien- bzw. krisenbezogenes Versorgungsangebot erhalten. *Das Sterben des eigenen Kindes ist sicher einer der fürchterlichsten Schicksalsschläge der menschlichen Existenz.* An die Helfer, die in diesem Umfeld handeln, sind die höchsten menschlichen und fachlichen Ansprüche gestellt. Gerade in diesem Versorgungsfeld wird deutlich, wie wichtig die Praxis einer intensiven Abstimmung und gelungenen Integration der Eltern ist. Sie stellt eine der zwingenden Vorraussetzungen dafür dar, dass die Pflegenden dauerhaft keinen Schaden nehmen (siehe Kapitel 20).

14.6 Das Behandlungsteam

Dem Behandlungsteam kommt für die Dauer des Aufenthalts eine besondere Bedeutung zu: Wie kooperieren die verschiedenen Berufsgruppen im täglichen Ablauf miteinander, wie sind deren Informationen verbunden, wie wird die Qualität der Teamarbeit gefördert? Die Güte der Angehörigenintegration wird hiervon erheblich beeinflusst, denn es ergibt ein unterschiedliches Ergebnis, wenn jede Berufsgruppe für sich ihre Perspektive und Handlungsanleitungen an die Angehörigen vermittelt oder wenn das gesamte Team ein die verschiedenen Inhalte verbindendes Vorgehen entwickelt hat (siehe Kapitel 12), als dessen Resultat ein Hilfsplan für das Kind und dessen Eltern entsteht. Dabei wirkt sich die Güte des Behandlungsteams nicht nur auf die fachliche Ebene der Angehörigenintegration aus.

Bis heute ist in der Kinderheilkunde zu beobachten, wie sehr bestehende Unzulänglichkeiten elterlichen Engagements insbesondere durch Pflegekräfte kompensiert werden. Durch die Art des beruflichen Auftrags übernehmen die Pflegenden die mütterlichen Aufgaben des häuslichen Milieus. Dass aus solchen Situationen leicht Überforderungen und vielfältige Rollenkonflikte für die Pflegenden entstehen können, ist offensichtlich. Diese „Verwechselungen" müssen zum Anlass genommen werden, sie im Behandlungsteam zu besprechen und gemeinsam verantwortete Lösungen zu erarbeiten. Dazu wiederum muss das Team in der Lage und motiviert sein.

14.7 Die Pflegekraft

Zuletzt soll die Aufmerksamkeit auf Person und Vorgehen der Pflegenden gerichtet werden, deren Wunschprofil – geht man den Berichten der Pflegenden aus den entsprechenden Bereichen nach – sich aus Sicht der Eltern erahnen lässt:

- Die Pflegeperson sollte ein hohes Maß an Fachkompetenz besitzen.
- Geduld gegenüber dem Kind und dem Angehörigen sollten abbildbar sein, deren täglichen Bedürfnisse ernst genommen werden.
- Es sollte die Bereitschaft bestehen, durchaus auch einmal als „verlängerter Arm" der Eltern zu agieren.
- Nicht zuletzt sollte die Pflegeperson verfügbar sein.

Wenn auch pointiert dargestellt, so zeigt sich doch in der beruflichen Praxis ein erheblicher Widerspruch gegenüber der eigenen Rollendefinition. So ist es wichtig, frühzeitig zu einer konstruktiven Klärung des Miteinanders von Eltern und Pflegenden zu gelangen. Wie kann dies auf den Weg gebracht werden? Die Pflegekraft sollte hierfür ein dezidiertes *Arbeitsbündnis mit den Eltern* eingehen, dessen Gegenstand es ist, diejenigen Pflegeziele, die auch die Eltern betreffen, nicht nur mit diesen gemeinsam abzustimmen, sondern in ihrer praktischen Erreichung auch in der Verantwortlichkeit mit zu übertragen (Abbildung 14.1). Dieses Arbeitsbündnis muss nicht schriftlich ausgedrückt werden. Das im Anhang angelegte Muster kann als Leitfaden eines entsprechenden Gesprächs dienen. Von dieser gemeinsamen Verantwortung ausgehend können dann relativ pragmatisch die verschiedenen Aktivitäten vereinbart werden. Ein solches Vorgehen wirkt auch präventiv gegen eine möglicherweise vorhandene latente Konkurrenz zwischen den Helfern und den Eltern. Einem Phänomen, das bei Eltern ebenso wie bei Pflegenden beobachtbar ist und das den Behandlungszielen immer abträglich ist.

14.8 Die Perspektive der Eltern

Wenn auch nicht direkt von aktuell betroffenen Eltern erstellt, so bietet die „Charta für Kinder im Krankenhaus" ein gutes Beispiel für die elterliche Perspektive und deren Sorgen, wenn ihr Kind im Krankenhaus versorgt

Ziel ist es, durch das vereinbarte Arbeitsbündnis die Versorgung und die damit einhergehende Heilung/Genesung/Rehabilitation/Betreuung von Herrn/Frau .... zwischen den Pflegenden .... und der/dem Angehörigen/Freund.................... auf eine für beide Bündnispartner – auf der Grundlage gegenseitigen Vertrauens – nachvollziehbare Grundlage zu stellen. Es ist ausdrücklich kein Vertrag oder keine Methode, um juristische Ansprüche herzuleiten.

Gemeinsame Pflegeziele

Pflegeziel 1 ....
Teilziele:
1.
2.

Aktivität	Häufigkeit	Pflegekraft	Angehöriger	Sonstige Unterstützung

Pflegeziel 2 ....
Teilziele
1.
2.

Aktivität	Häufigkeit	Pflegekraft	Angehöriger	Sonstige Unterstützung

Pflegeziel 3 ....
Teilziele
1.
2.

Aktivität	Häufigkeit	Pflegekraft	Angehöriger	Sonstige Unterstützung

Weitere Vereinbarungen:
....
....

Letzte Überarbeitung: ....

Abbildung 14.1: Muster eines Arbeitsbündnisses zwischen Angehörigen und Pflegenden

werden muss. Zugleich werden Empfehlungen an die dort Handelnden erkennbar gemacht:

1. Kinder sollten nur dann in ein Krankenhaus aufgenommen werden, wenn die medizinische Behandlung, die sie benötigen, nicht ebenso gut zu Hause oder in einer Tagesklinik erbracht werden kann.
2. Kinder im Krankenhaus haben das Recht, ihre Eltern oder eine andere Bezugsperson jederzeit bei sich zu haben.
3. Bei der Aufnahme eines Kindes im Krankenhaus soll allen Eltern die Mitaufnahme angeboten werden. Die Eltern sollen unterstützt werden und sie sollen zum Bleiben ermutigt werden. Eltern sollten daraus keine zusätzlichen Kosten oder Einkommensverluste entstehen. Um an der Pflege ihres Kindes teilnehmen zu können, sollen Eltern über die Grundpflege und den Stationsalltag informiert werden. Ihre aktive Teilnahme daran soll unterstützt werden.
4. Kinder und Eltern haben das Recht, in angemessener Art (ihrem Alter und Verständnis nach) informiert zu werden. Es sollen Maßnahmen ergriffen werden, um körperlichen und seelischen Stress zu mildern.
5. Kinder und Eltern haben das Recht, in alle Entscheidungen, die ihre Gesundheitsfürsorge betreffen, einbezogen zu werden.
6. Jedes Kind soll vor unnötigen Behandlungen und Untersuchungen geschützt werden.
7. Kinder sollen nur gemeinsam mit Kindern betreut werden, die von ihrer Entwicklung ähnliche Bedürfnisse haben. Kinder sollen nicht auf Erwachsenenstationen aufgenommen werden. Es soll keine Altersbegrenzung für Besucher von Kindern im Krankenhaus geben.
8. Kinder haben das Recht auf eine Umgebung, die ihrem Alter und ihrem Zustand entspricht und die ihnen umfangreiche Möglichkeiten zum Spielen, zur Erholung und Schulbildung gibt. Die Umgebung soll für Kinder geplant, möbliert und so ausgestattet sein, dass sie den Bedürfnissen der Kinder entspricht.
9. Kinder sollen von Personal betreut werden, das durch Ausbildung und Einfühlungsvermögen befähigt ist, auf die körperlichen, seelischen und entwicklungsbedingten Bedürfnisse von Kindern und ihren Familien einzugehen.
10. Die Kontinuität in der Pflege kranker Kinder soll durch ein Team sichergestellt sein.
11. Kinder sollen mit Takt und Verständnis behandelt werden und ihre Intimsphäre sollte jederzeit respektiert werden.

Die einzelnen Gliederungspunkte dieser Charta können sehr gut als Ausgangsbasis zur Entwicklung einer speziellen Übersetzung für jede Kinder versorgende Station, Abteilung oder Bereich dienen.

14.9 Elternberatung und Elternedukation

Die Beratung und Information der Eltern (siehe Kapitel 6) durch Pflege-kräfte besitzt während des gesamten Krankenhausaufenthalts und über die-sen hinaus eine hervorragende Bedeutung. Die Einrichtung einer Elternbe-ratungsstelle im Krankenhaus, einer regelmäßigen Elternsprechstunde und eines beratenden Konsiliardienstes der Pflege ist also immer ein wichtiges Ziel.

Die Elternschulung (siehe Kapitel 9) ist trotz bestehender z. T. exzellenter Angebote noch immer zu verbessern bzw. neuen Erfordernissen anzupassen. Es steht also weniger im Vordergrund, völlig neue Schulungskonzepte zu ent-werfen, als die richtungsweisenden allen Betroffenen zugänglich zu machen. Es bestehen jedoch verschiedene Gefälle, die Versorgung in ländlichen Regio-nen ist unzureichender, es existiert eine Ost-West-Schräglage etc.

Guideline: Eltern im Krankenhaus

1. Die Bedeutung des Erstkontakts hat bei Eltern und bei Patienten stark prä-gende Wirkung
2. In welcher Situation befindet sich das Kind und die Eltern (z. B. Alter, akut krankes oder chronisch krankes Kind, Lebensumfeld etc.)?
3. Festlegen, was das Kind am ehesten von seinen Eltern braucht
4. Entwicklung eines Eltern-Integrationsplans im Rahmen der Pflegeplanung
5. Arbeitsbündnis mit dem Eltern über Pflegeziele
6. Entwicklung eines Information-Materialsets für Eltern und Patienten
7. Entwicklung eines abgestimmten Beratungskonzeptes, d. h. Elternsprech-stunde, Konsiliardienst o. ä.
8. Entwicklung eines abgestimmten Schulungsprogramms
9. Aufbau, Verweis und Kooperation mit Selbsthilfegruppen
10. Betroffenen-Empowerment fördern
11. Akzeptieren von „Experten- und Selbst-hilfebedürftigen"-Eltern
12. Kontinuierliche Teamentwicklung und Erhöhung der Reflexivität der Mit-arbeiter

Jochmus, I., Schmitt, G. M. (1997): Psychosomatik in der Pädiatrie. In: Uex-küll, T. v. et al.: Psychosomatische Medizin, 5. Aufl. Urban & Fischer, München

Petermann, F. (1995): Chronische Krankheiten in den ersten Lebensjahren und ihre Bewältigung. In: Oerter, R., Montada, L. (Hrsg.) Entwicklungs-psychologie, PVU-Beltz, Weinheim

Zapotoczky, H. G., Nutzinger, D. O. (1995): Psychologie am Krankenbett, 2. Aufl. PVU-Beltz, Weinheim

www.kinderhospital.de/bakuk
Bundesarbeitsgemeinschaft Kind und Krankenhaus e. V.
www.geburtskanal.de
rund um Schwangerschaft, Geburt etc.
www.elternimnetz.de
Stichwort: Kind im Krankenhaus
www.akik-bundesverband.de
Charta für Kinder im Krankenhaus
www.veid.de
Verwaiste Eltern in Deutschland e. V.

Schlüsselbegriffe

Akut krank ● Biographische Perspektive ● Casemanager
Charta für Kinder ● Chronisch krank ● Coping
Elternedukation ● Elternberatung ● Elternsprechstunde
Entwicklungsaufgaben ● Experteneltern ● Hilfsbedürftigkeit
Hospitalismus ● Pflegeanamnese ● Pflegeplanung
Pflegeziele ● Regression ● Sterben ● Systematische Desensibilisierung

15 Die Integration Betroffener islamischen Glaubens

von Yasar Bilgin

Zum Islam bekennen sich zur Zeit über 1 Milliarde Menschen in allen Teilen. Es gibt die Naturgesetze, denen wir unterliegen, sowie die „Gesetze" der Ethik und Religionen, die das Zusammenleben der Menschen prägen. In der islamischen Weltanschauung glaubt der Mensch einerseits unmittelbar an Gott, lebt aber andererseits bewusst im Hier und Jetzt.

Die meisten Migranten aus der Türkei, Nordafrika und Ländern des Nahen Ostens bekennen sich zum Islam. Als Ärzte und Pflegepersonal werden wir in Krankenhäusern mit diesen Menschen konfrontiert, die sich in einer für sie nicht alltäglichen Situation befinden und unsere Hilfe benötigen. Kulturabhängig werden Fragen um Gesundheit, Krankheit und Tod unterschiedlich aufgefasst. Besseres Wissen um kulturelle Unterschiede verbessert den Umgang mit den Patienten.

Jeder Mensch verfügt über seine eigene innere Erfahrenswelt. In diese gilt es, sich einzufühlen. Um dieses besser zu ermöglichen, werden mehrere Themen der islamischen Religion – wie Schicksalstheorie, Umgang mit Gesundheit und Krankheit, Gebete, islamisches Brauchtum – vorgestellt, die Einfluss auf den Gesundheitsbereich haben können.

15.1 Schicksalstheorie

Die Schicksalstheorie im Islam soll an dieser Stelle erläutert werden, weil sie im Umgang mit Krankheit und Tod einen starken Einfluss auf die Menschen hat. Man glaubt, was von Gott geplant und vorher gewusst ist, wird auch geschehen. Im Islam sind die Menschen über die Präsenz des Schicksals informiert und glauben daran, aber ihnen ist kein Wissen über den Inhalt der Vorbestimmung gegeben. Diese Einstellung hat auch Einfluss auf die Medizin und auf den Umgang von Patienten und Angehörigen mit Gesundheit und Krankheit. Für die islamische Religion ist der Aufenthalt auf der Erde ein Zeitintervall, in dem die von Gott geplanten Ereignisse, unter Berücksichtigung des freien Willens des Menschen, dem durch die Gesetzmäßigkeiten des Körpers ebenfalls Grenzen gesetzt sind, vom Menschen erlebt werden.

Gesundheit ist das Freisein von Schmerzen und körperlichen Dysfunktionen. Für den Muslim ist dies wichtig, weil der Körper einerseits ein von

Gott gegebenes Gut ist, das zu pflegen und zu bewahren ist, und andererseits soziale und religiöse Pflichten abhängig vom Gesundheitszustand zu leisten sind. Körperliche und seelische Beschaffenheit ist das Instrumentarium, mit welchemdas menschliche Ich Handlungen ausführen kann. Es besteht eine Verpflichtung, dieses optimal zu nutzen. Außerdem hat die körperliche und seelische Gesundheit Einfluss auf unser Verhalten. Deswegen sollte die körperliche und seelische Gesundheit optimal erhalten werden.

Nach islamischem Verständnis sind unser Körper und unsere Seele an gewisse Gesetzmäßigkeiten gebunden. Diese Gesetzmäßigkeiten erlauben uns, dass wir weiterhin am Leben bleiben. Das Wissen über chemische, biologische, physikalische Gesetze oder die Ich-Entwicklung kann dazu führen, dass wir unseren Körper und unsere Seele, die im Islam als getrennt voneinander beschrieben werden, optimal nutzen. Der Schutz gegen Krankheit, d. h. präventive Maßnahmen, verlangt immer das Wissen über die Ursachen und die Zusammenhänge, um sich schützen zu können. Krankheit ist alles, was den körperlichen und seelischen Zustand des Menschen verändert. Der Islam sagt, dass jede negative Veränderung eine Ursache hat, die man versuchen sollte zu beheben (davon ausgenommen sind nur die Alterung und der Tod). Hierzu ist man verpflichtet und sollte sich bemühen, die Ursache der Störung zu finden, um die Gesundheit zu bewahren und Krankheiten zu behandeln. Eine unheilbare Krankheit gilt im Islam als eine Krankheit, deren Ursache noch nicht gefunden wurde.

Wenn man alles zusammen betrachtet, sind wir nach der islamischen Religion verpflichtet, fundiertes Wissen zu erwerben, um uns danach entsprechend zu verhalten. Wenn eine Krankheit aufgetreten ist, spielt dementsprechend auch das Resultat der eigenen Handlungen eine Rolle. So muss man bei einer schweren Krankheit auch die Ursache in seinen eigenen Handlungen und in fehlendem Wissen suchen. Medizin ist im Islam die Wissenschaft, mit der man die göttliche Planung erforschen kann. Aus diesem Grund sind Mediziner und Pflegepersonal hoch angesehen und sollten ihre Fähigkeiten jedem zur Verfügung stellen.

15.2 Gesundheit und Krankheit

Im Islam spielen zwei Punkte eine überaus wichtige Rolle: 1. Die Lebensspanne ist endlich und der Tod nicht aufhaltbar. 2. Der menschliche Genpool darf nicht verändert werden, auch wenn es machbar erscheint, d. h. dem Menschen ist die Möglichkeit und die Erlaubnis gegeben, das Geheimnis der Schöpfung zu erforschen, aber ihm ist nicht die Erlaubnis gegeben, sie zu verändern. Der Mensch hat nicht nur den Anspruch auf Gesundheit, sondern ist auch verpflichtet, seinen Anteil dafür durch gesunde Lebensweise und Nutzung von Präventivmaßnahmen zu leisten.

Wie in allen anderen Religionen bedeutet auch im Islam eine Krankheit einen besonderen Lebensabschnitt für den jeweiligen Menschen. Dadurch kann er eine neue Sichtweise der Dinge gewinnen und seinen Umgang mit anderen Menschen reflektieren.

15.3 Therapie

Bei Krankheiten sind wir als Ärzte und Pflegepersonal verpflichtet, alle Maßnahmen nach den momentanen Möglichkeiten der medizinischen Kunst anzuwenden und diese den Patienten und ihren Angehörigen klar darzulegen. Dabei werden viele muslimische Patienten die Therapie mit einem Gebet unterstützen. Die Angehörigen begleiten den Patienten und stärken ihn durch ihre Anteilnahme.

15.4 Gebete

Im Islam verrichtet der Gläubige eine bestimmte Form von rituellen Gebeten. Diese sind körperbezogen und werden fünfmal am Tag vollzogen. Bestimmte Waschungen sind vorbereitend notwendig. Im Krankenhaus ist es hilfreich, wenn das Pflegepersonal dem Patienten bei den Notwendigkeiten (einen geeigneten Raum finden, Gebetsrichtung nach Mekka im Osten anzeigen, Gebetsteppich) behilflich sein kann. Die rituelle Fastenzeit, in der die freiwillige Nahrungskarenz während der Tageszeit praktiziert wird, gilt nicht für Erkrankte, auch Schwangere sind hiervon ausgenommen. Nach der Genesung holt der Patient dann die Fastenzeit nach. Gebets- und Andachtsräume, die einen geschützten Rahmen bieten, sind in Krankenhäusern leider häufig nicht vorhanden.

15.5 Sterben und Tod

Der Tod ist für viele Religionen, wie auch im Islam, nicht beendend, sondern das Ende der den Menschen zur Verfügung stehenden Zeitspanne. Die Seele verlässt beim Sterbeprozess den Körper. Im Augenblick des Todes versucht jeder gläubige Muslim, den Bekenntnissatz zu Gott auszusprechen, da die Hoffnung auf das Paradies größer ist, wenn man dies mit dem letzten Atemzug sagen kann. Meist wird dieses von den Angehörigen unterstützt, indem sie den Sterbenden daran zu erinnern versuchen.

Das Beenden der Therapie bei Schwerkranken (Euthanasie) ist im Islam nicht erlaubt und gilt als Tötungsdelikt. Erlaubt ist aber in Übereinstimmung mit der Anwendung der Definition Hirntod das Abschalten der Beatmungsgeräte. Eine Sterbebegleitung von Patienten, die auf der Intensivstation liegen, ist aufgrund der besonderen Verhältnisse sehr schwierig. Wenn möglich sollten aber auch hier die Angehörigen einbezogen werden. Nach dem Tod wird der Körper wie ein lebendiger Mensch geehrt. Das bedeutet, man deckt ihn ab, bei der Ganzkörperwaschung eines Toten benutzt man lauwarmes Wasser und behandelt ihn mit Respekt.

15.6 Adap – Islamisches Brauchtum

Adap beinhaltet korrektes Benehmen in verschiedenen Lebensbereichen, gute Manieren – zum Beispiel Ältere respektieren und ehren und Kindern Schutz gewähren und zärtlich zu ihnen sein. So vergleicht der Islam die guten Taten von Menschen anderen Menschen gegenüber mit den Pflichten, die man Gott gegenüber erfüllt, z. B. Fasten.

Gesundheit: Der Muslim ist verpflichtet, seine Gesundheit zu erhalten und dafür auch präventive Maßnahmen zu ergreifen. Die göttlichen Gebote sollen die Gesundheit nicht in Gefahr bringen, sondern sie erhalten. So ist auch zu erklären, dass sowohl Organtransplantationen wie auch die Benutzung von Insulin aus Schweinezellen erlaubt ist. Denn das islamische Rechtsprinzip sagt aus: Eine Notlage erlaubt das Verbotene, wenn keine Alternative vorhanden ist.

Ernährung: Da der Muslim bestimmte Nahrung (z. B. Alkohol, Schweinefleisch, nicht koscher geschlachtetes Fleisch) nicht zu sich nehmen soll, ist es sinnvoll, im Krankenhaus entsprechende Nahrung anzubieten. Das Gebot, bestimmte Nahrung nicht zu sich zu nehmen, verliert allerdings seine Gültigkeit, wenn eine medizinische Notwendigkeit vorliegt und keine Alternativen vorhanden sind.

Krankenhausbesuch: Dass Patienten von ihren Angehörigen begleitet werden, wird im Islam als sehr wichtig erachtet. So müssen die Patienten schwierige Zeiten nicht alleine durchstehen und haben Unterstützung. Wer einen Kranken im Krankenhaus besucht, so der Prophet, erhält einen Platz im himmlischen Reich.

Manche Muslime reichen zur **Begrüßung** nicht die Hand, dies ist nicht als Ablehnung anzusehen, sondern entspricht islamischer Sitte. Frauen bevorzugen bei gynäkologischen Untersuchungen eine Ärztin.

Fasten: Das rituelle Fasten über 30 Tage (Ramadan) ist eine freiwillige Nahrungskarenz von Sonnenaufgang bis Sonnenuntergang. Außerdem übt man sich in der Enthaltsamkeit der fünf Sinne. Während des Fastens sind erlaubt:

- der Gebrauch von Augen-, Ohren- und Nasentropfen,
- das Ausspülen von Mund und Nase,
- tägliche Mundhygiene,
- die Anwendung von Hautcreme, -salben und Ölen,
- Blutentnahme und Blutspende,
- Darmeinlauf,
- Injektionen und Einnahmen von Medikamenten ohne Nährwert.

Bei Vorliegen einer medizinischen Indikation kann das Fasten ausgesetzt bzw. unterbrochen werden, um es an einem späteren Zeitpunkt nachzuholen.

- *Pharmaka:* Für Muslime sind pharmazeutische Produkte verboten, die Alkohol oder Schweinefleisch enthalten. Bei Vorliegen einer lebensbedrohlichen Indikation gibt es Ausnahmeregeln für Patienten. So können zum Beispiel verbotene Pharmaka erlaubt werden, wenn keine Alternativprodukte vorhanden sind.
- *Transfusionen:* Erlaubt sind Transfusionen, auch Blut und Plasma.
- *Empfängnisverhütung:* ist erlaubt.
- *Abtreibung:* ist erlaubt bzw. Pflicht beim Vorliegen einer medizinischen Indikation bei der Mutter, d. h. wenn das Leben der Mutter in Gefahr ist.
- *In-vitro-Fertilisation:* Ist erlaubt, wenn sowohl Eizelle als auch Sperma von den Ehepartner stammen.
- *Beschneidung:* Nur die Beschneidung männlicher Personen ist sehr erwünscht.
- *Organspende und Transplantation:* Ist erlaubt bei Vorliegen einer medizinischen Indikation und unter Beachtung der ethischen Richtlinien.
- *Leichen-Sektion:* Ist erlaubt bei Vorliegen einer medizinischen Indikation und unter Beachtung der ethischen Richtlinien.
- *Euthanasie:* Ist verboten in Form von aktiver Sterbehilfe. In medizinisch hoffnungslosen Fällen ist die Durchführung von künstlichen Wiederbelebungsmaßnahmen nicht erforderlich, die Weiterführung der pflegerischen Maßnahmen, Ernährung, Regulierung des Wasser- und Elektrolythaushalts, Schmerzbehandlung usw. ist jedoch Pflicht.

15.7 Schlussbetrachtung

Migranten sind eine Minderheit in dieser Gesellschaft und verhalten sich häufig gegenüber Deutschen mit Respekt, manchmal auch unsicher und mit Angst. Viele Migranten haben nur über Ämter und Behörden Kontakt zur deutschen Gesellschaft. Dies hat zu Unsicherheit und Angst geführt. Im Krankenhaus können viele diese Verhaltensmuster nicht ablegen. Zusätzlich kommen noch die ungewohnte Atmosphäre und Ängste hinzu, die dieses Verhalten und die Unsicherheit der Patienten verstärken. Um dieses zu durchbrechen und einen Zugang zum Patienten sowie zu seinen Angehörigen zu erlangen, ist ein entgegenkommendes Verhalten hilfreich. Dies ermöglicht, dass die Patienten sich öffnen können und unbefangener diagnostischen und therapeutischen Maßnahmen gegenüber stehen.

Akbar, S. A. (1992): Lebendiger Islam. Econ Sachbuch
Al Ghasali (1989): Das Elexier der Glückseligkeit. Diederichs Gelbe Reihe
Ilkilic, I.(2000):Medizinische Materialien, Zentrum für Medizinische Ethik Bochum. Ruhr-Universität Bochum
Zaidan, A. M., Khan, K. (1999): Islam und Medizin – Muslime in der Klinik. Islamische Religionsgemeinschaft Hessen e. V.

16 Der Angehörige auf Intensivstation

In der chronologischen Reihenfolge eines typischen Angehörigenkontakts werden die unterschiedlichen Stationen der Betreuung auf Intensivstation erkennbar gemacht: die Situation vor dem ersten Kontakt (1), Vorbereitung auf die Intensivstation, das Patientenzimmer und der Patientenkontakt (2), der erste Patientenkontakt auf der Intensivstation, während des Aufenthalts auf der Intensivstation (3), die Verlegung des Patienten (4). Im Mittelpunkt steht, wie durch geeignete pflegerische Aktivitäten die Angehörigen während des Aufenthalts des Patienten sinnvoll integriert werden können.

Dass die Situation auf Intensiv- und Wachstation durch deren Auftrag, die Erhaltung des Lebens auch unter schwierigsten Bedingungen, oftmals nicht der ideale Ort für eine gelungene Angehörigenintegration darstellt, ist augenscheinlich. Dennoch ist es dieser Intensivbereich, in dem besonders eindrucksvoll aufgezeigt werden kann, was möglich ist. So ist im deutschsprachigen Raum die Arbeit um Hannich (z. B. 1983) besonders zu erwähnen, dessen Gruppe bereits seit vielen Jahren anwendungsbezogene verbindliche Empfehlungen auf der Grundlage sorgfältiger Untersuchungen und eigener Erfahrungen formuliert. Demgegenüber stehen immer wieder Schreckensszenarios nicht angenommener, hoffnungslos überforderter Angehöriger, deren Erfahrungen auf Intensivstation als geradezu traumatisierend beschrieben werden.

16.1 Die Situation vor dem ersten Kontakt

In kaum einem anderen Arbeitsfeld der Gesundheitsversorgung ist die Wahrscheinlichkeit so groß, dass die betroffenen Patienten und deren Angehörige von den Ereignissen unvorbereitet eingeholt werden. Die Vorbereitung auf einen Krankenhausaufenthalt und die damit einhergehenden Planungen haben häufig nicht stattfinden können. Die Pflegekräfte ihrerseits richten ihre Aufmerksamkeiten auf die mit der primären Versorgung des Patienten notwendigen Aktivitäten. Allein durch diese Ausgangskonstellation befinden sich die Beteiligten in einer schwierigen Ausgangslage. In dieser Situation ist es nicht ungewöhnlich, dass ein wartender Angehöriger regelrecht „vergessen" wird. Je dramatischer sich der Aufnahmeprozess darstellt und entwickelt, desto eher kann dies der Fall sein. Die Angehörigen ihrerseits drücken ihre Sorgen unter Umständen durch „Störungen" wie klingeln oder „sich nicht trennen lassen" aus. Welche Empfehlungen lassen sich formulieren, um diese Situation möglichst nicht entstehen zu lassen:

* Die Einrichtung eines Angehörigenzimmers/einer Angehörigenzone. Hier sollten Sitzmöglichkeiten und erste relevante schriftliche Informationen, z. B. für das weitere Vorgehen, vorgehalten werden (Faltblatt: Ihr Angehöriger ist bei uns aufgenommen worden, was ist zu beachten? Faltblatt: Unsere Intensivstation stellt sich vor).
* Es sollte möglichst zeitig ein erstes Informationsgespräch durchgeführt werden. Darin sollte Folgendes mitgeteilt werden: Kurz-Info zur aktuellen Situation des Kranken (1), was in der nächsten Zeit (ca. 2–3 Stunden) an Diagnostik und therapeutischem Handeln notwendig sein wird (2), wann der Angehörige Kontakt zum Kranken aufnehmen kann (3), wie und in welchem Fall der Angehörige von der Station aus informiert wird (4) und schließlich wer Ansprechpartner ist bzw. die richtige Telefonnummer für den Angehörigen, sodass sich dieser aktiv melden kann (5). Wenn diese wenigen Sätze möglichst ruhig und sachlich vermittelt werden, so werden diese auch bei einem Angehörigen in großer Aufregung nicht ihre Wirkung auf die Beziehungsebene verfehlen. Dieses Vorgehen ist – mit der Einschränkung, die sich aus Datensicherheit und Patientenschutz ergibt – auch bei einem telefonischen Kontakt anzuwenden.

16.2 Vorbereitung auf die Station, das Patientenzimmer und den Patientenkontakt

Es ist wichtig, den Angehörigen sowohl auf die Intensivstation sowie das Patientenzimmer mit seiner technischen Ausstattung vorzubereiten. Auch hier empfiehlt sich eine auf das Wesentliche reduzierte, nicht zu umfassende Information und gezielt Fragen der Angehörigen zu beantworten. Dieses zielgeleitete Vorgehen einer gewissen Vorbereitung, aber dann auch der Einführung des Angehörigen in die Intensivstation ergibt sich aus dem Wissen, dass ein Zuviel an Informationen die berechtigten Sorgen und die damit einhergehenden Ängste verstärken können. Wichtig ist das ruhige und sichere Auftreten des Pflegenden, der dieses Gespräch führt. Seine Sicherheit ist es, die maßgeblich die Kontrolle der schwierigen Situation gelingen lässt. Seine Unsicherheit, übergroße Sorge und unzureichende Fähigkeit, mit dieser umzugehen, werden die Ängste des Angehörigen verstärken. Wie also ist vorzugehen?

1. Das Gespräch wird in der Angehörigenzone durchgeführt. Nach einer Begrüßung stellt sich der Pflegende mit seinem Namen und seiner Funktion vor. Er gibt ein Visitenkärtchen der Station, u. U. mit dem Namen eines Ansprechpartners.
2. Er nennt dem Angehörigen das Ziel dieses Gesprächs.
3. Er erläutert kurz Funktion und Aufgabe der Station. Er beschreibt den Weg, den er mit dem Angehörigen gleich gehen wird und berichtet, wie das Patientenzimmer ausgestattet ist (z. B. Beatmung, Monitoring).
4. Er erklärt kurz und einfühlsam die Situation des Patienten und ob dieser ansprechbar ist bzw. wie sich dessen Orientierung darstellt.
5. Der Pflegende kann den Angehörigen eine Empfehlung geben, von der er glaubt, dass diese in der gegebenen Situation hilfreich für den Patienten bzw. den Angehörigen ist. Der Pflegende kann auch seine Empfehlung zu einem erfahrungsgemäß sinnvollen Zeitrahmen des anstehenden Besuchs formulieren.

Dass es notwendig ist auf Fragen des Angehörigen einzugehen bzw. bei der Wahrnehmung von Unsicherheiten selbständig solche zu formulieren, ist selbstverständlich. Dennoch muss in diesem Gespräch nicht alles vom Angehörigen wirklich fachlich verstanden werden. Hierzu ist noch immer genügend Zeit. Wichtig ist die unausgesprochene Botschaft: „Wir nehmen Sie wahr und stellen uns auf Sie ein." Dies gelingt auch über verständliche Fachinformationen.

16.3 Der erste Patientenkontakt auf der Intensivstation

Diejenige Pflegekraft, die den Angehörigen vorbereitet hat, sollte den Angehörigen auch zum Patientenbett führen. Auf dem Weg zu diesem Zimmer kann diese dieselben Informationen nochmals wiederholen und gegebenenfalls ergänzen. Durch diese Vorgehensweise wird die notwendige Redundanz der Information sichergestellt. Ähnliches gilt dann auch für das Patientenzimmer.

Beim Eintreten in das Patientenzimmer und der damit verbundenen Wahrnehmung des Patienten – der soviel anders aussieht, als die Angehörigen ihn kennen – werden viele der Angehörigen, auch diejenigen, die bisher relativ kontrolliert agieren konnten, von ihren Emotionen überflutet. Spätestens jetzt kann es sich sehr negativ auswirken, wenn die Angehörigen nicht gut vorbereitet wurden. Mit drei Reaktionsmustern ist nun zu rechnen:

1. Sehr starke Hinwendung zum Patienten und dessen Situation.
2. Erstarren und möglicherweise Abwendung vom Patienten.
3. „Angemessene Annäherung" an den Patienten und dessen Situation.

Ist die Trennung unter sehr dramatischen (inneren oder äußeren) Bedingungen verlaufen und entspricht es dem Temperament des Angehörigen, kann die Überflutung mit starken Gefühlen zu einer starken Hinwendungsreaktion führen. Ein beachtlicher Teil der Angehörigen jedoch erstarrt förmlich im Angesicht des Intensivpatienten. Bei etwas entfernteren Verwandten ist häufig gut zu beobachten, dass diese keinen Ausweg aus dieser Haltung für die gesamte Dauer des Aufenthalts finden können. Das Phasenmodell der Bewältigung (Kapitel 3) zeigt den möglichen Begründungsrahmen für diese Situation auf und richtet zugleich die Aufmerksamkeit der Pflegenden auf deren Möglichkeiten, den anfänglichen Schock nicht zu einer dauerhaften Erstarrung werden zu lassen. Ziel der Pflege ist es, den Angehörigen für eine „angemessene Annäherung" zu motivieren bzw. die notwendigen Voraussetzungen für diese herzustellen. Gemeint ist damit eine möglichst konstruktive, an den Bedürfnissen und Versorgungszielen des Patienten orientierte Integration des Angehörigen.

Es ist also nützlich, wenn der Pflegende um diese drei vereinfachten Reaktionsmuster weiß und – insbesondere in dieser ersten Situation – möglichst keine Zurechtweisungen oder stärkere Verhaltenseinschränkungen vermittelt. Wichtiger ist es, den Angehörigen zu entängstigen und ihm die technischen Geräte, die Infusionen und die anderen Dinge, auf die dieser sorgenvoll seinen Blick richtet, zu erläutern. Ruhige Erklärungen, kleinere geleitete Berührungen des Patienten oder das Hinweisen auf die Kontrolle der Situation sind dagegen hilfreich. Es ist wichtig, den Angehörigen in diesem Erstkontakt nicht alleine mit dem Patienten zu lassen. Ein harmloser Alarm oder eine Bewegung des Patienten könnten den Angehörigen genau „das Falsche lernen lassen". Das angstfreie, ruhige und modellhafte Verhalten gegenüber dem Patienten, das der Angehörige beobachten kann, ist besonders wichtig für die Situationsbewältigung und den resultierenden Verhaltenserwerb. So wird der Patient etwa – unabhängig wie gut dieser „objektiv" versteht und wahrnimmt – umfassend über alle Pflegeaktivitäten informiert und in diese eingebunden.

Während in der Literatur zum Thema Angehörigenintegration vielfach der (unbedachte) Eindruck entstehen kann, Angehörige seien in aller Regel wenig informiert, durch schlechte Fernsehserien verbildet oder gar begriffsstutzig, gehen wir von der These aus, dass immer mehr Angehörige – wie auch Patienten – über eine umfassende Schulbildung und berufliche Ausbildung verfügen, die sie in die Lage versetzt, die intellektuellen und fachlichen Lernziele, die sich aus deren Unterstützungsfunktion ergeben, ohne größere Schwierigkeiten zu erreichen.

16.4 Während des Aufenthalts auf der Intensivstation

Das Bezugs- bzw. Gruppenpflegesystem der Intensivstation kommt der Integration des Angehörigen entgegen. Eine dauerhafte Beziehung kann sich so viel leichter entwickeln und zum Träger der Inhalte, die an den Angehörigen vermittelt werden sollen, werden. Stärker noch als auf den Allgemeinstationen durchleidet der Angehörige die in dieser Zeit häufiger auftretenden Instabilitäten und die damit verbundenen Krisen des Patienten. Ein großer Teil der „inneren Kraft" wird durch dieses Mitleiden verzehrt. Dennoch können auch diese eher schwierigeren Phasen – die nicht ausschließlich die Zeit auf Intensivstation prägen – dazu genutzt werden, um den Angehörigen angemessen in die Pflege und Versorgung um den Patienten mit einzubeziehen. Auf diese Weise gelingt es, diesen hin zu einer aktiven Rolle der Auseinandersetzung mit dieser schwierigen Situation zu führen. So gilt es, wie (in Kapitel 4) beschrieben, die spezifischen Anleitungsziele zu erkennen und diese entsprechend der dort vorgestellten Methoden zu vermitteln. Die damit verbundene Kontrolle ermöglicht den notwendigen Motivationsaufbau. Dieser bedeutet eine der wesentlichen Voraussetzungen, um die noch anstehenden, sich häufig langfristig auswirkenden Folgen der durch die Erkrankung entstandenen Veränderung in der familiären Situation – die weit über den Aufenthalt auf Intensivstation hinausreichen – bewältigen zu können. Von besonderer Bedeutung sind aber auch die Informations- und Beratungsgespräche. Je informierter und mit der Situation vertrauter der Angehörige ist, desto eher kann er den Patienten, aber auch den Pflegenden unterstützen. Vor diesem Hintergrund ist auch kritisch zu prüfen, ob es hilfreich ist, den Angehörigen allzu häufig vor die Tür des Patientenzimmers zu bitten. Grundsätzlich kann davon ausgegangen werden, dass gerade der in die Pflege (seinen Möglichkeiten nach) mit einbezogene Angehörige durchaus in der Lage ist, auch an schwierigen Pflegesituationen hilfreich teilzunehmen. Demgegenüber steht der vielleicht ja fälschliche Verdacht, „man wolle etwas verbergen" oder die Situation sei für den Patienten „schrecklich". Beides Fehlannahmen, die bereits in deren Entstehung verhindert werden sollten. Dies bedeutet, dass auch hier der Angehörige in seinen Möglichkeiten und Grenzen wahrgenommen werden sollte.

Der Angehörige kann auch eine wertvolle Hilfe sein, indem er den Patienten in dessen Bemühung, „den Überblick nicht zu verlieren" unterstützt. Welche Zeit es ist (1), wo er ist (2) und aus welchem Grund (3) kann kaum dauerhaft geduldiger an den Patienten herangetragen werden, als durch den Angehörigen. Durch solche Gitterübungen kann die Wahrscheinlichkeit des Auftretens eines ICU-Syndroms ganz sicher geringer gehalten werden.

Selbst wenn es den Pflegenden manchmal nicht so erscheint, in aller Regel kann niemand den Patienten besser verstehen als dessen Angehörige. Auch wenn dieses Verstehen nicht automatisch gleichzusetzen ist mit dem „Annehmen" wie es sich die Pflegenden idealerweise vielleicht denken oder wünschen würden. Somit kann und sollte auch niemand den Patienten besser trösten als dessen Angehöriger.

Spätestens in dieser Zeit, also den Tagen des Aufenthalts von Patient und Angehörigen auf Intensivstation, wirkt sich eine strategische Planung und Strukturierung der Angehörigenintegration entlastend aus, als deren Folge sich nun die vorbereiteten Angebote, Leitlinien und Hinführungen ergeben würden. So kann es bereits in dieser Phase hilfreich sein, den Angehörigen auf bestehende Selbsthilfe oder Schulungsangebote, die das Krankenhaus selber bzw. komplementäre Partner anbieten, hinzuweisen. Auch die Koordination anderer Gespräche – z. B. Sozialarbeit – können bereits zu diesem Zeitpunkt sinnvoll und notwendig sein. So komplex sich diese Anforderungen darstellen, so einfach sollte deren Navigation sein (Tabelle 16.1).

Auf Intensivstationen versterben sehr viele Patienten. Allerschwierigste Situationen für alle Betroffenen – in diesem Fall für Angehörige und Helfer – können entstehen. Es ist wichtig, dass auch für diese scheinbar unplanbaren Ereignisse eine klare Vorgehensweise Grundlage des Handelns gegenüber den Angehörigen bildet (siehe hierzu auch Kapitel 18).

Tabelle 16.1: Navigationshilfe für die Pflege auf Intensivstation

Anleitung	Bearbeitung der speziellen Angehörigenanleitungsziele
Information	In aller Regel sind 2–3 gezielte Informationsgespräche ausreichend, evtl. ergibt sich im weiteren Behandlungsverlauf der Bedarf an ergänzenden Informationsgesprächen
Beratung + Schulung	Beratungs- und Schulungsangebote vorstellen
Entlastung + Service	Das Entlastungs- und Anerkennungsgespräch (je nach Möglichkeit) ist in dieser Zeit auf Intensivstation wichtig. Serviceleistungen sollten den Angehörigen angeboten werden
Integration	Andere Teammitglieder mit einbeziehen. Perspektivisch möglichst auch die Verlegung des Patienten auf eine andere Station und die damit verbundenen Anpassungen vor Augen haben

16.5 Die Verlegung des Patienten

Die Verlegung des Patienten von Intensivstation geht erfahrungsgemäß mit erheblichen Belastungen für diesen einher. Nicht nur die Veränderung der Umgebung und der Ansprechpartner, sondern auch die auf Normalstation praktizierte geringere Betreuungsintensität wird häufig als bedrohlich wahrgenommen. Auch werden Verlegungen von der Intensivstation häufig durch den akut notwendigen Bedarf an einem Versorgungsplatz ausgelöst und bieten auch durch diesen Umstand begründet nicht eben optimale Bedingungen für den nun plötzlich zu verlegenden Patienten. Um diese potenzielle Stresssituation so wenig als möglich auf den Patienten wirken zu lassen, ist die Integration des Angehörigen in dieses Geschehen besonders hilfreich, garantiert er doch eine die Sektoren überschreitende Kontinuität in der Patientenbetreuung.

Ziel ist es, den Angehörigen dahingehend zu fördern, dass dieser den Patienten mit stabilisiert. Auch gegen das Durchgangssyndrom. Erreicht wird dies insbesondere, indem der Angehörige in die verschiedenen mit der Verlegung verbundenen Aktivitäten eingebunden wird. Da die konkrete Verlegungssituation häufig sehr plötzlich entstehen kann, ist es wichtig, den Patienten sowie den Angehörigen auf diese Situation einzustellen. Was wird passieren? Warum ist die Verlegung nur bedingt planbar? Wie heißt der Bereich, in den die Verlegung erfolgen wird? Wie sieht es in diesem Bereich aus? Diese und ähnliche Fragen gilt es frühzeitig zu einer weitestgehenden Klärung zu bringen. Es ist zu empfehlen, dass der Angehörige vor der Verlegung diesen zukünftigen Betreuungsbereich besucht. Solch ein Angebot sollte durch die Bezugspflegekraft aktiv an den Angehörigen herangetragen und mit der jeweiligen Station kurz rückbesprochen werden. Die fachliche Übergabe am Bett auf der Intensivstation bzw. auf der „neuen Station" sollte durchaus anteilig mit dem Angehörigen durchgeführt werden. Es ist nicht nur wichtig, dass dieser seine aktive Einbeziehung erfährt, sondern darüber hinaus, dass dieser bestimmte, für ihn relevante Informationen erhält und eigene Fragen und Ziele bereits in dieser frühen Phase zum Ausdruck bringen kann. Im Übergabegespräch sowie im schriftlichen Übergabeprotokoll sollte immer auch die bisherige Funktion und Rolle des Angehörigen thematisiert werden. Welche Anleitungen und Unterstützungstechniken diesem (inzwischen) gut gelingen und welche er noch vermittelt bekommen sollte, wo er noch Anleitung und Unterstützung benötigt. Dies sollte durch die Bezugspflegekraft behutsam, zugleich aber immer auch zielleitend angesprochen werden. Nach 1–2 Tagen auf Allgemeinstation ist es für alle Beteiligten nützlich, wenn ein kurzes gemeinsames Gespräch zwischen Patient, Angehörigen und den Bezugspflegekräften beider Stationen geführt werden kann. Ziel ist es, mögliche Schwachstellen des Versorgungsübergangs gemeinsam zu identifizieren und zu überwinden (siehe hierzu auch Kapitel 12).

16.6   Die Situation der Pflegenden

Dass die Sorgfaltspflicht aller Verantwortlichen gegenüber den auf Intensivstation arbeitenden Pflegekräften hoch ist, soll nicht weiter ausgeführt werden, insbesondere, da es sich auf Intensivstation häufig um junge und damit für bestimmte Fragestellungen und Reflexionen wenig erfahrene Pflegende handelt. Über die sich einstellende Zynik, als Resultat einer spezifischen „deformation professionelle" oder das sich erschöpfende Verausgaben ist an anderer Stelle ausführlich berichtet (siehe auch Kapitel 10 und 19).

Guideline: Angehörigenintegration auf Intensivstation

1. Erklären Sie immer alles was Sie tun, auch wenn Sie dies schon oft getan haben. Die Betroffenen hören oft „sehr schlecht" auf Intensivstation zu.
2. Lassen Sie den für den Patienten offensichtlich wichtigen Angehörigen umfassenden Zugang.
3. Lassen Sie sich nicht von den Emotionen anstecken und wenn es doch der Fall ist, schämen Sie sich nicht.
4. Denken Sie daran, dass bis heute sehr viele Intensivpatienten in ihrer letzten Lebensphase sind.
5. Versuchen Sie immer den Zugang der Seelsorger zu den Patienten zu erleichtern, nie zu erschweren.
6. Je klarer und eindeutiger die Verfahren und Formen der Integration der Angehörigen, desto einfacher ist deren Handling und Integration.

Hannich, H.-P., Wendt, M., Lawin, P.(1983): Psychosomatische Intensivmedizin. Thieme, Stuttgart
Huthmacher, R. (1991): Die Angehörigen schwerst- und lebensbedrohlich kranker und sterbender Erwachsener. Königshausen und Neumann, Würzburg
Milar, B. (2000): Intensivpflege. Hans Huber, Bern

www.forum-intensivpflege.de
Forum für Intensivpflege
www.pflegeprofi.de
Links auch zur Intensivpflege

Schlüsselbegriffe

Anleitung ● Informationsgespräch ● Erstkontakt ● Konflikte
Navigationshilfe auf Intensivstation

17 Organtransplantation und Angehörigenintegration

Nach einer allgemeinen Beschreibung der Situation der Organtransplantation sowie der mit dieser verbundenen Ziele und Herausforderungen wird an einem Fallbeispiel die Chronologie einer Organspende – die charakteristischen Stationen, die sich darin abzeichnenden Probleme, die Aufgaben und das anzuzielende Helferverhalten – sichtbar gemacht. Es wird deutlich, dass die Klärung der persönlichen Haltung gegenüber der Transplantation von großer Bedeutung für das Engagement und Verlauf der Situation ist. Darüber hinaus wird gezeigt, dass eine nachhaltig zielleitende und Erfolg versprechende Führung dieser schwierigen Grenzsituation nur in Abstimmung mit allen daran Beteiligten gelingen kann. Insbesondere kommt den betreuenden Pflegepersonen ein besonderer Platz in der Transplantationssituation zu, da sie in der Bezugspflege zu den Angehörigen eine besondere Nähe entwickeln und somit diese in ihren Reflexionen über das Für und Wider einer Organspende unterstützen können.

17.1 Die aktuelle Situation

Die Organtransplantation, d. h. der Transfer eines menschlichen Organs (innere Organe, Bindehaut des Auges, Gewebe etc.) von einem hirntoten Spender hin zu einem bedürftigen Empfänger und die mit der Organentnahme verbundenen Aktivitäten werden in Deutschland auf Grundlage des „Gesetzes über die Spende, Entnahme und Übertragung von Organen" – kurz „Transplantationsgesetz (TPG)" – reguliert. Dieses trat 1997 in Kraft. Der Hirntod wird darin als „nicht manipulierbare, nicht mehr rückgängig zu machende definitive Grenze des Lebens des Menschen als Organismus" gesetzlich festgeschrieben. Die Hirntoddiagnose ist durch „zwei dafür qualifizierte Ärzte zu treffen, die den Organspender unabhängig voneinander untersucht haben". Eine Organentnahme ist nur zulässig, wenn der Betroffene zu Lebzeiten eingewilligt hatte. Liegt keine schriftliche Zustimmung oder eine Ablehnung des Verstorbenen vor, so soll der Arzt den nächsten Angehörigen nach dessen mutmaßlichem Willen befragen; hat der Verstorbene zu Lebzeiten eine bestimmte andere Person bevollmächtigt, Entscheidungen für ihn zu treffen, so tritt diese an die Stelle des nächsten Angehörigen (erweiterte Zustimmungslösung). In jedem Fall, auch wenn ein Organspendeausweis vorliegt, müssen die Angehörigen über eine geplante Organentnahme informiert und für eine Transplantation gewonnen werden. Die Aufgabe der Organübertragung wird auf „Transplantationszentren" beschränkt. Für die Vermittlung der Organe ist eine überregionale „Vermittlungsstelle" (Eurotransplant, Leiden/Niederlande) zuständig. Als „Koordinierungsstelle" bietet die Deutsche Stiftung Organtransplantation (DSO) die Gewähr dafür, dass die Entnahme von vermittlungspflichtigen Organen einschließlich der Vorbereitung der Entnahme, Vermittlung und Übertragung als gemeinschaftlicher Aufgabe der Transplantationszentren und der anderen Krankenhäuser in regionaler Zusammenarbeit nach den Vorschriften des TPG durchgeführt werden.

Abzugrenzen von der Organspende bei Hirntod ist die Lebendspende, d. h. wenn etwa als Spender ein Verwandter eintritt, der z. B. auf eine Niere verzichtet.

Der Umstand, dass bis heute nur sehr wenige Verstorbene einen Organspendeausweis besitzen – die Quote liegt bei unter 5 % der Bevölkerung – geht mit dem Befund einher, dass die Anzahl der zur Verfügung stehenden und transplantierten Organe weit unter dem ermittelten Bedarf liegt. Auch im europäischen Vergleich besteht in Deutschland ein Ungleichgewicht zwischen der Anzahl der für schwerstkranke Patienten benötigten Organe und der Anzahl spendebereiter Bürger bzw. Patienten. Dementsprechend ist Deutschland ein Organimportland, da die mit der Typisierung verbundene Verteilung der Organe europaweit erfolgt. Die aktuellen Zahlen weisen auf eine stagnierende Spendebereitschaft hin.

Rahmenbedingungen

Neben der medizinischen und logistischen Anforderung ist es die Intensität des sozialen Geschehens, die jede Organtransplantation zu einer der anspruchvollsten Herausforderungen im medizinisch-pflegerischen Handlungsfeld werden lassen.

So muss etwa aus medizinischen Gründen und auch aus der Perspektive eines vital bedrohten Empfängers nach dem eingetretenen Hirntod zielführend und damit möglichst zügig gehandelt werden. Dies ist dem Bedürfnis der um Fassung ringenden Angehörigen, die sich nach Ruhe und Reduzierung der emotionalen Belastung sehnen, völlig entgegengesetzt. Selbst wenn der infauste Verlauf vor dem Eintritt des Hirntods absehbar war und die Bedrohlichkeit der Situation angemessen an die Angehörigen herangetragen wurde, so trifft sie die Feststellung des Hirntods zumeist in voller Stärke.

Auch die Akteure des behandelnden Teams können sich in einer schwierigen Situation befinden. So handelt es sich bei Hirntodpatienten um akute, dramatische Krankheits- bzw. Unfallverläufe, bei denen die Therapie trotz intensiver Bemühungen eine sehr rasche Verschlechterung nicht verhindern kann. Auch handelt es sich häufig um jüngere Patienten und so können sich durchaus Gefühle der Niederlage bis hin zur Schuld und der Empfindung, man habe vielleicht Dinge versäumt, bei den Helfern einfinden.

Bevor die einzelnen typischen Situationen, die sich im Verlauf einer Organtransplantation ergeben, problematisiert und in eine konstruktive Lösungsform überführt werden, soll zuvor die Aufmerksamkeit auf die Person des Helfers und dessen Verhalten in der Situation gerichtet werden.

Persönliche Auseinandersetzung

Um die Angehörigen in der extremen Lebenssituation mit der Entscheidungsnotwendigkeit im Sinne des mutmaßlichen Willens des hirntoten Patienten positiv unterstützen zu können, ist eine zwingende Voraussetzung die persönliche Auseinandersetzung mit den Themen Krankheit, Tod und Trauer (ontologische Konfrontation). Erst so wird es möglich, die emotionale Situation der Betroffenen annäherungsweise nachzuempfinden, die eigenen Einschätzungen zu erkennen und das damit verbundene Verhalten kritisch zu überprüfen. So besteht bis heute in unserer Gesellschaft – und dies betrifft z. T. auch die professionellen Helfer – ein Informations- und Wissensdefizit zu diesem Themenkomplex, einhergehend mit einer nur unzureichenden persönlichen Auseinandersetzung. Wie soll auf diese Weise die notwendige Vertrauensbildung zu den Angehörigen entstehen? Wie soll eine Pflegekraft oder ein Arzt für die Bereitschaft zur Organentnahme bei einem gerade Verstorbenen eintreten, wenn er/sie sich mit diesem Anliegen und dessen Berechtigung nicht persönlich auseinandergesetzt hat? Wie soll in den damit verbundenen Gesprächen das notwendige Vertrauen in die Sinnhaftigkeit – auch im Sinne des Verstorbenen – gefunden werden, wenn die Helfer nicht über eine authentische Sprache sowie angemessene Gefühle und Angebote für die betroffenen Angehörigen verfügen?

Helfer sollten sich frühzeitig, bereits während der Ausbildung bzw. der verschiedenen Fort- und Weiterbildungen mit dem Anliegen und den Methoden der Organtransplantation auseinandersetzen. Hierzu ist es notwendig, die bestehenden Rahmenbedingungen, die Perspektive der Betroffenen, die ethischen Herausforderungen und den gesellschaftlich formulierten Willen kennenzulernen. Dazu gehört auch – ganz praxisnah in Übungen und Rollenspielen – sich mit den Emotionen der Angehörigen und der eigenen Person zu konfrontieren. Diese Erfahrungen ermöglichen es, eine reflektierte und eigenmotivierte Position einnehmen zu können und daraus resultierend ein hilfreiches Handeln im Umgang mit den Angehörigen anwenden zu können.

Um ca. 14.30 Uhr kommt es zu einem Badeunfall eines 19-jährigen jungen Mannes. Er wird erst nach einigen Minuten durch Freunde bewusstlos geborgen, diese versuchen ihn bis zum Eintreffen des Notarztes wiederzubeleben. 14.55 Uhr: Der eingetroffene Notarzt setzt die Reanimationsmaßnahmen fort und bringt den Ertrunkenen in das nächste zuständige Städtische Krankenhaus. 16.00 Uhr: Die Eltern werden durch die Polizei über den Unfall ihres Sohnes informiert und begeben sich unmittelbar in das Krankenhaus. Auf der aufnehmenden Intensivstation gelingt es, die Kreislaufsituation des Patienten zu stabilisieren, der Patient wird künstlich beatmet. Der verantwortliche Arzt führt ein erstes Gespräch mit den Eltern. Diese entschließen sich, nach Hause zu gehen, eine aktive Kontaktaufnahme im Fall einer Zustandsverschlechterung wird vereinbart. 2. Tag, 7.00 Uhr: Obwohl die Kreislaufsituation mittlerweile stabil ist, hat der junge Patient bisher das Bewusstsein nicht wiedererlangt. Die neurologischen Untersuchungen (Reflex- und Pupillenstatus) weisen auf starke Beeinträchtigungen hin. Ein neurologischer Konsiliararzt wird hinzugezogen, das CT zeigt ein deutliches Hirnödem. 14.00 Uhr: Die inzwischen wieder anwesenden Eltern werden in einem zweiten Gespräch vom behandelnden Arzt über den problematischen Status und drohenden Verlauf informiert.

Am 3. Tag sind die Eltern den ganzen Tag über anwesend, auch Freunde haben den jungen schwerkranken Patienten besucht. Die therapeutischen und pflegerischen Maßnahmen zur Behandlung des Hirnödems werden konsequent angewandt. In der Nacht zeigen sich die Symptome eines Diabetes insipidus, die Zeichen des Hirntodes werden deutlich. Inzwischen ist auch die Koordinierungsstelle der DSO informiert. Die Hirntoddiagnostik wird am 4. Tag um 10.00 Uhr in die Wege geleitet. Der schwere Verdacht wird durch eine ergänzende apparative Untersuchung bestätigt, d. h. mit der erfolgten Feststellung des Hirntods wird der Tod des Patienten um 15.30 Uhr dokumentiert. Die Eltern sind durchgängig anwesend gewesen und über die verschiedenen Vorgehensschritte informiert worden, die Bezugspflegekraft richtet kontinuierlich ihre Aufmerksamkeit und Zuwendung auch an die bangenden Eltern. Um 15.50 Uhr überbringt der Stationsarzt die Todesnachricht. Trotz der Schwere der Situation wird nach einer angemessenen Weile, in der den Eltern die für das Begreifen der Todesnachricht notwendige Zeit gegeben wird, vom Stationsarzt auch die Möglichkeit der Organspende angesprochen. Als Resultat dieses Gesprächs und verschiedener darauf folgender Abstimmungen und Überlegungen, auch mit dem Koordinator der DSO, stimmen die Eltern um 21.20 Uhr einer Organentnahme zu. Es wird vereinbart, dass eine gemeinsame Abschiednahme des Patienten nach Organentnahme in einem dafür geeigneten Raum auf der Intensivstation durchgeführt wird. Die Pflegekraft weist die Eltern auf die Möglichkeit einer Aussegnung durch die Klinikseelsorge hin. Die Organentnahme wird durch den Koordinator der DSO in die Wege geleitet und erfolgt um 4.30 Uhr. Am Morgen des 5. Tages findet um 10.00 Uhr die Abschiednahme zwischen dem Verstorbenen und den Eltern, der Großmutter und drei Freunden auf der Intensivstation statt. Das Angebot einer Aussegnung durch die Klinikseelsorgerin haben die Eltern dankbar angenommen, obwohl sie eigentlich bereits seit Jahren aus der Kirche ausgetreten sind. Die Pflegekraft übergibt bei ihrer Verabschiedung den Angehörigen eine Informationsschrift, in der auf bestehende Selbsthilfemöglichkeiten, relevante Kontaktadressen etc. verwiesen wird.

17.2 Die kritischen Abschnitte der Organtransplantation und deren Steuerung

Aus der Perspektive der Helfer lassen sich folgende kritischen Abschnitte im Umgang mit den Angehörigen im zeitlichen Verlauf einer Organtransplantation identifizieren:

1. Erstkontakt vor der Intensivstation;
2. das erste Mal auf Intensivstation;
3. die Betreuungszeit auf der Intensivstation;
4. neurologische- bzw. Hirntoddiagnostik;
5. Eintritt des Hirntods, Überbringen der Todesnachricht und des Anliegens der Organspende;
6. Abschiednahme und weiterführende Angebote.

Die Abschnitte 1–3 sind im Kapitel 16 ausführlich beschrieben und es sei auf diese verwiesen. Hat sich in der Zeit der ersten Einbeziehung und Annahme der Angehörigen durch das Intensivteam, den Stationsarzt, die Bezugspflegekraft eine vertrauensvolle und damit tragfähig-belastbare Beziehung entwickeln können, eine Basis für die späteren Gesprächssitutationen?

Für die folgenden Ausführungen sei nochmals angemerkt, dass die beschriebenen Abläufe und möglichen Probleme ebenso wenig vollständig erfasst werden können, wie das daraufhin bezogene „ideale" Helferverhalten.

Hirntoddiagnostik

Situation: Die Durchführung der so genannten Hirntoddiagnostik stellt sich in der Praxis als ein Prozess dar, der sich in aller Regel über einen Zeitraum von mindestens 1–3 Tage erstreckt. Der Ablauf erfolgt entsprechend den Richtlinien der Bundesärztekammer. Besteht eine primäre oder sekundäre Hirnschädigung und liegen die klinischen Symptome Koma, Areflexie und Apnoe vor, so wird der Hirntod im Rahmen einer definierten Beobachtungszeit oder durch ergänzende apparative Untersuchungen unter Hinzuziehung von zwei neurologischen Fachärzten festgestellt. Die Hirntodfeststellung ist also mit Untersuchungen, verschiedenen Personen und Aktivitäten um den Patienten verbunden.

Mögliche Probleme: 1. Die Angehörigen nehmen diese Aktivitäten wahr, werden aber nicht, unzureichend oder auf ungünstige Weise mit den Zielen, der vermuteten Prognose und den möglichen Konsequenzen, die sich aus der Hirntodfeststellung ergeben, konfrontiert. 2. Die Angehörigen verdrängen oder verleugnen die Wahrnehmung dieser Situation, obwohl sie in das Geschehen einbezogen werden.

Problematische Bedingungen und Helferverhalten: Unangemessene Abschirmung und/oder Information über die eingesetzten Vorgehensschritte. Die Verdrängung oder Verleugnung wird forciert bzw. für das Erreichen der eigenen Ziele eingesetzt. Mit den Angehörigen wird konfrontativ umgegangen und sie werden mit der Situation „alleine gelassen".

Wünschenswerte Situationssteuerung und Helferverhalten: Die Bedrohlichkeit der Situation, die Sorge um das Leben des Patienten sollte die Betreuungssituation von deren Beginn an kennzeichnen und angemessen mit den Angehörigen kommuniziert werden. Praktisch bedeutet dies, dass es insbesondere das Informations- und Auseinandersetzungsbedürfnis des Angehörigen ist, welches Tempo, Art und Tiefe der Gespräche bestimmt. Hier zeigt die Erfahrung, dass die überwiegende Mehrzahl der Angehörigen „an der Wahrheit" der Situation orientiert ist. Dies heißt nicht – diese Fehleinschätzung ist zu beobachten –, dass dadurch die Hoffnung zerstört würde. Hoffnung, von der häufig genug ja auch das betreuende Team und die einzelnen Helfer in ihrer Arbeit mitgetragen sind. Ein solches Vorgehen bedeutet, mit den Angehörigen eine „gemeinsame Wahrheit" zu entwickeln, in der Platz für Hoffnung und zugleich das Recht auf angemessene Information enthalten ist. Der Angehörige, der sich immer auch mit dem Sinn dieser schweren Situation (z. B. „Warum muss es gerade meinen Partner betreffen?") auseinandersetzt, sollte – trotz der Dramatik der Situation – hierfür Angebote aus der Behandlungssituation erfahren können. Ziel, Zweck und Vorgehen der Hirntoddiagnostik müssen dem Angehörigen somit selbstverständlich berichtet werden. Die Pflegenden sind in dieser Zeit aufgefordert, durch ihre Gespräche und Kontakte die Angehörigen zu entlasten, wo möglich und leistbar zu trösten und als Resultat – nicht als primäres Ziel – deren Vertrauen zu stärken.

Feststellen des Hirntods, Überbringen der Todesnachricht und das Anliegen der Organentnahme

Situation: Ist der Hirntod festgestellt, wird diese Mitteilung zeitnah an die Angehörigen herangetragen. Auch wenn diese von den Helfern umfassend auf diese Situation vorbereitet wurden, ist zu beobachten, dass das Entsetzen, das mit der Nachrichtübermittlung einhergeht, bei zahlreichen Angehörigen zu tiefster emotionaler Erregung führt, die sich etwa als Schock, Panik oder völlige Erstarrung darstellen kann. Die Todesnachricht ist für die Angehörigen schwer begreifbar, da der hirntote Mensch nicht die üblichen, äußerlich sichtbaren Zeichen des Todes zeigt: Die Haut ist rosig, gut durchblutet und warm, Kreislauf und andere Organfunktionen sind normal, Atembewegungen (Respirator) sind sichtbar.

Mögliche Probleme: Insbesondere Angehörigen, die das mögliche Sterben des Familienmitglieds bis zu diesem Zeitpunkt vollständig verleugnet oder verdrängt haben, fällt die Annahme der Todesnachricht sehr schwer. Die emotionale Qualität der Situation lässt zunächst keine weiteren Entscheidungen zu.

Problematische Bedingungen und Helferverhalten:

- durch unzulängliche, falsch vermittelte Informationen,
- unzureichendes Kommunikationsverhalten, etwa durch die Wahl des falschen Zeitpunkts, sodass tatsächlicher oder imaginierter Zeitdruck ausgelöst wird,
- fehlerhafte Koordination der Zuständigkeiten und Abläufe

kann es zu einer ablehnenden Haltung der Angehörigen gegenüber dem vorgetragenen Ansinnen einer Organentnahme kommen.

Wünschenswerte Situationssteuerung und Helferverhalten: Ziel ist es, ein abgestimmtes Vorgehen sowohl für das Überbringen der Todesnachricht als auch für das weitere Vorgehen zwischen Arzt, Bezugspflegekraft, Koordinator der DSO und gegebenenfalls anderen Experten (z. B. Psychologen) zu etablieren. Während die Nachricht des Todes u. U. direkt am Bett des Patienten zu berichten ist bzw. telefonisch mitgeteilt werden muss, ist es für den weiteren Verlauf von großer Wichtigkeit, ein zeitnahes ruhiges Gespräch zu ermöglichen. Dies sollte in einem dafür geeigneten Raum und Umfeld geschehen, nachdem den Angehörigen ausreichend Zeit gegeben wurde, die ganze Tragweite der Situation zu begreifen. Die Bezugspflegekraft, die häufig die Gefühle, Überlegungen und das damit verbundene Verhalten der Angehörigen am besten kennt, sollte an der Vorbereitung und Durchführung des Gesprächs unbedingt teilnehmen. Für dieses Gespräch müssen die Teilnehmer Zeit mitbringen und die Fähigkeit, die Angehörigen in ihrer Trauer stützen zu können. Lebenserfahrung und reflektierte Berufserfahrung sind in dieser Situation ebenso hilfreich wie eine einfühlsame Gesprächsführung. Selbstverständlich erfolgt solch ein Gespräch unter Verwendung eines Beratungsleitfadens. Es ist insbesondere der Arzt, der in dieser Situation das Anliegen und Vorgehen einer Organtransplantation vorstellt, dem es gelingen soll, die Einstellung des Verstorbenen zu einer möglichen Transplantation zu ergründen, um aus dieser die Legitimität der möglichen Organentnahme zu gewinnen. Es gilt somit, dem vermuteten Selbstbestimmungsrecht des Verstorbenen gerecht zu werden. In diesen Gesprächen wird auch – wie in anderen Situationen, in denen Menschen verstorben sind – die Frage nach der Sinnhaftigkeit des Geschehenen reflektiert werden. Ganz sicher liegt in diesem Bedürfnis der stärkste, auch rational nachvollziehbare Überzeugungskeim für die Einwilligung zur Organentnahme. Kann dem Tod durch eine ermöglichte Organspende und der daraus resultierenden Hilfe für einen Dritten ein wenig Sinn abgewonnen werden? Wenn Fallbeispiele und positive Erfahrungen – die gerade auch auf Intensivstation gesammelt werden – vorgestellt werden, kann sich auch dies hilfreich auswirken. Diese „Keime" besitzen insbesondere dann Entwicklungsmöglichkeit, wenn es trotz der Lebenskrise, in der sich die Angehörigen befinden, gelungen ist, deren Vertrauen zu gewinnen. Vertrauen, das sich weiterhin – auch durch das in diesem Gespräch erkennbar gemachte Vorgehen der Abschiednahme, also über den Zeitpunkt der Organentnahme hinaus – begründet. In jedem Fall muss den Angehörigen ausreichend Zeit für die schwerwiegende Entscheidung für oder gegen eine Organentnahme gegeben werden und jeglicher Zeitdruck muss vermieden werden.

Das zentrale Argument in diesem Entscheidungsraum ist, dass durch die geleistete Organspende eine lebensrettende bzw. zumindest Lebensqualität erhaltende Transplantation für einen chronisch schwerkranken Mitmenschen ermöglicht wird. Ziel des Helferverhaltens muss es demnach sein, die Souveränität des Entschlusses der Angehörigen zu fördern und dafür Sorge zu tragen, dass deren Entscheidung möglichst umfassend geprüft und begründet ist, vielleicht das Ende eines Abwägungsprozesses darstellt. Da die Situation für die Angehörigen einmaligen Charakter besitzt, müssen diese geführt und begleitet werden. Eine auf diese Art herbeigeführte Entscheidung ist in ihren Konsequenzen immer zu respektieren und darf, falls sich die Angehörigen gegen eine Organentnahme entscheiden, auch nicht als das Abweisen eines Wunsches der Helfer, des Krankenhauses oder eines bedürftigen Spenders von den Helfern fehlinterpretiert werden.

Abschiednehmen und weiterführende Angebote

Die Situation: Die Organentnahme erfolgt in aller Regel noch am Tag der Hirntoderklärung durch ein Explantationsteam, welches durch den Koordinator der DSO organisiert wurde. Nach der Organentnahme im OP des Krankenhauses wird der Verstorbene – der unter Beachtung strenger kosmetischer/chirurgischer und ethischer Regeln behandelt wurde – aufgebahrt bzw. in den für Verstorbene vorgesehen Kühlraum gebracht.

Mögliche Probleme: 1. Der weitere Ablauf stellt sich für die Angehörigen als „so nicht vereinbart" oder nicht reproduzierbar dar. 2. Die Angehörigen entwickeln ein schlechtes Gewissen oder Schuldgefühl gegenüber der von ihnen getroffenen Entscheidung. 3. Die Angehörigen erleben die Situation als würdelos und nicht ihren Vorstellungen entsprechend. 4. Die Angehörigen nehmen die in Aussicht gestellten und für diese vorbereiteten Möglichkeiten nicht in Anspruch.

Problematische Bedingungen und Helferverhalten: 1. Das Bezugs- oder Delegationssystem wird nicht eindeutig durchgehalten. 2. Unverbindlichkeit oder Rückzug der Helfer (anspruchsvolle Angehörige, eigene Ressourcen, eigene Gefühle wie Kränkung etc.).

Wünschenswerte Situationssteuerung und Helferverhalten: Die Begleitung der Angehörigen durch die Bezugspersonen findet weiterhin statt. Gesprächsangebote sollten aktiv an diese herangetragen werden. Gegenstand sollte durchaus auch die zurückliegende Organtransplantation, deren Verlauf, Auswirkungen und „Sinnhaftigkeit" sein. Dem Angehörigen muss Anerkennung vermittelt werden, damit er sich bestätigt fühlt, „das Richtige getan zu haben". Auch hier zeigt die Erfahrung, dass es weniger die Art der Berufsausbildung ist als die berufliche und menschliche Integrität, die für die Angehörigen wichtig ist. Wünschenswert ist ein Raum, in dem es möglich ist, in Würde von dem Toten Abschied zu nehmen. Dies gilt auch für die begleitenden Helfer. Es ist möglich diese Situation z. B. durch eine Ausseg-

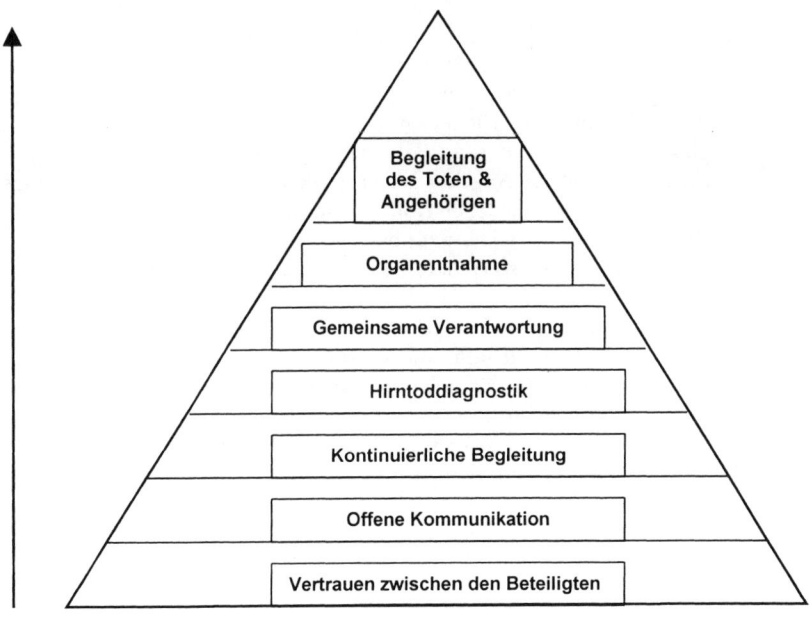

Abbildung 17.1: Entwicklung der Angehörigenzustimmung

nung des Toten durch den Seelsorger besonders zu kennzeichnen. Dies gilt nicht nur für die Angehörigen.

Den Angehörigen ein sinnvolles Symbol zum Andenken an diese schwierige Situation mit nach Hause zu geben – so wie es die DSO durch eine entsprechende Trostkarte, in der die Mutter eines Organspenders ihre Gefühle ausdrückt, vollzieht – ist sinnvoll und zu unterstützen. Solche Gegenstände besitzen für die Bewältigung der noch vor den Angehörigen liegenden Trauerarbeit eine nicht zu unterschätzende Wirkung. Es wird deutlich, dass die in das Transplantationsgeschehen involvierten Personen zahlreiche Unterstützungsformen benötigen – allein um die zeitlichen Voraussetzungen zu schaffen und auch mit entsprechenden komplementären Partnern zusammenzuarbeiten. So ist es hilfreich, nicht nur über ein Verzeichnis möglicher Partner (Gruppen, Therapeuten, Sozialarbeit) aus der Selbsthilfe oder aus der professionellen Ebene zu verfügen, sondern darüber hinaus ein Empfehlungswissen aufzubauen, denn für die Angehörigen beginnt mit der Abschiednahme die Zeit der Trauer. In dieser Zeit werden die Angehörigen immer wieder auch die Richtigkeit ihrer Entscheidung überprüfen. Zu diesem Thema, Begleitung und Abschiednahme, siehe auch das Kapitel 18.

> **Guideline: Die Integration von Angehörigen anlässlich einer Organtransplantation**
>
> 1. Das Team integriert die Angehörigen weitestgehend in die Pflege und andere Versorgungen nach einer Verfahrensanweisung.
> 2. Die extreme Bedrohlichkeit und zugleich das 100 %ige Engagement für das Leben des Betroffenen drückt sich im Handeln und in Aussagen der Teammitglieder aus.
> 3. Das Team begleitet den Angehörigen durch den Prozess der Hirntoddiagnostik und der damit verbundenen Konsequenzen.
> 4. Das Team ist mit entscheidend für den „richtigen Zeitpunkt" der Ansprache durch das ärztliche Personal über Anliegen und Ziele der Organtransplantation.
> 5. Das „Zustimmungsgespräch" erfolgt in einem definierten Setting und entlang eines an die Gesprächführenden vermittelten Leitfadens.
> 6. Der hirntote Patient erfährt neben der organprotektiven Therapie die regulären Pflegemaßnahmen.
> 7. Der Angehörige wird zur Abschiednahme nach der Organentnahme ermutigt.
> 8. Nachbetreuungsangebote werden aktiv an den Angehörigen herangetragen.

Rüdebusch, S. (1998): Pflege und Versorgung von Organspendern unter. Intensiv: Fachzeitschrift für Intensivpflege und Anästhesie Jg.6/3 Berücksichtigung der psychischen Problematik der Pflegenden

Tausch-Flammer, D., Bickel, L. (1995): Wenn ein Mensch gestorben ist – wie gehen wir mit dem Toten um?. Herder, Freiburg

www.dso.de
Deutsche Stiftung Organtransplantation
www.aktxpflege.de
Arbeitskreis Transplantationspflege e. V.

Schlüsselbegriffe

Abschiednahme ● Aussegnung
DSO (Deutsche Stiftung Organtransplantation) ● Explantationsteam
Hirntoddiagnostik ● Intensivstation ● Koordinatoren
Organspende ● Sinnhaftigkeit ● Transplantationsgesetz ● Trauer

18 Angehörigenintegration in die Sterbebegleitung

Vermittelt werden sollen Ziele und Verfahren, die geeignet sind, den Angehörigen in seiner Funktion als zentralen Vertrauens- und Ansprechpartner des Sterbenden zu begleiten und zu bestärken. Nach einer Einführung wird ein Zielrahmen der Sterbebetreuung vorgestellt und hierbei die möglichen Integrationsmöglichkeiten der Angehörigen ausgearbeitet. An vier typischen Betreuungssituationen – zu Hause, im Heim, auf onkologischer Station und auf Intensivstation – und je einem dazu gehörenden Praxisbeispiel soll das Panorama der Herausforderungen und möglichen Lösungen sichtbar gemacht werden. Deutlich wird, dass dies insbesondere dann gelingen kann, wenn sich die Pflegenden konsequent mit den Bedürfnissen und Zielen der Betroffenen abstimmen.

In den letzten Jahren wird eine differenzierte gesellschaftliche Diskussion zu den Themen Tod und Sterben geführt, in deren Folge auch immer wieder die Bedingungen des Sterbens in den Krankenhäusern und Heimen thematisiert wird. Es muss davon ausgegangen werden, dass die Betreuung der Sterbenden auch zukünftig: 1. vor allem in den Einrichtungen des Gesundheits- und Sozialwesens (aktuell je nach Bundesland zwischen 60 % und 90 %) stattfinden wird und dass 2. dies insbesondere von professionellen Helfern durchgeführt wird. Diese Tätigkeit erweist sich dabei, unabhängig vom Sterbeort, bis heute als eine Pflege- und damit überwiegend auch als Frauenarbeit. An diesem Sachverhalt haben die verschiedenen Bemühungen, Initiativen und veränderten Rahmenbedingungen nur wenig verändert. Auch wenn diese so skizzierte Situation zu beklagen ist, so eröffnet sie doch die Chance, die noch nicht festgelegten Ziele und Versorgungsaufträge mitzugestalten. Eine noch stärkere Orientierung entlang an den Bedürfnissen des Patienten und der Angehörigen könnte den entscheidenden Schlüssel liefern.

18.1 Der Angehörige als Begleiter in der letzten Lebensphase des Patienten

In allen Aus-, Fort- und Weiterbildungen, die Pflegende auf die Betreuung Sterbender vorbereiten sollen, besitzt der Abschnitt zum Umgang und zur Integration von Angehörigen einen hervorragenden Stellenwert. Dies kann nicht überraschen, denn tatsächlich bilden die Mitglieder der Familie den innersten sozialen Bezugsrahmen des Sterbenden. Der Autor ist in eigenen wissenschaftlichen und praktischen Projekten (W. George Medizinische Welt 1990) u. a. den Fragestellungen nachgegangen:

- welche Bedeutung die Angehörigen für den sterbenden Patienten besitzen,
- ob und in welchem Ausmaß Angehörige in dessen Pflege einbezogen werden,
- ob Angehörige die beruflichen Helfer stören und den Sterbenden belasten,
- ob es Übernachtungsmöglichkeiten und andere praktische Unterstützungsangebote und Services für Angehörige gibt.

Als Ergebnis der Studien berichtete die überwiegende Mehrzahl aller befragten Pflegekräfte und Ärzte, dass ausgesprochen schlechte äußere Bedingungen für eine gezielte Angehörigenarbeit bestehen würden(ca. 80 %). So existierten nur in wenigen Fällen offiziell Übernachtungsmöglichkeiten (weniger als ca. 30 %), selbst die Besuchszeiten sollten dort prinzipiell auch für die Angehörigen von Sterbenden gültig sein (ca. 75 %). Die Untersuchungen zeigten ferner, dass einerseits ca. 90 % der Befragten darin übereinstimmten, dass die Angehörigen stärker in die Betreuung einbezogen werden müssten, dass dies an ihrem Arbeitsplatz – wenn überhaupt –nur in ca. 25 % gelingen würde. Nur einzelne Befragte gaben an, dass sie bzw. dass der Patient durch die Anwesenheit von Angehörigen gestört würden. Es bleibt zu fragen, ob sich die heutige Situation gegenüber den Befunden vor inzwischen über 10 Jahren verbessert hat? Als Resultat dieser Ergebnisse und verschiedener praktischer Projekte in mehr als 10 Krankenhäusern wurde eine grundsätzlich gültige Verfahrensanweisung und Zielkonzeption für die Betreuung von Sterbenden im Krankenhaus – mit der damit verbundenen Personal- und Organisationsentwicklung – vorgestellt. Als zentraler Bestandteil dieser Konzeption zeigte sich einmal mehr, dass dem Angehörigen eine hervorragende Bedeutung zugemessen werden muss, und dass dieser Umstand mit sehr unterschiedlichen Aktivitäten der Pflegenden einhergeht.

Deutlich wird, dass sich die Rolle des Pflegenden in der Sterbebetreuung bei einer solchen Vorgehensweise verändert: Die Pflegeperson wird zum Berater und mit dem Angehörigen zum Koordinator der Situation um den Patienten. Ziel ist es, den Betroffenen eine deren Fähigkeiten und Möglichkeiten entsprechende Steuerung des Ablaufs der Sterbebetreuung zu übertragen. Genau dieser Umstand, nämlich der Erhalt der Autonomie, ergibt die zusammengefasste Begründung dafür, dass über 90 % aller Befragten angeben, dass sie zu Hause sterben möchten. Das Krankenhaus und das Heim wird bis heute mit einem weitreichenden Verlust an Selbstverantwortung und damit einhergehender Anonymität verbunden.

Tabelle 18.1: Transfer der Patientenziele auf die Ziele der Angehörigenintegration

Ziele des Patienten	Ziele für die Angehörigenintegration
Schmerzfreiheit (aber bewusste Wahrnehmung)	1. Den Angehörigen in die Schmerzbeobachtung und Behandlung einweisen 2. Linderungsmöglichkeiten aufzeigen 3. Abhängigkeitssorgen nehmen
Integration der Familie und Freunde	1. Die Angehörigen dahingehend beraten, dass der Patient seine Familie einlädt
Offene und zugleich einfühlsame Kommunikation	1. Die Angehörigen dahingehend zu beraten, offen mit dem Patienten zu kommunizieren und diesen gut wahrzunehmen (zuhören)
Erledigen der offenen Dinge	1. Die Angehörigen dahingehend beraten, die für den Patient zu klärenden Dinge wahrzunehmen bzw. diese auszusprechen
Sinnfindung	1. Die Angehörigen dahingehend beraten diese Suche des Patienten wahrzunehmen 2. Auf bestehende Angebote oder Erfahrungen hinweisen
Sorgfältige von den Bedürfnissen des Patienten geleitete Pflege	1. Die Angehörigen entsprechend schulen und anleiten 2. Eigenes Modellverhalten
Sterben zu Hause in häuslicher Umgebung	1. Den Angehörigen Möglichkeiten dahingehend aufzeigen 2. Den Angehörigen dahingehend beraten, im Krankenhaus ein persönliches Umfeld um das Patientenbett zu gestalten

18.2 Die Integration des Angehörigen anlässlich einer Sterbebegleitung im häuslichen Umfeld

Das Wirken der flächendeckenden ambulanten Pflegeeinrichtungen, der Zentren für palliative Medizin und Pflege, der Hospizbewegung etc. und insbesondere auch einer zunehmend aufgeklärt-informierten Gesellschaft haben dazu beigetragen, dass in den letzten Jahren – auch in den städtischen Zentren – die Menschen wieder häufiger zu Hause sterben (siehe dazu auch Kapitel 13). In ländlich geprägten Regionen hatte diese Versorgung durch

Tabelle 18.2: Sterbebleitung zu Hause

Typische Herausforderungen	Ziele der Angehörigenintegration	Geeignete Verfahren
Der Angehörige ist überfordert.	Überforderungszeichen erkennen und geeignete Prävention und Kur anwenden	1. Den Angehörigen auf einen längerfristigen Prozess einstellen 2. Komplementäre Unterstützungs- und Entlastungsangebote 3. Familie insgesamt ansprechen 4. „Urlaubstage"
Der Angehörige entwickelt unangemessene Aktivitäten.	Unangemessene Betriebsamkeit erkennen und geeignete Verfahren für deren Relativierung einführen	1. Entlastungs- und Trostgespräche anbieten 2. Patientenverfügung 3. Das Problem ansprechen 4. Akzentuieren der Pflegequalität
Die Trauer holt den Angehörigen vor dem Tod des Patienten ein.	Erkennen der Trauer und der emotionalen Instabilität, die damit verbunden ist	1. Keine Bewertungen gegenüber „unangepasstem" Verhalten 2. Entlastungsangebote 3. Schuldgefühle abbauen 4. Das Problem ansprechen
Die äußeren Rahmenbedingungen (z. B. geeignete Partner/Hilfsmittel, finanzielle Absicherung) erschweren die Pflege für den Angehörigen.	Zeitiges Erkennen	1. Kurzfristig: Die Bedingungen „so gut als möglich" gestalten 2. Mittelfristig: Geeignete Strukturverbesserungen schaffen
Wenig koordinierte und aufeinander abgestimmte Leistungsanbieter (z. B. Medizin-Pflege). Abriss der Versorgungskette (z. B. in der Nacht)	Klärung der Versorgungskette	1. Angehörige unterstützen, Gespräche u. Abstimmung mit Versorgungspartnern wie z. B. Hausarzt führen 2. Abschiednahme klären 3. Bestattung klären

Angehörige und andere soziale Systeme (z. B. kirchengemeindliche) immer stabiler getragen als in städtischen Bereichen. Insgesamt gilt für die ambulante Pflege, dass sich diese in einer deutlich anderen Beziehung zu den Patienten und Angehörigen verhält, als dies in der stationären Pflege der Fall ist. So ist die ambulante Versorgungssituation etwa durch den Umstand ihrer nur zeitweiligen Unterstützung gekennzeichnet. Sie ist stärker davon abhängig, dass sich der Patient weitgehend selbständig versorgen kann. Auch besitzt der Angehörige eine größere Rolle, als dies im Krankenhaus der Fall ist: Oft funktioniert ohne diesen fast nichts.

Auch wird hinsichtlich der Beziehungsebene zwischen den Akteuren in einer auf langfristig angelegten Zusammenarbeit eine andere Qualität deutlich, als dies bei einem Aufenthalt im Krankenhaus möglich ist. Diese Situation, die auch gerne mit dem Bild „Man ist nur Gast im Hause der Betroffenen" beschrieben wird, besitzt selbstverständlich auch Auswirkungen auf die Betreuungssituation eines Sterbenden. Auch wenn die Betreuung der Sterbenden zu Hause als wünschenswerte Idealsituation anzusehen ist, so existieren auch in dieser zahlreiche als typisch zu kennzeichnende Herausforderungen. Werden diese nicht vorrausschauend von dem Pflegenden berücksichtigt, können daraus belastende Probleme entstehen.

▩ Fallbeispiel

Heinz ist 35 Jahre alt und leidet an einer nicht heilbaren Tumorerkrankung. In den letzten 3 Monaten hat sich sein Zustand rapide verschlechtert. Heinz ist aktuell in die Pflegestufe 1 eingestuft. Er wird in seiner Krankheitsauseinandersetzung insbesondere von seinem Freund unterstützt, der die häusliche Versorgung übernehmen will. Unterstützt wird er hierbei von einem ambulanten Pflegedienstleister, der ausdrücklich auch Sterbebegleitung zu Hause anbietet, sowie der Mutter des Patienten. Bereits die Überleitung, d. h. der Transfer aus dem Krankenhaus nach Hause und die damit verbundenen Aktivitäten, war von dem ambulanten Pflegedienst gesteuert worden. Dazu gehörte u. a. eine Abstimmung mit dem betreuenden Hausarzt und welche Leistungen von diesem für Heinz notwendig und realisierbar waren. Wie eine ärztliche Versorgung auch über die Nacht zu sichern ist, etc.. Die Betroffenen werden in alle Vorgehensschritte einbezogen bzw. wo immer möglich als aktive Partner in Verantwortung genommen.

In der ersten Woche schließt Heinz mithilfe der Familie, des Freundes und des ambulanten Pflegedienstes an die Möglichkeiten seines vertrauten Umfelds an. Die Pflegekraft versucht ihre kurzen Präsenzphasen so festzulegen, dass es möglich ist, den Angehörigen zu entlasten bzw. dort wo nötig anzuleiten. 14 Tage später erleidet Heinz eine erste krisenhafte Verschlimmerung, die u. a. mit hohem nächtlichem Fieber einhergeht. Die mit der Versorgung in den Nächten einhergehenden Beeinträchtigungen führen dazu, dass Freund und Mutter an die Grenzen ihrer Belastungsfähigkeit geführt werden. Die Pflegekräfte konzentrieren sich sehr darauf, die Betroffenen zu stabilisieren, etwa indem diese „routinemäßig" abends um 23.00 Uhr und morgens bereits um 6.30 Uhr den Patienten aufsuchen. Auch der Hausarzt besucht den Patienten nach Praxisschluss. Diese erste Krise wird von der Bezugspflegekraft zum Anlass genommen, die zurückliegende Situation mit Familie und Freund zu reflektieren. Ziel ist es, eine erneute krisenhafte Entwicklung besser zu regulieren. Als Ergebnis dieses Gespräches wird u. a. der Kontakt zu einem Hospizdienst aufgenommen, der über ehrenamtliche Helfer Unterstützung anbietet. Die Einbeziehung des Hospizdiensts erweist sich nach kürzester Zeit für alle Beteiligten als ausgesprochen hilfreich. Es gelingt, sich noch konstruktiver über das bevorstehende Lebensende in der Familie auszutauschen. Darüber hinaus ist eine ehrenamtliche Hospizhelferin stundenweise bereit vor Ort zu sein, damit Mutter und Freund die notwendige Zeit für eigene Anliegen finden.

Als Folge von vielen Gesprächen wird mit einem Notar Kontakt aufgenommen, der ein Testament aufsetzt. In dieser relativ „guten Zeit" sucht die Familie mit Heinz ein Bestattungsunternehmen auf. Dieser sucht sich seinen Sarg selber aus. Diese Aktivitäten koordinieren und leiten maßgeblich die Angehörigen und der Patient selbst. Die Bezugspflegekraft des Pflegedienstes ist vor allem darauf aufmerksam, dass sich die Betroffenen mit diesen so wichtigen Fragestellungen: „Was wird aus meinen Sachen, wo und wie werde ich beerdigt" befassen. Würde die Familie dies selbständig nicht leisten können, so versucht der ambulante Pflegedienst diese Dinge aussprechbar zu machen und auf den Weg zu bringen.

Die nächsten 6 Wochen sind ein „auf und ab" der Gefühle aller Betroffenen: An manchen Tagen ist die Abwehr und nach außen gekehrte Aggressivität von Heinz und die seines Freundes für alle Beteiligten kaum zu ertragen. Die Pflegekraft, die dies beobachtet, interveniert nicht. Vielmehr nutzt sie die Gelegenheit, die beiden zu ermutigen. Besonders wichtig wird in dieser Zeit die Mutter des Patienten – obwohl selber verzweifelt –, die der Familie und auch den Pflegekräften Halt und Unterstützung anbietet, indem sie der Situation mit größter Geduld und Akzeptanz begegnet. Der kontinuierliche Gewichtsverlust ist ein äußerer Hinweis auf die nachlassende Lebenskraft von Heinz. In diese Zeit fällt ein Abend, zu dem sich alle Klassenkameraden und Freunde angekündigt hatten und in der Heinz zu einer „Hochform" aufgelaufen war.

Die nachlassende Lebenskraft führt Heinz in eine zunehmend ruhigere Gemütsverfassung. Zugleich wird er inaktiver und erscheint immer stärker als nach „innen gekehrt". Bei einer abendlichen Versorgungstätigkeit kündet er unvermittelt seinem Freund und der Pflegekraft an, dass er glaube, in den nächsten Tagen zu sterben. Von dieser Zeit an wird Heinz nicht mehr alleine gelassen. Es wird eine Rund-um-die-Uhr-Betreuung zwischen Familie, Hospizdienst und dem Pflegedienst durch die zuständige Pflegekraft organisiert.

Zehn Wochen nach der Abreise aus dem Krankenhaus verstirbt Heinz in den Morgenstunden. Eine Stunde vor seinem Tod war er noch ansprechbar und bei klarem Bewusstsein gewesen. Es war nicht zuletzt durch die Schmerzmittelsubstitution des Arztes gelungen, Heinz – auch in seinen letzten Stunden – schmerzfrei und zugleich bei wachem Verstand zu versorgen. Im Verlauf des frühen Vormittags treffen die Mitarbeiter des Pflegedienstes und die Hospizhelferin ein. Wie vereinbart wird der Tote von den Angehörigen versorgt und mit Hilfe des Bestattungsunternehmers für eine eintägige Totenwache im Wohnzimmer aufgebahrt. Heinz hatte es mit seiner Familie und Freunden vereinbart, dass diejenigen, die sich von ihm verabschieden wollen, dies in Ruhe tun können sollten.

18.3 Die Integration des Angehörigen anlässlich einer Sterbebegleitung in einem Pflegeheim

Die Wahrscheinlichkeit, die letzten Monate des Lebens in einem Pflegeheim oder einer ähnlichen, der Krankenhausversorgung vorgelagerten Einrichtung zu beschließen, nimmt weiterhin zu.

Die Krankenhäuser werden sich allein aus Kostengründen weiter aus der Versorgung Sterbender bzw. unheilbar älterer Kranker zurückziehen und die kompensierenden familiären Versorgungsnetze – aus denen bis heute die Pflege überwiegend geleistet wird – verlieren zunehmend ihren Zusammenhalt. Es ist demnach für die Sozial- und Gesellschaftspolitik wichtig, wenn darauf hingewirkt wird, dass die Versorgungsqualität und auch die damit verbundene Praxis des Sterbens in diesen Einrichtungen angemessen entwickelt werden. Auch für diesen Sterbeort mit seinen speziellen Zusammenhängen lassen sich typische Schwierigkeiten der Angehörigenintegration in die Sterbebegleitung ausmachen (Tabelle 18.3).

Fallbeispiel

Erna ist 86 Jahre alt und lebt seit 15 Jahren in einem Altenpflegeheim. Ihr Mann ist seit 40 Jahren tot, sie hat 2 Kinder, von denen die Tochter in Südamerika, ihr Sohn in einer über 400 km entfernten Stadt lebt. Erna hat in ihrer Heimatstadt, in der sie bis zu ihrer Berentung mit 60 Jahren in einer eigenen Wohnung lebte, die für sie wichtigen Kontakte, sodass sie in der Zeit, in der sie noch rüstiger war, nicht zu ihrem Sohn zog. Dieser besucht sie 3- bis 4mal im Jahr. Früher holte der Sohn Erna für 14 Tage in den Ferien zu sich, dies ist seit einigen Jahren nicht mehr möglich. Die eigentliche Familie sind für Erna längst die Heimmitbewohnerinnen und insbesondere der gleichaltrige Bruno geworden. Seit über einem Jahr – als Erna einen Schlaganfall erlitt – ist sie weitgehend an das Bett bzw. einen Tagesaufenthaltsstuhl gebunden. Ihre Pflegebedürftigkeit ist seit diesem Zeitpunkt rapide gestiegen und trotz rehabilitativ-aktivierender Bemühungen ist es nicht gelungen, den Zustand zu verbessern.

Gerade in dieser Zeit ist Bruno zum wichtigsten Lebensbegleiter für Erna

Tabelle 18.3: Sterbebegleitung im Heim

Typische Herausforderungen	Ziele der Angehörigenintegration	Geeignete Verfahren
Die Steuerung der Situation in der Zimmer- bzw. Bewohner- gemeinschaft	Soziale Integration und Privatsphäre sichern	1. Durch Ein- und Umschieben bzw. Stellwände aufstellen 2. Weitgehend offene Kommunikation mit Mitbewohnern 3. Angehörige an Mitbewohner heranführen
Die speziellen Bedingungen erschweren die Integration.	Störgrößen erkennen und überwinden	1. Entfremdungen entgegenwirken 2. Angehörige anleiten und schulen
Abstimmung mit den notwendigen Partnern, z. B. die Angehörigen wohnen weit entfernt und können nicht beliebig oft anwesend sein.	Die soziale Versorgungskette sicherstellen	1. Entwicklung einer stabilen Benachrichtigungskette 2. Neue Freundschaften im Heim aufbauen bzw. alte pflegen 3. Unterstützung von Dritten (Laienhelfer, Förderverein etc.)
Die Angehörigen entwickeln Schuldgefühle.	Auf eine konstruktive Situationseinschätzung hinwirken	1. Angehörige nach deren Möglichkeiten und Willen einbeziehen 2. Patiententestament 3. Problem zur Aussprache bringen 4. Angehörigenselbsthilfegruppen

geworden. Maßgeblich dazu beigetragen hat das Konzept der Einrichtung, in dem der Förderung der Kontakte der Bewohner untereinander oberste Priorität gegeben wird. In diesem Zusammenhang fördern die Pflegekräfte nicht nur die Solidargemeinschaft aller, sondern gezielt auch den Aufbau und die Pflege von Freundschaften und Beziehungen. Auch als es Erna schlechter geht, wird Bruno – der selber zwar rüstig, aber auch schon über 80 Jahre alt ist – weiterhin, seinen Möglichkeiten nach, in die Pflege einbezogen. Er übernimmt Anteile der Körperpflege, wie das Kämmen und Schminken, unterstützt Erna beim Essen und hält insbesondere den Kontakt zu ihrem

Sohn, denn Erna kann nicht mehr telefonieren und schreiben. Es gelingt auf diese Weise, den Sohn nach dessen Möglichkeit einzubeziehen. Erna bewohnt mit einer Mitbewohnerin ein Zweibettzimmer. Die sich verschlechternde Situation kann von der Mitbewohnerin dauerhaft nicht ertragen werden. Ziel der Pflege ist es, die wichtige Beziehung zwischen den Frauen nicht zu gefährden und es wird vereinbart, dass Erna über Nacht in ein anderes Zimmer gefahren wird. Diese Lösung stellt sich als für alle befriedigend heraus. Insbesondere ist auch Erna entlastet, da sie wahrgenommen hatte, dass sich ihre Unruhe auf die Mitbewohnerin übertragen hatte. Das Pflegeteam vertraut nicht nur den eigenen Kompetenzen, sondern bezieht andere aktiv in die Interaktion mit Erna ein. So nimmt diese soweit möglich auch weiterhin an allen Aktivitäten der Einrichtung teil. Auch hierbei wird die Ansprache oft über die Mitbewohnerin bzw. Bruno geführt.

In der Weihnachtszeit verschlechtert sich der Zustand von Erna. Dies wird wie vereinbart zum Anlass genommen, mit dem Sohn Kontakt aufzunehmen. Dieser reist am Folgetag an. Es ist für alle Betroffenen offensichtlich, dass die letzten Tage und Stunden von Erna, die inzwischen nur noch zu wenigen Zeiten ansprechbar ist, erreicht sind.

In dieser Abschiedssituation – die für Erna und deren soziales Bezugssystem einzigartig und für die Pflege reflektierter, immer wiederkehrender Teil professioneller Arbeit ist – drückt sich die Pflegefachlichkeit des Teams insbesondere dadurch aus, dass die Situation durch eine koordinierte Hinzuführung verschiedener Personen (Familie, Freunde, Seelsorge etc.), Abläufe und Rituale (Abschiednahme, Kerzen und Gebete etc.) bewältigt wird. Auch so wird es möglich, dass die Balance der Pflegenden zwischen persönlicher Betroffenheit und dem Recht auf Distance immer wieder neu hergestellt werden kann. Das Zimmer, in dem Erna stirbt, ist für diese Situation mit Bruno, den Heimmitbewohnern und dem Sohn mit persönlichen Gegenständen, Bildern, Blumen, Kerzen etc., unter Hilfestellung des Teams ausgeschmückt worden. Die Aufmerksamkeit der Pflegenden richtet sich auch auf die Zurückbleibenden und deren abzusehenden Gefühle der Trauer. Insbesondere Bruno und die Zimmernachbarin sind betroffen. Es existiert ein Gesprächskreis im Heim, der sich 14-tägig trifft und in dem diejenigen Dinge zur Aussprache gebracht werden, welche die Heimbewohner belasten. In diesem Kreis ist es üblich, auch über den Tod und das Sterben der Menschen im Heim zu sprechen. 10 Tage nach dem Tod von Erna wird eine kleine Andachtsstunde im Heim organisiert. An dieser nimmt auch die zur Beerdigung angereiste Tochter teil.

18.4 Die Integration des Angehörigen anlässlich einer Sterbebegleitung auf onkologischer Station

Es sind die onkologischen Stationen, die als Ausgangsort einer patientenorientierten Sterbebetreuung in den Krankenhäusern angesehen werden können. Mit den Herausforderungen einer wirkungsvollen Symptomkontrolle, der sozialen und psychologischen Krise onkologisch Erkrankter und deren Familien konfrontiert, waren es die onkologischen Abteilungen, in denen durch Modellprojekte gefördert und in umfassenden Studien begleitet die richtungsweisenden Lösungsmöglichkeiten mit entwickelt wurden. Auch die palliative ärztliche, pflegerische und therapeutische Versorgung – also diejenige, die sich ausschließlich auf das Symptommanagement und die Aufrechterhaltung der jeweils höchstmöglichen Lebensqualität bemüht sieht – entstand in diesem Umfeld. In anderen europäischen Ländern ist die palliative Pflege ein auch in den Krankenhäusern konsequent vorgehaltenes Versorgungsangebot (z. B. Österreich, England). In der Zukunft ist dieses Versorgungsangebot auch für Deutschland zu erwarten.

In einer Studie (George 1998) erwiesen sich die onkologischen Arbeitsbereiche – im Vergleich zu denjenigen der allgemeinen bzw. Intensivversorgung – als diejenigen, in welchen die Integration der Angehörigen in den Sterbeprozess am wirkungsvollsten realisiert wird. Auch fand dort, nach Aussage der Befragten, die wirkungsvollste Schmerztherapie statt. Werden Ziele und Inhalte der aktuellen Weiterbildungen zur onkologischen Fachpflegekraft ganz unterschiedlicher Ausbildungszentren bewertet, so wird deutlich, dass soziale Kompetenzen, die sich auch in einer umfassenden Darstellung der Angehörigenarbeit ausdrücken, einen hervorragenden Stellenwert in den Curricula besitzen.

Fallbeispiel

Bei der 28-jährigen Jenny, Mutter von 2 Kindern, ist vor 6 Monaten ein Mamakarzinom mit weitreichender Metastasierung diagnostiziert worden. Trotz verschiedener operativer, strahlen- und chemotherapeutischer Interventionen ist der Krankheitsverlauf nur ausgesprochen geringfügig zu beeinflussen. Im Zeichen des ersten Schocks war es zu einem Suizidversuch von Jenny gekommen. Die Lebensplanung der Familie ist binnen weniger Monate vollständig ungültig geworden. Die Patientin wurde allein im zurückliegenden halben Jahr 10mal stationär aufgenommen. Jenny durchläuft inzwischen das Berentungsverfahren und wird seit einiger Zeit durch die Institutsambulanz betreut. Es ist den verschiedenen Bezugspflegenden und Ärzten nicht gelungen, einen erwähnenswerten Kontakt zu Jenny und deren Ehemann herzustellen. Die Verleugnung der absehbaren schwierigen Situationsentwicklung – von beiden vorgetragen – ist vollständig und verhindert jeden Dialog. Auch die Bemühungen, andere Angebote der Ambulanz anzunehmen, wurden bisher von Jenny und ihrem Partner nicht aufgegriffen.

Das Behandlungsteam konzentriert sich in dieser Zeit der vollständigen Verleugnung auf ein Höchstmaß abgestimmter Betreuung und Pflege. Wenn Jenny, wie zuletzt nötig geworden, für die Dauer einer Chemotherapie für 2–3 Tage stationär aufgenommen wird, kommt es nach einem der Besuche ihrer 3 und 5 Jahre alten Kinder zu einer starken emotionalen Reaktion. Die

Tabelle 18.4: Sterbebegleitung auf der onkologische Station

Typische Herausforderungen	Ziele der Angehörigenintegration	Geeignete Verfahren
Angepasste Schmerz-medikation	Unterstützung des Patienten: in dessen Schmerzfreiheit, weit-reichender Autonomie der Medikamentenein-nahme und bewussten Wahrnehmung	1. Die Beobachtung und notwendiges Wissen schulen 2. Schmerztagebuch durch Angehörigen (mit) führen lassen 3. Angehörigen in Rituale, Orientierungen und Aktivierungen des Pati-enten einbeziehen
Die Angehörigen sind durch wiederholte Auf-enthalte mit dem Stati-onsteam vertraut.	Dem Angehörigen Balance zwischen Nähe und Distanz ermöglichen	1. Auf Seiten der Pflegen-den: eigene Grenzen kennenlernen 2. Bestimmte Distanz sichernde Rituale und Interaktionen nicht abbauen 3. Supervision
Die Trauer holt den An-gehörigen vor dem Tod des Patienten ein, z. B. Ablösung des Angehöri-gen vor dem Tod.	Erkennen der Trauer und der damit verbun-denen emotionalen Instabilitäten	1. Keine Bewertungen 2. Aussprache ermöglichen 3. Professionelle Unter-stützung hinzuziehen
Die Balance zwischen „dem Sterben" (eher passiven Mustern) und „dem Heilen" (eher aktiven) zu verlieren	Hoffnungsvermittlung und Lebensqualität des Angehörigen erhalten	1. Ermutigungen 2. Erfahrungen berichten 3. Herstellen von Kontak-ten zur Selbsthilfe und zu Betroffenen 4. Einbezug dritter (z. B. Hospiz, Laienhelfer)
Hohe Anforderung an fachliche und menschliche Integrität der Pflegekräfte	Personalentwicklung und „the right man to the right place"	1. Fachweiterbildung 2. Kurse Angehörigen-arbeit 2. Aufarbeitung der Er-fahrungen (Gespräche) 3. Arbeitsplatzrotation 4. Auszeiten

anwesende Krankenschwester erlebt einen Zusammenbruch der verleugnenden Abwehr, der die Pflegekraft selber über die Grenzen ihrer Belastbarkeit hinaus führt. Das ausgesprochen persönliche Verhältnis, das diese etwa gleichaltrige Krankenschwester zur Patientin unterhält, wird so Gegenstand der morgendlichen Teambesprechung. Als Ziel wird vereinbart, dass das besondere Verhältnis der Mitarbeiterin seine Berechtigung besitzt, insbesondere dann, wenn dieses in den absehbaren Konsequenzen der Mitarbeiterin bewusst ist. Zugleich wird vereinbart, den Ehemann mit dem Ziel zu informieren, dass dieser zum zentralen Partner der von Jenny aufgenommenen „offenen Kommunikation" werden muss. Tatsächlich führt ein Gespräch zwischen den Beteiligten dazu, dass sich Jenny mit ihrem Mann immer offener über ihre Krankheit und deren Konsequenzen austauschen kann.

Nach weiteren 4 Wochen muss die geschwächte Jenny erneut aufgenommen werden. Während sich das Verhältnis der Bezugspflegekräfte zu Jenny positiv entwickelt und es zu beobachten ist, wie ihre Bewältigungsmechanismen dazu führen, dass Jenny ihre eigene Situation immer besser steuern kann, bleibt das Verhältnis zum Ehemann distanziert und ist immer wieder durch Wut und z. T. unverhohlen vorgetragene Aggressivität ausgezeichnet. „Man hat Jenny ohnehin schon abgeschrieben", lauteten seine letzten Vorwürfe. Diese Situation setzt das Team unter Druck und es ist der Erfahrung des Leitungsteams zu verdanken, dass diese Anspannung nicht gegen den Ehemann eingesetzt wird. Als Jenny frühmorgens verstirbt, sind der Ehemann sowie Eltern und Schwiegereltern, die Bezugskrankenschwester und ein Arzt anwesend. Durch die Bezugskrankenschwester vorgetragene Abschieds-, Kontakt- und Unterstützungsangebote werden vom Ehemann nicht angenommen.

18.5   Die Integration des Angehörigen anlässlich einer Sterbebegleitung auf Intensivstation

Entgegen dem Trend, die Bettenanzahlen in den Krankenhäusern zu reduzieren, erweitert sich das intensivmedizinische Versorgungsfeld kontinuierlich (siehe Kapitel 16). Inzwischen liegen die Gesamtkosten der Intensivversorgung in den Ländern Westeuropas zwischen 10 und 15 % der zur Verfügung stehenden Gesamtbudgets des Gesundheitswesens. Allein diese Zahlen verdeutlichen, welch große Bedeutung den Intensiv-, Wach- und Intermediate-Care-Bereichen zukommt. Der Umstand, dass in diesen Jahren auch das durchschnittliche Lebensalter der dort betreuten Patienten kontinuierlich angestiegen ist, kann als ein Indiz dafür verstanden werden, dass dieser Versorgungsbereich auch als Sterbeort von hervorragender Bedeutung ist. Intensivstationen zeichnen sich vorwiegend durch die konsequente Verpflichtung und Methode der Lebenserhaltung aus. An keinem anderen Ort im Krankenhaus ist diese Handlungsleitlinie stärker durch die dafür aufgewendeten Mittel hinsichtlich Technik, Personal und anderen Ressourcen zu identifizieren.

Auch wenn die Situation sorgfältig beschrieben werden muss, so bestehen Widersprüche: Zum einen die unabhängig vom Lebensalter vorgetragene Verpflichtung zu Schutz und Aufrechterhaltung des Lebens, zum anderen immer älter werdende, vielfach moribunde und schwerstkranke, wegen der akuten Lebensbedrohlichkeit der Situation auf Intensivstation betreute – letztlich nicht heilbare – Patienten. Lebenserhaltung um jeden Preis? Dass in dieser nicht leicht zu lösenden Spannung die Angehörigen eine hervorragende Bedeutung besitzen sollten, steht außer Frage. Dies sollte nicht nur das ärztliche, sondern auch das pflegerische Handeln mit leiten. Welche Pflege in welcher Form realisiert wird, sollte demnach in aller Regel auch mit den Angehörigen problematisiert und abgestimmt werden.

Fallbeispiel

Nach einem schweren Verkehrsunfall wird ein 56-jähriger polytraumatisierter Patient über die chirurgische Notaufnahme nach einer schwierigen Operation nach 5 Stunden auf die chirurgische Wachstation eingewiesen. Die von der Polizei informierte Ehefrau verbringt die Zeit im Aufenthalts- und Warteraum der Station. Einmal wurde sie in dieser Zeit vom Stationspfleger aufgesucht, der sie über die prinzipielle Art der Verletzung und die kommenden Abläufe informierte. Ferner leitete dieser ein Gespräch mit dem Stationsarzt ein, dass aber bisher noch nicht hatte stattfinden können, da dieser erneut im OP ist. Der Zustand des Patienten verschlechtert sich inzwischen rapide, sodass dieser für eine erneute Notoperation vorbereitet werden muss.

Obwohl die verantwortliche Pflegekraft in dieser Zeit mit verschiedensten Aktivitäten beschäftigt ist, erhält die Ehefrau nach Rücksprache mit dem Stationspfleger die Möglichkeit, ihren Mann zu besuchen. Es entstehen ausgesprochen schwierige Minuten auf der Station, nicht zuletzt, da sich die Ehefrau nach nur 10 Minuten bereits wieder von ihrem Mann verabschieden muss, da der OP nun vorbereitet ist. Auf dem Weg in den OP eskaliert die Situation und kann auch im Vorbereitungsraum des OP nicht stabilisiert werden. Nur 9 Stunden nach dem Unfall ist der Patient trotz umfassender medizinischer Bemühungen verstorben. Der behandelnde Arzt beschließt gemeinsam mit dem Stationspfleger, dass zuerst er die Ehefrau informieren wird und dass der Pfleger dann zusätzlich hinzutreten wird. Für diese Art des Vorgehens, wenn schwierigste Botschaften überbracht werden müssen, existiert ein weitgehend verbindlicher Vorgehensplan:

1. Informationsgespräch durch den Arzt.
2. Nach 5–10 Minuten Erweiterung durch Pflegekraft.
3. Gemeinsames Festlegen des weiteren Vorgehens:
   – Wer ist zu informieren? (Dafür steht ein Telefon im Aufenthaltsraum zur Verfügung)
   – Wie sehen die weiteren Schritte für den Angehörigen aus, benötigt dieser einen professionellen Beistand?

Tabelle 18.5: Sterbebegleitung auf der Intensivstation

Typische Herausforderungen	Ziele der Integration	Geeignete Verfahren
Es besteht die Gefahr, dass es zu keiner Kontaktaufnahme zwischen Patient und Angehörigen kommt.	Kontakt ermöglichen	1. Schaffen des Zugangs für den Angehörigen 2. Kontakte anleiten, z. B. Körperkontakt, Ansprechen
Die Bemühung um Lebenserhaltung geben der Sterbebegleitung keinen Platz.	Angemessene Reflexivität herstellen	1. Informationsgespräche 2. Unterstützung der Hoffnung, bei Betonung der Ernsthaftigkeit der Situation
Die intensiv-medizinischen Rahmenbedingungen erschweren die Integration.	Spezielle Situation darf nicht zum Hindernis werden	1. Technik u. Abläufe soweit nötig erklären 2. Entängstigung 3. Anleiten zur Kontaktaufnahme (s. o.)
Die Abschiednahme erfolgt unter schwierigen Bedingungen.	Abschiednahme und Trauer ermöglichen	1. Angehörigen begleiten 2. Abschiednahme und Trauer ermöglichen 3. Zeit zur persönlichen Abschiednahme geben 4. Unnötige Härten vermeiden, z. B. durch Vorbereiten des Raumes und des Toten 5. Kleinere Entlastungen schaffen (Sitzmöglichkeit, Gespräch etc.).
Einzelne Mitglieder des Teams erkennen die Angehörigenintegration nicht als ihre Aufgabe.	Sensibilisierung herstellen	1. Ansprechen der Problematik im Team, PDL etc. 2. Externe Ansprache des Teams

- Wo und wann kann im Krankenhaus Abschied genommen werden? (Dabei empfehlen die Helfer grundsätzlich eine erste Abschiednahme der Ehefrau im Krankenhaus, die diese aber möglichst nicht alleine bewältigen sollte)
4. Der Angehörige wird im ersten Schmerz und Schock nicht allein gelassen (auch wenn dieser sagt, „es ginge schon").

Der Stationsleiter informiert den Sohn, der nach 20 Minuten eintrifft und seine Mutter abholt. Nach kurzer Rücksprache beschließen sie, nach Hause zu fahren, sich dort zu sammeln und Familie und Freunde zu informieren. Angenommen wird auch der Vorschlag, um 14.00 Uhr im Aufbahrungsraum der Prosektur einen ersten Abschied noch im Krankenhaus zu nehmen. Der Stationsleiter informiert darüber die entsprechenden Mitarbeiter des Krankenhauses.

Guideline: Angehörigenintegration Sterbebegleitung

1. Den Angehörigen als zentralen Ansprechpartner des Sterbenden stärken und unterstützen
2. Mit dem Angehörigen ein „häusliches Milieu" in der Sterbesituation fördern
3. Den Angehörigen zum offenen Umgang – durch eigenes Modell und andere Unterstützer – ermutigen
4. Den Angehörigen dahingehend beraten, dass er dem Sterbenden behilflich sein kann, die letzten Dinge zu regeln
5. Den Angehörigen durch Trost, Unterstützung und Services entlasten
6. Mit dem Angehörigen die Pflege vollziehen, diesen insbesondere für die Schmerzproblematik sensibilisieren
7. Mit dem Angehörigen rechtzeitig das Vorgehen abstimmen, das weitestgehend absichert, den Todeszeitpunkt nicht zu verpassen, bzw. falls der Patient zu Hause verstirbt, dass der Angehörige zeitig die notwendige Unterstützung erhält
8. Den Angehörigen zur Abschiednahme ermutigen. Die geglückte Trauer als Pflegeziel erkennen
9. Dem Angehörigen für die Zeit danach Kontaktadressen vermitteln

George, W. (1990): Sterbesituation im Krankenhaus. Medizinische Welt 41/90, 678–687
– (1998): Internationalvergleichende Studie zu den Sterbebedingungen in Krankenhäusern. Dissertation Universität Gießen
Köhle, K. et al (1997): Zum Umgang mit unheilbaren Kranken. In: Uexküll, T. v. et al.: Psychosomatische Medizin, 5. Aufl. Urban & Fischer, München
Tausch, A.-M. (1995): Sanftes Sterben. Rowohlt, Reinbeck

www.hospize.de
Deutsche Hospiz Stiftung

Schlüsselbegriffe

Hospiz • Information • Intensivstation • Onkologie
Palliative Pflege • Pflegeheim • Schmerzen • Sterben zu Hause
Sterbephasen • Trauer • Überforderung

19 Ausbildung und Lehre

> Ziel des Kapitels ist es, Anregungen und Methoden vorzustellen, in welcher Art und Weise das Thema „Integration der Angehörigen" in der Pflegeausbildung und der beruflichen Fort- und Weiterbildung vermittelt werden kann. Es wird erkennbar, dass mit dieser Vermittlung bereits vor dem ersten praktischen Einsatz begonnen werden sollte, denn es ist wichtig, dass die Schüler so gut als möglich vorbereitet ihre ersten Erfahrungen mit den Betroffenen sammeln. Die Erarbeitung der verschiedenen Aspekte der Angehörigenintegration erfolgt anhand der bereits eingeführten Vorgehensweisen und Leittheorien der Pflegeausbildung. Am Beispiel der Fachweiterbildung Intensivpflege wird eine Curriculum vorgestellt, das für andere Fachweiterbildungen angepasst werden könnte. Abschließend wird eine 3-Tage-Fortbildung zur Integration der Angehörigen vorgestellt.

Das zentrale Argument, die Techniken und Vorgehensweisen der Integration der Angehörigen in den verschiedenen Ausbildungen der Pflege zu lehren und zu trainieren, bildet das Wissen um deren zentrale Bedeutung für die Genesung bzw. die erreichbare Lebensqualität des Patienten. Wenn sich dieses Wissen heute in den verschiedenen Ausbildungen und Lehrgängen verstärkt wiederfindet, so spiegelt dies nicht nur das Ausmaß der erreichten Patientenorientierung wider, sondern kann auch als Ausdruck der wachsenden Dienstleistungsmentalität des Pflegeberufs bewertet werden. Auch im Entwurf einer neuen Ausbildungs- und Prüfungsverordnung für die Berufe in der Krankenpflege drückt sich dies aus. Darin wird unter Punkt 3 zu den Inhalten des zukünftigen Unterrichts an den Krankenpflegeschulen folgendes ausgeführt: „Die Schülerinnen und Schüler sind zu befähigen Angehörige und Bezugspersonen zu beraten, anzuleiten und in das Pflegehandeln zu integrieren." Damit wird die Angehörigenintegration bzw. werden die mit dieser einhergehenden Ziele ausdrücklich benannt und somit prüfungsrelevanter Ausbildungsinhalt der Pflege.

19.1 Krankenpflegeausbildung

Vornehmlich anhand speziellerer pflegerischer Herausforderungen, wie z. B. der Sterbebegleitung, der psychiatrischen Pflege oder innerhalb der Kinderkrankenpflege werden die verschiedenen Möglichkeiten zur Betroffenenintegration seit vielen Jahren in der Pflegelehre behandelt. Die berufliche Vorbereitung auf diesen Arbeitsauftrag ist also keinesfalls völlig neu. Dennoch verdeutlicht eine Bestandsaufnahme des Fächerkanons, der unterschiedlichen Curricula, des Lehrmaterials oder der verwendeten Pflegelehrbücher, dass eine systematische an den Zielen der Betroffenenintegration geleitete Vorbereitung bis heute weitgehend fehlt. (Beispiel Pflegeplanung: In einigen Lehrbüchern fehlt der Hinweis, dass es wichtig ist, den Patienten und Angehörigen bei Entwicklung der Pflegeziele ebenso aktiv einzubeziehen wie bei deren Umsetzung.) Diese unzureichende Vorbereitung erweist sich als ein Defizit mit Folgen. Nicht nur für die praktische Pflege, in der an immer mehr Arbeitsplätzen und Arbeitsfeldern die Angehörigenarbeit zum festen Bestandteil gehört, sondern auch gegenüber den zu erwartenden zukünftigen Ansprüchen der Betroffenen und gesundheitspolitischen Zielen. In diesen werden seit Jahren über die handwerkliche Pflege hinaus diejenigen Anteile betont, die auf eine Gesundheit und Autonomie erhaltende Versorgung ausgerichtet sind. Dazu gehören die koordinativen, edukativen, anleitenden und beratenden Fertigkeiten der Pflege. Pflegende, die für diese neuen Aufgaben nicht sensibilisiert und einführend ausgebildet sind, werden diese weniger als eine Chance und Herausforderung, sondern vielmehr als eine Bedrohung wahrnehmen. Wie könnten die Ziele, Verfahren und Instrumente der Angehörigenintegration in der Pflegeausbildung systematischer vermittelt werden?

1. Es empfehlen sich die Methoden, die geeignet sind, neben den kognitiven (1) auch soziale (2) und verhaltensbezogene Ziele (3) zu erreichen.
2. Es muss eine Didaktik ausgewählt werden – die sich als methodischer und inhaltlicher Mix darstellt –, die zum Ziel hat, eine Spirale des dynamischen Lernens anzulegen.
3. Die Ausbildung muss dahingehend akzentuiert werden, dass die Schüler von Beginn an lernen, den Patienten als Teil eines Lebensumfelds wahrzunehmen, in dem der Angehörige eine hervorragende Stellung einnimmt.
4. Indem bereits vor dem ersten Praxiseinsatz erstes Rüstzeug vermittelt wird.
5. Zielgeleitetes Technik- und Skilltraining.
6. Bewährte Modelle mit neuen Inhalten anreichern.

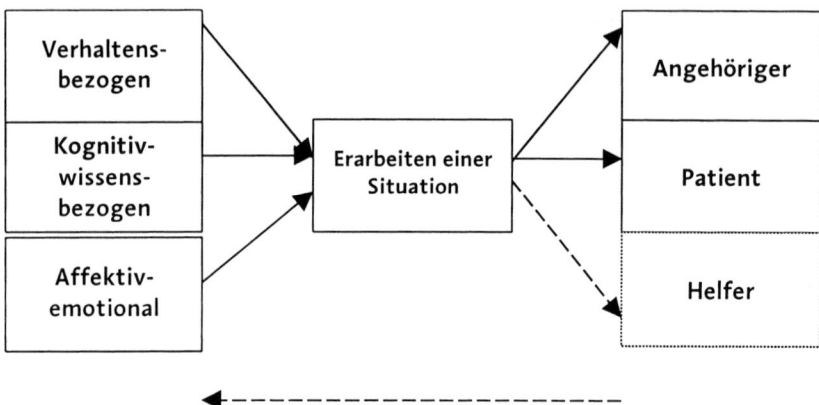

Abbildung 19.1: Vermittlungsschema Patient und Angehöriger

Erstes Lernziel ist, den Schüler für die Situation der Angehörigen zu sensibilisieren, ihm daran anschließend die Wissensanteile zu vermitteln, die notwendig sind, ihn positiv-vorbereitet auf dieses Arbeitsfeld einzustimmen.
Um diese Ziele zu erreichen, kann mit der Aufarbeitung eigener Erfahrungen begonnen werden: So verfügen über die Hälfte der Schüler bereits über
Krankenhauserfahrungen, die sie selber als Kinder im Krankenhaus haben
sammeln können. Folgende Übung kann durchgeführt werden:

1. Erinnere Dich an deine Zeit als Patient im Krankenhaus, was hat Dir gefallen, was war problematisch?
2. Erinnere Dich an die Besuche, die Du erhalten hast. Welche waren besonders wichtig und schön? Warum waren die Besuche so wichtig?
3. Wie hat sich der Kontakt zu Deinen Eltern, Geschwistern und Freunden, die Dich besucht haben, während oder nach dem Krankenhausaufenthalt entwickelt?

In der Nachbereitung dieser Übung (zuerst alleine, dann in der Gruppe)
wird an den biografischen Erfahrungen der Auszubildenden der allgemei-
nere Zusammenhang zur Situation der Angehörigen hergestellt.
   Bereits in diesem ersten Beispiel wird deutlich, dass es für die Erarbeitung
des Themas sinnvoll ist, die verschiedenen damit verbundene Aspekte
gleichzeitig für den Patienten und den Angehörigen zu erarbeiten. Während
z. B. eine Erfahrung aus der Perspektive des Patienten aufgearbeitet wird,
gelingt es leicht, auch die des Angehörigen zu erschließen. Dieser Mechanismus sollte gemeinsam mit den Lernenden entdeckt und für weitere Lern-
einheiten systematisch entwickelt werden. Dieses Vorgehen wird der menschlichen Wahrnehmung und sozialen Wirklichkeit am ehesten gerecht und ist

zudem zeitsparend. Es ist wichtig, den Auszubildenden bereits vor dessen erstem praktischem Einsatz auf die emotionale Verfasstheit der Betroffenen vorzubereiten.

Ziel dieser Vorbereitung ist, dem Schüler Erklärungen und Verständnis für die Situationen, mit denen er in der Krankenhauswelt konfrontiert wird, an die Hand zu geben. Darüber hinaus sollte er in der Lage sein, erste professionelle Beziehungsangebote vortragen zu können. Hierzu müssen neben den relevanten Befunden und Theorien der verschiedenen Wissensbereiche erste Übungen (z. B. Gestaltung des Erstkontakts) vorgestellt und eingeübt werden. Es ist empfehlenswert, in unmittelbarer zeitlicher Nähe zum ersten Einsatz einen Fokus auf die zu erwartenden Interaktionen mit den Betroffenen zu bilden. Das Wissen um die prägende Qualität der ersten praktischen Erfahrungen, der erlebten Geschichten um Patienten, Angehörige und Kollegen hat in vielen Krankenpflegeschulen dazu geführt, dass nicht nur der Schüler vorbereitet wird, sondern Ersteinsätze nur in solchen Bereichen durchgeführt werden, in denen die Pflegenden vor Ort um die Bedeutung dieser Situation wissen.

Die kontinuierliche Begleitung und Nachbereitung der Einsätze gibt dann die Möglichkeit, die verschiedenen Aspekte der Betroffenenintegration mit den Erfahrungen aus der Praxis zu verbinden und orientiert sich an der inhaltlichen Unterrichtsorganisation. So stellt die Erarbeitung und Vermittlung der einzelnen ATL eine hervorragende Möglichkeit dar, die Ziele und pflegerischen Aktivitäten der Angehörigenintegration einzuweben. Jede ATL kann demnach wie folgt bearbeitet werden:

- Berücksichtigung der Aspekte der Betroffenenintegration in der Pflegesystematik: Planung (z. B. Anamnese und Ziele), Prozess, Dokumentation.
- Ermittlung des Informations- und Beratungsbedarfs für die Betroffenen.
- Anleitungsbedarf erarbeiten.
- Ziele und Inhalte möglicher Betroffenenschulungen erstellen.
- Belastungen der Betroffenen im Zusammenhang mit der ATL ermitteln und gezielte Entlastungsmöglichkeiten anbieten und vermitteln.
- Abstimmungsbedarf der ATL für die Überleitung nach Hause erarbeiten.
- Berücksichtigung der Anforderungen an den Pflegenden, die sich aus dem jeweiligen ATL ergeben.

Um den Theorie-Praxis-Bezug zu optimieren, bieten sich verschiedene Techniken an: So ist es z. B. möglich, Arbeitsaufträge zur Betroffenenintegration zu formulieren und die Schüler mit diesen zu beauftragen. Aufträge, die immer auch Anteile des praktischen Einsatzes beinhalten sollten. Dies verlangt eine Abstimmung zwischen Pflegelehrern und Schülern auf der einen und Praxisanleitern und Stationsteam auf der anderen Seite.

Ist es Ziel, den Schüler zu weitgehend eigenmotiviertem Handeln zu führen, so ist es notwendig, dass dieser seine pflegerische Arbeit als einen wertvollen Beitrag in der Betreuung der Betroffenen erkennen kann. Neben dem Feedback der Kollegen in der Praxis, der Mitschüler und Lehrer erfahren die Schüler einen bedeutenden Anteil ihrer beruflichen Rückmeldungen von den Betroffenen selber. Es ist also ausgesprochen wichtig, dass möglichst viele Schüler-Betroffenen-Interaktionen gelungen verlaufen, sodass diese den Auszubildenden positiv bestärken. Dies ist auch der Grund, warum bereits im Unterricht vor dem ersten Einsatz auf einen glücklichen Verlauf hingewirkt wird. Insgesamt ist es notwendig, dass der Schüler lernt, sozial-pflegerisches Handeln zu üben, zu reflektieren und gegebenenfalls neu auszurichten. Zur Bedeutung der beruflichen Sozialisation und der Entwicklung zur Pflegepersönlichkeit siehe auch Kapitel 10, Angehörigen- und Helfermotivation. Rollenspiele und Übungen zu folgenden typischen Interaktionen sind denkbar:

- Erstgespräch und Pflegeanamnese,
- Informationsgespräche über pflegerische Interventionen,
- Durchführung von Anleitungen des Angehörigen,
- Umgang mit anspruchsvollen Angehörigen,
- Verhalten im Konfliktfall,
- Überleitungsgespräche.

Dass die Auszubildenden der Krankenpflege von ihrer Einstellung und Motivation bereit sind, sich für die Angehörigenintegration einzusetzen, konnte ich anlässlich einer eigenen Untersuchung aufzeigen: Sie waren es, die sich am nachhaltigsten für eine verstärkte Einbeziehung der Angehörigen im Versorgungsgeschehen einsetzen. Diese Einstellung fällt insbesondere dann auf fruchtbaren Boden, wenn die Ausbilder und die Schule insgesamt zu modellhaftem Verhalten gegenüber den Betroffenen bereit sind.

19.2 Weiterbildung zur Fachpflegekraft

Pflegefachweiterbildungen richten sich an ältere und berufserfahrene Pflegekräfte. Beide Kriterien begründen Akzentuierungen im Vergleich des Vorgehens zur Krankenpflegeausbildung, in der sich überwiegend sehr junge Erwachsene befinden, also dementsprechend noch Lebens- und Berufserfahrung machen müssen. Es gibt eine große Anzahl verschiedener Fachweiterbildungen, von denen einige in Tätigkeitsfeldern angesiedelt sind, die einen stärkeren psychosozialen Versorgungsanspruch für sich beanspruchen. Die folgenden Überlegungen werden maßgeblich an der Fachweiterbildung für Intensiv- und Anästhesiepflege entwickelt, auch da die dort mögliche Praxis der Angehörigenintegration bereits in Kapitel 16 vorgestellt wurde. Das Prinzip der Vermittlung ist so gewählt, dass ein Transfer bzw. eine kritische Prüfung für andere Fachweiterbildungen möglich ist.

Tatsächlich sind die Fachweiterbildungen in den letzten Jahren erheblichen Veränderungen – sowohl in deren Struktur, Rahmen als auch inhaltlicher Konzeption – unterzogen worden bzw. sie stehen in solchen Verfahren. Drei Entwicklungsmotoren sind auszumachen:

- die Artikulation eines neuen Verhältnisses der Pflege zur Medizin (z. B. Fachweiterbildung Intensivpflege),
- sich verändernde Behandlungs- und Versorgungsmöglichkeiten betreffen alle Pflegebereiche (Verzahnung, Casemanagement etc.),
- die Paradigmenwende des Krankenhauses hin zu einem kunden- und kostenbewussten Dienstleistungsunternehmen.

Von Experten bemängelt wird zudem das Fehlen von einheitlichen erwachsenenbildungsgerechten Curricula. Eine der Voraussetzungen, um vergleichbare Qualitätsstandards für alle zu definieren. Wie kann unter diesen Vorzeichen die Integration der Betroffenen – im Rahmen der Weiterbildung zur Intensivpflegekraft – gelehrt und vermittelt werden? Folgendes Vorgehen könnte gewählt werden:

A) Die Situation des Angehörigen (Betroffenen) und die persönliche Position (Pflegender) erkennbar machen: In einer gestaffelten Aufarbeitung eigener Erfahrungen bzw. Beobachtungen am Arbeitsplatz und Krankenhaus (a), relevanter Theorien und Erkenntnisse (Soziale Unterstützung, Stress-Theorie etc.)(b) und gesundheitspolitischer Ziele (c) gelingt dies.

B) Die relevanten Kontakt-, Integrations- und Unterstützungssituationen entlang des Aufenthalts auf Intensivstation erarbeiten:

- Das Warten im Besucherbereich vor der Station,
- der Erstkontakt,
- Vorbereitung auf die Station, das Patientenzimmer und den Patientenkontakt,
- der erste Patientenkontakt auf der Intensivstation,
- während des Aufenthalts auf der Intensivstation,
- die Verlegung des Patienten,
- über die Zeit auf Station hinaus/Kontaktpflege.

Bei diesem Vorgehen wird den Teilnehmern deutlich, wie komplex und vielfältig die Interaktionen zu den Betroffenen auf Intensivstation sind, dass sich diese z. T. täglich wiederholen und dass Expertise zu deren Gestaltung besteht.

C) Die Entwicklung von geeigneten Verfahren, die es bei hoher Qualität ermöglichen die Kontakt-, Integrations- und Unterstützungssituationen zu gewährleisten:

• Einführung in das Qualitätsmanagement,
• Einführung besonders geeignete QM-Techniken: Standardisierungen, Verfahrensanweisungen, Prozessmanagement etc.
• Entwicklungs- und Veränderungsmanagement.

Ziel ist es, die Verfahren und Techniken vorzustellen und einzuüben, die komplexen Sachverhalte und Regulationen nachvollziehbar zu strukturieren und damit zu vereinfachen. In Arbeitsgruppen werden Versorgungsschwerpunkte (Intoxikation, Unfall, Sterbebetreuung etc.) oder Kontaktsituationen (Erstkontakt, Überleitung etc.) systematisiert.

D) Die Vermittlung der sozialen und technischen Skills, die notwendig sind, um die Ziele der Angehörigenintegration (a) und deren Umsetzung auf Station zu ermöglichen (b):

• Selbstmanagement und persönliche Arbeitstechniken,
• Gesprächsführung,
• Konflikt- und Krisensteuerung,
• Situationsmanagement,
• Teamentwicklung.

Für das Skilltraining/die Instrumentenvermittlung ist ca. 30 % der Gesamtzeit zu berücksichtigen. Da diese Fähigkeiten und Instrumente in ihrem Einsatz über deren Einsatz in der Angehörigenthematik hinaus relevant und notwendig sind, kann bei zeitiger Abstimmung mit den Notwendigkeiten anderer Fächer und Lehrenden Synergie entstehen und Zeit gespart werden.

E) Die Entwicklung der Pflegepersönlichkeit: Diese ist nicht mit den unter Punkt D) benannten Inhalten identisch. Ziel der Persönlichkeitsentwicklung ist es vielmehr, jeden Teilnehmer zu einer kritisch-reflexiven, selbstbewussten und verantwortungsbereiten Person zu entwickeln. Gerade in sich verändernden Berufs- und Aufgabenfeldern, die immer auch gegen Widerstände betrieben werden müssen – wie auch bei der Betroffenenintegration zu beobachten – ist es wichtig, auch durch den persönlichen Kontakt zu den Teilnehmern deren Entwicklung zu begleiten. Hierzu geeignete Verfahren sind:

- Begleitung bei neuen Herausforderungen und Projekten,
- individuelle Entwicklungsgespräche während der Weiterbildung,
- individuelles Coaching,
- Übertragung von Verantwortlichkeiten,
- Supervision.

Um diese Ziele zu erreichen, ist die Zusammenarbeit mit der Personalabteilung bzw. der Personalentwicklung zu empfehlen.

19.3 Fortbildung

Die Angehörigenintegration ist bedeutsames Thema für alle Berufsgruppen, die direkten Kontakt zu den Betroffenen haben. Sie ist damit als betriebliche Fortbildung für eine IBF hervorragend geeignet. So bietet sich eine interdisziplinär vorgetragene Veranstaltung besonders an. Es lohnt sich, den Kreis um diejenigen zu erweitern, die Interesse bzw. formelle Verantwortung im Krankenhaus tragen. Auch lohnt es sich zu prüfen, ob es möglich ist, Betroffene oder doch zumindest sehr nahe an deren Erfahrungen agierende Personen einzuladen! An dieser Stelle soll nicht die weitere Vorgehensprozedur des Aufbaus und der Durchführung, sondern anstelle dessen ein 3-Tages-Programm skizziert werden (Tabelle 19.1: Fortbildung Angehörigenintegration in unserem Krankenhaus).

> **Guideline: Ausbildung und Schulung der Pflegekräfte**
>
> 1. Das Thema bereits vor den ersten praktischen Einsätzen behandeln(auch bei neuen Einsätzen).
> 2. Zuerst die Ziele der Betroffenen erarbeiten und reflektieren
> 3. Fähigkeiten der Pflegenden/des Teams/des Krankenhauses erkennbar machen
> 4. Widerstände erkennen, die den Zielen und dem damit verbundenen Vorgehen der Betroffenenintegration im Weg stehen
> 5. Identifizieren der Möglichkeiten für Veränderung
> 6. Fähigkeiten durch gezielte Kompetenzvermittlung stärken (z. B. Skilltraining)
> 7. Aktive Einbindung der Betroffenen in das Schulungskonzept anstreben
> 8. Verfahren erarbeiten, die geeignet sind, Ziele zu erreichen: z. B. Projektmanagement für umfassende Veränderungen, Selbstmanagement des eigenen Verhaltens.
> 9. Stärkung der Persönlichkeit des Pflegenden
> 10. Das Thema verlangt eine kontinuierliche Auseinandersetzung, also immer wieder neue Angebote erarbeiten!
> 11. Die Person des Ausbildenden ist von großer Bedeutung, seine fachliche und menschliche Integrität ist Vorraussetzung.

Tabelle 19.1: Fortbildung Angehörigenintegration in unserem Krankenhaus

Zielvereinbarung	Vereinbaren eines gemeinsamen Zielkatalogs: Was soll erreicht werden, was nicht?
Ist-Analyse im Krankenhaus	Erfahrungsgeleitete Berichterstattung zur persönlichen-/ Stations-/Krankenhaussituation, Nachbereitung und Vertiefung durch Fachliteratur
Exkurs: Erste Kontakte mit Angehörigen	Erste „typische" Kontakte werden in Rollenspielen vorgestellt und dienen als Ausgangspunkt zur Identifikation systematischer Störungen. Entlang von Thesen zur gelungenen Gestaltung des ersten Kontaktes werden Übungen durchgeführt.
Entwicklung eines Zielrahmens für die Angehörigen	Die Teilnehmer berichten die antizipierten Ziele der Angehörigen, diese werden gesammelt geordnet und eine Art Ranking aufgestellt.
Identifizierung von Widerständen und Grenzen	Es werden in verschiedenen Übungen und Reflexionen die Widerstände in Erreichung der Ziele auf persönlicher, Stations-, Krankenhaus- und Angehörigenebene bestimmt und in deren Steuerungsmöglichkeit bewertet.
Entwicklung eines Maßnahmen- und Aktionsplans	Erneut wird auf 3 Ebenen gearbeitet: Aktivitäten die geeignet sind, die Fähigkeiten der eigenen Person zu entwickeln/die der Station/des Krankenhauses.
Exkurs: Der anspruchsvolle Angehörige	In einem Exkurs werden typische Situationen mit anspruchsvollen Angehörigen in Rollenspielen erarbeitet und nach deren möglichen sozialen und psychologischen Begründung ausgewertet. Es werden Modelle vorgestellt, die dies leisten/alternative Lösungen erarbeitet und geübt.
Vorbereitung und Abstimmung einer Betroffenenbefragung	Es wird beschlossen, eine Patienten- und Angehörigenbefragung entlang von 10 erarbeiteten Fragen (Was gelingt in unserem Krankenhaus gut – Was müsste verbessert werden?) durchzuführen. Ein weiteres Team befragt Mitarbeiter.
Durchführung und Auswertung der Befragung	Die Befragung wird realisiert, die Ergebnisse zusammengestellt und in der Gruppe bewertet. Insbesondere werden diese mit dem Maßnahmen- und Aktionsplan abgestimmt. Die Mitarbeiterbefragung wird eingebunden. Eine Vorstellung der Ergebnisse entschieden und vorbereitet.
Exkurs: Wahrnehmung	Gruppenrollenspiel zur Wahrnehmung der Bedürfnisse und Ziele anderer.

Vorstellung Seminar & Befragungsergebnisse an Krankenhausleitung	Verlauf, Inhalte und Erfahrungen der Veranstaltung werden vorgestellt und die Anregungen der Krankenhausleitung aufgegriffen.
Gemeinsamer „Letter of Intent" mit Empfehlungen	Es wird ein Bericht verfasst, indem die Teilnehmer ihre Empfehlungen formulieren (Einrichten einer Informationszentrale im Krankenhaus, psychologisch-menschliche Betreuung der Betroffenen etc.).
Auswertung	Zielabgleich: Was nehme ich für mich mit/für meinen Bereich/ für das Krankenhaus? Wofür werde ich mich engagieren?

Bundeskonferenz der Pflegeorganisationen: Qualitätssicherung pflegerischer Weiterbildungsmaßnahmen. 2000

George, W. (1999): Die Psychologie des Jugendlichen in der Pflegeausbildung. Pflegepädagogik & PR Internet 6/99

–, Grau, N. (2002): Verfahrensanweisung Projektmanagement. Management Handbuch Krankenhaus, Band 12

Oelke, U. (2001): Schlüsselqualifikationen als übergreifende Bildungsziele einer gemeinsamen Pflegeausbildung. In: Kriesel, P. et al. (Hg.): Pflege lehren – Pflege managen. Eine Bilanzierung innovativer Ansätze. Mabuse, Frankfurt

Schaeffer, D. (2000): Care Management. Pflegewissenschaftliche Überlegungen zu einem aktuellen Thema. Pflege 13/1

Schäffler, A. et al. (2000): PFLEGE HEUTE. Urban und Fischer, München

www.easysoft.de
Einsicht in verschiedene Curricula
www.pr-internet.com
Unter Lernwelten Hinweise zu verschiedensten Curricula.

Schlüsselbegriffe

Ausbildung ● ATL ● Casemanagement ● Curricula ● Coaching
Erstkontakt ● Fachpflege ● Fortbildung ● Intensivpflege
Pflegeanamanese ● Pflegepersönlichkeit ● Praxisanleitung
Skilltrainig ● Sozialisation ● Supervision ● Weiterbildung

Ziel des Kapitels ist es aufzuzeigen, dass eine dauerhaft gelungene Integration der Angehörigen nur dann gelingen wird, wenn dies auch ein Ziel des Managements ist. Nur so können die Infrastruktur, Logistik und Serviceleistungen aufgebaut werden, die zusätzlich zu den Kompetenzen und der Motivation der Helfer zwingend notwendig sind. Dabei ist es möglich und empfehlenswert, bereits frühzeitig von der Entwicklung des Krankenhausleitbilds ausgehend die Ergebnisse der Angehörigenintegration zu messen. Die Möglichkeiten des Beschwerdemanagements und des Marketings werden auf die Angehörigenarbeit übertragen, dessen Ziel es ist, immer mit den Angehörigen im Gespräch zu sein, deren Kritik und Empfehlungen wahrzunehmen und schließlich diese über Absichten und Angebote zu informieren. Im Zusammenhang zeitgemäßer Ansprache und Technologie werden die Möglichkeiten eines Krankenhaus Communication Centers vorgestellt und es wird aufgezeigt, wie mit den elektronischen Medien (Internet und Homepage) eine dauerhafte Kundenbindung – auch über die Pflege im Krankenhaus – hergestellt werden kann.

Angehörigenintegration ist im Zusammenhang der kunden- oder patientenorientierten Ausrichtung der Organisationen des Gesundheitswesens eine Aufgabe aller Mitarbeiter und eine hervorragende des Managements. Dass die verschiedenen Professionen aufgrund ihrer Ausbildung, ihres Selbstverständnisses und persönlichen Engagements dauerhaft alleine überfordert sind, ist leicht absehbar. Das Management als „institutioneller Problemlöser" muss also die entscheidende Rolle im Aufbau einnehmen. Zahlreiche der Voraussetzungen hierfür können nur dort geschaffen werden. Ist das Krankenhausmanagement darauf vorbereitet?

Der Umbau des Krankenhauses in eine dienstleistungsorientierte Kundenorganisation ist in den letzten Jahren vielerorts von den Verantwortlichen als eine der zentralen Aufgaben des Managements verstanden worden und tatsächlich sind erhebliche, allgegenwärtige Entwicklungsfortschritte in dieser Richtung zu erkennen. Jedoch wird immer wieder deutlich, dass der Schritt von einer kameralistischen Bürokratie hin zu einem Dienstleistungsunternehmen ein großer war und dass die bisher erreichten Ergebnisse zwischen den Krankenhäusern z. T. erheblich variieren. So bleibt die Einschätzung, dass sich die Leitungskader zukünftig noch stärker um die inhaltlich-konzeptionelle Weiterentwicklung der Krankenhäuser bemühen müssen (siehe dazu z. B. Gutachten Expertenkommission 2001, Gutachten der Friedrich-Ebert-Stiftung 2002). Dabei ist es weniger der Fall, dass Konzepte und Modelle fehlen als vielmehr die geeigneten Verfahren zu deren Umsetzung in die Wege zu leiten: So muss beispielsweise die Integration der Betroffenen nicht nur als ausdrückliches Ziel des Leitbilds (Corporate Identity) benannt werden, sondern es müssen auch die Strategien und Verfahren eingesetzt werden, die geeignet sind, dies im Handlungsalltag als „tatsächliche Erfahrungen der Betroffenen" zu erreichen. Hierzu muss ein Managementzyklus – der dem kybernetischen Krankenpflegeprozess entspricht – etabliert werden, der dies erlaubt (z. B. PDCA-Zyklus). Ein Schritt ist, die Ziele und die daraus resultierenden Aufgaben für die einzelnen Verantwortungsebenen erkennbar zu machen.

Es wird deutlich, dass sich die Ziele und die damit verbundenen Aktivitäten, aber auch die zu erwartenden Ergebnisse der einzelnen Verantwortungsstufen durchdringen. Ebenso wird die gemeinsame – nur von einem integrierten Managementmodell – zu leistende Zielverantwortung aller deutlich. Zuletzt ist erkennbar, dass es bereits jetzt möglich ist, aus „soften" Unternehmenszielen „harte" Ergebnis- oder Indikatorengrößen zu formulieren.

Selbstverständlich ersetzt diese technisch anmutende Steuerung nicht das persönliche Modell der Führungskräfte, das für die Kunden und die Mitarbeiter von größter Bedeutung ist. Die Mitglieder des Führungskaders dürfen durch ihr persönliches Verhalten keinen Zweifel daran entstehen lassen, dass den Plänen und Worten auch die entsprechenden Taten folgen werden. So sorgt das Modell der Führungskräfte für das notwendige Selbstverständnis der inhaltlichen Themen, an denen im Krankenhaus gearbeitet wird.

Setzt sich in Folge der Entwicklungsziele ein immer stärker kundenorientierter Handlungsalltag im Krankenhaus durch, so entsteht Schritt für Schritt eine neue Kultur, die mit einem veränderten Verständnis von Aufbau und Funktion der Organisation einhergeht. Neue Kooperations- und Handlungspartner treten auf den Plan, die alten Kontakte erfahren Entwicklung. In einem solchen Krankenhaus werden die Betroffenen und deren Vertretungen systematisch zur Entwicklung neuer Dienstleistungen, oder wie die bestehenden Prozesse kundenfreundlicher gestaltet werden könnten, miteinbezogen. Zu diesem Zweck hat die Organisation neben bereichs- und berufsgruppenübergreifenden Zirkeln auch solche zwischen stationärer, ambulanter und häuslicher Versorgung auf den Weg gebracht. Für eine derartige Perspektive muss sich das heutige Krankenhaus zum zentralen Partner für alle Fragen der Krankheit, Gesundheit und Lebensqualität der Betroffenen und der Bevölkerung machen.

Tabelle 20.1: Integrierte Verantwortlichkeit

Verantwortungsebene	Ziele	Vorgehen und Ergebnisse
Geschäftsführung des Krankenhauses	Im Leitbild ist die Angehörigenintegration als Krankenhausziel benannt und wird in ein Managementverfahren (z. B. PDCA) überführt, das geeignet ist, strategische Ziele systematisch zu erreichen.	Angehörigenziele werden in betroffenen Bereichen (z. B. Organisations- und Personalentwicklung, QM, Marketing, Controlling) in eine Strategie übersetzt.
Leitendes (Pflege-) Management	Die Abteilungen entwickeln in ihrem Zuständigkeitsbereich geeignete Aktivitäten. Das Pflegemanagement einen Integrationsrahmenplan, der den speziellen Pflegeauftrag abbildet: Informationen, Schulungen, Beratungen etc. und interne Vorraussetzungen diesen zu verwirklichen.	Bereiche und Stationen werden über Rahmenpläne frühzeitig eingebunden und informiert. Anpassung der Führungsinstrumente (z. B. Zielvereinbarung) und Controllinggrößen (z. B. Anzahl geführter Gespräche, realisierter Anleitungen, vermittelter Kontakte, Befragungsergebnisse pro Station). Aufbau von Strukturelementen, z. B. Beratungs-Center.
Stations-/ Bereichsleitung	Umsetzung und Ausgestaltung der Rahmenpläne. Bereitstellung interner Vorraussetzungen (Ressourcen, Motivation, Standards + Leitfäden), Abstimmung der Führungsinstrumente.	Mitarbeiter sind über Ziele und Ausgestaltung informiert und eingebunden, Führungsinstrumente (z. B. Coaching, Einarbeitung) werden angepasst. Aufbau von Strukturelementen (z. B. Informationsmaterial, Sprechstunden).
Pflegeversorgung	Zufriedene, weil integrierte Angehörige und Patienten sowie zufriedene, weil kompetente und eingebundene Mitarbeiter.	Die Integrationsleistungen werden operativ durchgeführt und führen zum angestrebten Ziel: der Einbeziehung der Betroffenen.

20.1 Leitbild und Corporate Identity

Im Leitbild drücken sich Unternehmenswerte, Zweck und Ziele aus. Auch wenn deren Benennung für ein Krankenhaus überflüssig erscheinen, so zeigt eine genauere Analyse, dass sich diese wie andere Unternehmen auch sehr wohl in ihren Zielen, vor allem aber in den gewählten Methoden voneinander unterscheiden. Dieser Sachverhalt hat mit dazu geführt, dass inzwischen quasi jedes Krankenhaus und damit verbunden auch jeder Pflegebereich über ein Leitbild verfügt. Angeschlossen wurde dabei an dem Managementwissen, dass es für die Mitarbeiter und die Kunden wichtig ist einen normativen Werte- und Zielrahmen (Wohin wollen wir eigentlich?) zu kennen. Zur Beschreibung der aktuellen Situation gehört der Befund, dass die Krankenhäuser und die einzelnen Bereiche die formulierten Ziele durch konkrete Aktivitäten in der Praxis sehr unterschiedlich erreichen. Erneut ist die Betroffenenintegration ein hervorragendes Beispiel für dieses Dilemma: Sie fehlt als Zielgröße in keinem Leitbild. In der Praxis bleibt es jedoch immer wieder bei dem formulierten Anspruch. An dieser Stelle können nur die Empfehlungen benannt werden: neue Zielgrößen immer über viele Zwischenschritte definieren und eine genaue Beschreibung der Hindernisse vornehmen. Wenn auch im Leitbild die zu erwartenden Hindernisse nicht vorgestellt werden können, so sollten in diesem die als wichtig priorisierten Ziele – und dies sollten alle Ziele sein, die dazu geeignet sind, das kundenorientierte Dienstleistungsunternehmen zu stärken – besonders detailliert, mit Zwischenzielen und auch in der geplanten Durchführungsmethode beschrieben werden. So lassen sich die Widerstände in der Organisation eher überwinden. Auch aus diesem Grund ist es zu empfehlen, immer Betroffene und deren Vertreter aktiv zu beteiligen.

20.2 Beschwerdemanagement

Unzufriedene Angehörige machen wie alle unzufriedenen Kunden „ihrem Herzen Luft". Gilt das Maß, das für Kundenbefragungen Gültigkeit besitzt, so ist davon auszugehen, dass sie durchschnittlich 6mal ihrem Unmut im Gespräch mit anderen Personen Ausdruck verleihen. Da die Angehörigen die Patienten über die gesamte Dauer des Krankenhausaufenthalts begleiten, ist abzusehen, welche Folgen für eine Station, einen Versorgungsbereich, ja ein ganzes Krankenhaus entstehen kann. Ziel muss es demnach sein:

- möglichst erst gar keine größeren Unzufriedenheiten entstehen zu lassen,
- wenn solche doch entstanden sind, diese frühzeitig wahrzunehmen,
- über geeigneter Maßnahmen zu verfügen, die Ursache zu erkennen und abzustellen,

- bereits erlittenen Schaden wieder gut zu machen,
- die Dinge so zu verändern, dass eine erneute Unzufriedenheit, auch über diesen Kunden hinaus, vermieden wird.

Viele Krankenhäuser haben inzwischen ein Beschwerdemanagement für die Patienten eingerichtet. Wie aufgezeigt sprechen viele Gründe dafür, dies um die Feedbacks der Angehörigen zu erweitern. Es ist nicht nötig, „Totalerhebungen" durchzuführen, vielmehr gilt es in regelmäßigen Befragungen aufgrund einer systematischen Zufallsprozedur („matched group-design") einige wenige Angehörige gezielt zu befragen. So kann mit wenig Energie der Ertrag einer vollständigen Kundenbefragung eingeholt werden. Darüber hinaus sollte ein schnell wirksames System für den Umgang mit aktuellen Beschwerden eingerichtet werden. Eine Kundenhotline – auf die Patient und Angehöriger bei der Aufnahme angemessen hingewiesen werden – ist dafür die zeitgerechte Form. Innerhalb einer definierten Zeit (z. B. von 24 h) wird die eingegangene Beschwerde bearbeitet und auf diese reagiert. Beide Tätigkeiten können operativ durch ein Krankenhaus Communication Center realisiert werden (s. u.).

20.3 Service- und Dienstleistungen

Es lohnt sich, den Weg nachzugehen, den die Betroffenen vom Tag ihrer Aufnahme bis zu ihrer Abreise gegangen sind. So kann man selber ermitteln, welche Betreuungsqualitäten auf den verschiedenen „Wegetappen" durch das Krankenhaus erreicht wurden. In dieser Reihenfolge könnten die genannten Services und Dienstleistungen angeboten werden:

Vor der Aufnahme:
- Aktive Terminabstimmung (Patient, Hausarzt, Station)
- Anreisebeschreibung (download, Broschüre)
- Abholservice (Bahnhof, zu Hause)
- Wegweiser (im Krankenhaus, auf Station)
- Vorabinformationen bezüglich Zusatzleistungen (komplementäre Leistungen)
- Weitgehende Erledigung der Aufnahmeformalia (Fax, Internet, Tel.)
- Angebot einer Hotel- und Cateringleistung für den Angehörigen

Bei der Aufnahme:
- Persönlicher Ansprechpartner/Hotline (Beschwerde, Information)
- Einweisung in das Krankenhaus
- Begleitung auf Station und in das Patientenzimmer

Während des Aufenthalts:
- Entwicklung des Arbeitsbündnisses und der damit einhergehenden Betroffenen-Edukation (prinzipielles Arbeitsverständnis)
- Edukations- und Informationsagentur im Krankenhaus (erste Informationen)
- Terminmanagement mit den Funktionsabteilungen
- Restaurant
- Animation und Spaß (z. B. Abendprogramm)

Vor der Abreise:
- Betroffenenhilfsplan
- Meeting: komplementäre Partner, Team und Betroffene
- Check-Out Service
- Nach Hause / zum Bahnhof bringen
- Anschlussleistungen und Kontakte (wichtige Telefonnummern, Ambulanz)

Nach der Abreise:
- Telefonkontakt nach einer Woche (u. a. Teil des Beschwerdemanagements)
- Geburtstagskarte, Erinnerung

Schnell werden die Möglichkeiten deutlich, wie z. T. auch mit einfachen Mitteln große Wirkungen erzielt werden können: Die einfache Teilnahme an Versorgungsleistungen wie dem Essen und der gezielte Aufbau einer Übernachtungsmöglichkeit (Patientenhotel) sind stellvertretend für viele andere Leistungen machbar. Dabei darf es nicht vom einzelnen Arbeitsbereich oder gar von der Passion des Mitarbeiters abhängen, welche Art von Service die Angehörigen erfahren. Ein praxisorientiertes Leitbild stellt auch hier eine argumentative Hilfe dar. Da sich die Servicebedürfnisse der Betroffenen immer wieder verändern – Dinge die heute aktuell und gefragt sind, schon in 1–2 Jahren als Service bedeutungslos sind, nie aber das prinzipielle Bedürfnis nach Service und neuen Dienstleistungen – ist es notwendig, eine übergreifende Servicegruppe mit Kunden zu initiieren, die sich kontinuierlich mit den Fragestellungen des Services befasst.

20.4 Angehörigenmarketing

Der Angehörige als Imagebildner

Dass Angehörige und Patienten als Botschafter für das Krankenhaus und dessen verschiedene Dienstleistungen auftreten, ist jedem der sich mit Kundenkommunikation befasst hat, klar („Tolles Krankenhaus, prima Ärzte, klasse Pflege, nur dass Essen muss man besser von zu Hause mitbringen.").

Dabei kann es durchaus vorkommen, dass die Pflege der Inneren Medizin einen hohen Imagewert in der Bevölkerung besitzt, der ärztliche Dienst dort einen schlechten und in der Chirurgie kann sich dies genau umgekehrt verhalten. Dabei ist der Kunde durchaus in der Lage, im Sinne einer Kalkulation seinen optimalen Mehrwert zu bestimmen, indem er „ausrechnet", ob der Preis für eine schlechte Pflege durch eine hervorragende medizinische Versorgung zu kompensieren ist. Im Falle einer komplizierten internistischen Intervention führt bei einem schlechten ärztlichen Image dort selbst die beste Pflege zu keiner „Kaufentscheidung". Insbesondere bei den kritischen und mobilen Kunden nicht, die zukünftig noch weitaus häufiger zu erwarten sind. Die Empfehlung der Hausärzte, denen der Patient früher weitgehend blind vertraute, hat nicht erst seit Aufweichung der Beziehung zu diesem an Bedeutung verloren. Der Angehörige und das soziale Netz des Patienten gewinnen auch hier an Bedeutung. Dementsprechend ist es notwendig, dass sich das Krankenhausmanagement dafür interessieren muss, wer ein verlorener bzw. ein nie gewonnener Kunde ist und wie sich die Kundenstrombewegungen verhalten. Die Studien, die vorliegen, weisen dem Pflegebereich eine größere Bedeutung in der Kundenanbindung zu als es diesem bewusst ist. Ist das Image erst einmal beschädigt, so wirkt sich dies nachhaltig auf das Krankenhaus aus und es bedarf erheblicher Anstrengungen, um dies zu korrigieren. Es gilt also die Marketingabteilung – in der die Pflege einen festen Platz hat – so zu beleben, dass neben der Öffentlichkeit und den zuweisenden Partnern die Patienten und Angehörigen als wichtige Meinungsbildner erkannt und bedient werden.

Der Tag des Angehörigen

Jährlich einmal sollte im Krankenhaus ein „Tag des Angehörigen" durchgeführt werden. Dieser kann durch die verschiedenen Abteilungen wie Pflege- oder ärztlichen Dienst und Management vorbereitet werden, um dann mit den einzelnen Versorgungseinheiten und Stationen durchgeführt zu werden. Ziel eines solchen Tages ist es, mit den Betroffenen, deren Vertretungen und der Region in engem Kontakt zu bleiben. Darüber hinaus können gezielt Verbesserungsvorschläge und Kritik aufgenommen und über beabsichtigte Neuerungen und Angebote informiert werden. Mit jährlich wechselndem Fokus (z. B. „Der Angehörige als Begleiter des chronisch Kranken") kann ein Rahmenprogramm mit entsprechenden Vorträgen, Workshops, Diskussionen u. ä. die Möglichkeit bieten, dass das Krankenhaus sein Image „als bürgernahe Organisation" aktiv pflegt. Insgesamt gilt für einen solchen Tag eher das Bild des Eventmarketings, also durchaus ein wenig lustorientiert, als das des Klassikers: Tag der offenen Tür.

Ringvorlesung, Sommerakademie und Vorträge

Über das Jahr kann eine fachliche Vortragsveranstaltung für die speziellen Bedürfnisse und Interessen der Betroffenen und damit der Angehörigen durchgeführt werden. Diese können je nach Zielgruppe in akademischer Ansprache oder im offenen Dialog geführt werden. Es ist lohnend, eine Sommerakademie mit dafür geeigneten, z. B. sich bereits im Ruhestand befindenden Mitarbeitern zu gründen, von der aus ein Programm entwickelt wird, das gezielt Themen für die Betroffenen behandelt.

Sprechstunden

Die Pflegesprechstunde und der Konsiliardienst – nur am Rande Marketinginstrument – sollen als wichtige Verfahren der Unternehmenskommunikation vorgestellt werden.

Auf Initiative des Pflegemanagements können auf den Stationen „Patienten- und Angehörigensprechstunden" angeboten werden. Wie kann praktisch vorgegangen werden?

An zwei Tagen in der Woche, z. B. Dienstag vormittags und Donnerstag nachmittags besteht für die Betroffenen die Möglichkeit, eine Sprechstunde auf der Station zu besuchen. Mit Interessierten werden Termine vereinbart. Das Pflegeteam selber bemüht sich, alle Gespräche, die eine gewisse Vorbereitung und einen angemessenen Rahmen verlangen, in die Sprechstunde zu führen. Mit welchen Vorteilen ist zu rechnen?

Die Qualität der Gespräche wird höher:

- da sich die Pflegekraft und die Betroffenen vorbereiten und einstellen können,
- ein Leitfaden verwendet wird,
- Material zusammengestellt werden kann,
- das Gespräch angemessen dokumentiert wird,
- das Gespräch in Ruhe und in einem dafür vorgesehenen Raum und Rahmen durchgeführt wird,
- der zum Patienten gehörende Angehörige (oder auch Umgekehrt) kann gezielt in das Gespräch einbezogen werden.

Durch dieses Vorgehen werden Zeit und Kosten gespart:

- da unnötige Redundanzen vermieden,
- das Gespräch stringent und reproduzierbar durchgeführt,
- Unterbrechungen durch den Alltagsablauf kanalisiert werden.

Für die Sprechstunde besonders geeignete und motivierte Mitarbeiter übernehmen deren Entwicklung und Durchführung.

Gelingt es, solche Stationssprechstunden zu etablieren, so ist es nur noch
ein kleiner Schritt, ein Expertennetz über die einzelnen Stationen und Bereiche hinweg aufzubauen. Für Fragestellungen, die über das Wissen und
die Erfahrungen der jeweiligen Station hinausreichen, kann dann auf die zuständige Pflegekraft (Sprechstunde) verwiesen werden, welche über die für
den Angehörigen relevanten Informationen verfügt bzw. von dort kann die
benötigte Information eingeholt und über die vor Ort bestehende Sprechstunde an die Betroffenen vermittelt werden. Dass die Pflegesprechstunde
das Gespräch am Bett nicht ersetzt, sei der Vollständigkeit halber erwähnt.

Der Konsiliardienst

In den Krankenhäusern bzw. Pflegebereichen, in denen gute Erfahrungen
mit konsiliarischen Versorgungsangeboten gesammelt wurden, empfiehlt es
sich, dieses Modell auf den Aufbau eines Angehörigendienstes auszuweiten.
So kann mit relativ geringem Aufwand ein bereits bewährtes System seinen
Wirkungsradius erweitern.

Das Krankenhaus-Communication-Center

Die ersten Beispiele medizinisch und pflegerischer Communication Center
gehören bereits zum Selbstverständnis der Verbraucher. Ohne dass diese es
unbedingt wissen müssen, verbergen sich hinter den Service-Telefonnum-
mern, die inzwischen alle Krankenkassen ihren Mitgliedern anbieten, solche Informationszentralen. An einem oft völlig anderen Ort stellt man sich
den Fragen der Anrufenden. Wie funktioniert eigentlich ein Krankenhaus
Communication Center?

In einer ersten Annäherung lässt sich ein Communication Center am
ehesten mit einer modernen Telefonzentrale vergleichen: In einem Groß-
raumbüro arbeiten etwa 10–20 Mitarbeiter an einem Bildschirmarbeits-
platz. Auffällig ist, dass neben dem Head-Set und der damit einhergehenden
Telefonierarbeit dort Faxgeräte, Mobiltelefone, Internet und zahlreiche andere Mediensträge zusammenlaufen. In dem Büro ist ein Supervisorar-
beitsplatz, von dem aus verschiedene Leitungs- und Lenkungsfunktionen
vorgenommen werden. Die allermeisten im Krankenhaus eingehenden Te-
lefonate, Faxe, e-mails, postalische Anfragen etc. laufen im Communication
Center ein. Wenn ein Mitarbeiter nicht an seinem Arbeitsplatz (z. B. im Sta-
tionszimmer) ist, findet die Umlenkung in das Communication Center
statt.

Es ist die Kommunikationszentrale des Krankenhauses, in der nicht nur die einkommenden Kontakte einlaufen, sondern auch die nach außen gerichteten Kommunikationen durchgeführt werden. Neben all diesen Medien und der mit diesen verbundenen Technologie hat jeder Arbeitsplatz als wichtigstes Werkzeug den Zugang zu einem intelligenten Rechner. Dieser ist dabei so programmiert, dass er z. B. aufgrund der Telefonnummer den Anrufer identifizieren kann, diesen einem speziellen Mitarbeiter zuleitet, der gleichzeitig relevante Informationen zum Anrufer auf den Bildschirm seines Rechners erhält. Ruft eine Kollegin von der benachbarten ambulanten Pflegestation aus an, so öffnet sich beispielsweise ein Programmfenster, in dem die Namen, Station etc. der Patienten aufgeführt sind, die aktuell von dem Krankenhaus betreut werden.

In solchen Kommunikationszentralen können selbstverständlich auch Informationen für die eigenen Mitarbeiter gepflegt, vorbereitet bzw. kommuniziert werden. Alle in das Communication Center geführten Kontakte werden von den Mitarbeitern dahingehend bearbeitet, sie abschließend zu behandeln. Das heißt, im Communication Center müssen die Informationen aufgebaut und vorgehalten werden, die es erlauben, ungefähr 70 % aller Kontakte abschließend zu behandeln. Die Erfahrung zeigt, dass es tatsächlich möglich ist, dieses Ziel zu erreichen. Spätestens jetzt wird deutlich, dass der wesentliche Umstand, der die Communication Center zu sehr wirksamen Organisationseinheiten werden lässt, das Wissen und die Organisationsfähigkeit des darin beschäftigten Teams darstellt. Um von Beginn an eine hohe Durchführungs- und Beratungsqualität zu garantieren, müssen verschiedene Experten des Krankenhauses (Pflege, Medizin, Kommunikation, Organisation, Qualität, Technik etc.) zusammengeführt werden. Welche Leistungen sind speziell für Angehörige denkbar?

- Rund um die Uhr Ansprechbarkeit, z. B. über Hotline,
- Informations- und Erinnerungsunterstützungen,
- spezielle Beratungsangebote können vorgehalten und gepflegt werden.

Die Erfahrungen mit solchen Kommunikationszentralen sind auch im Gesundheitswesen positiv. Inzwischen arbeiten bereits einige hundert Pflegekräfte und Ärzte in solchen Zentralen und alle Experten sind sich darin einig, dass es zukünftig noch weit mehr sein werden. So kann die mit Einführung des Disease- bzw. Casemanagements einhergehende stärkere Patientenführung ebenso wenig auf diese Organisationseinheiten verzichten wie eine Evidenz-basierte Information der Betroffenen. Ein nicht erheblicher Anteil der im KTQ-Konzept formulierten Zielgrößen können durch ein Krankenhaus Communication Center aufgebaut, gesteuert und gemonitort werden.

Das Internet und die Krankenhaushomepage

Das Internet ist bedeutendes Informationssystem, jeder 2. Haushalt verfügt über einen Zugang, jedes Krankenhaus ist am Netz. Alle Experten sind sich einig, zukünftig wird dieser Anteil bzw. die Durchsetzung in der Bevölkerung noch größer sein. Kein Krankenhaus ist klug beraten, den Einfluss des Netzes auf seine Organisation zu unterschätzen. Fragen zur Gesundheit und Krankheit gehören zu den wichtigsten, welche die Verbraucher in das Netz führen. Schon heute gibt es zahlreiche Betroffenengruppen, für die das Internet zentrales Medium des Informations-, Kommunikations- und Begegnungsbedürfnisses darstellt. Aktuell bemühen sich verschiedene Initiativen des Gesundheitswesens und der Leistungsanbieter, die im Netz vorgehaltenen Informationen in deren Qualität zu bemessen, um so die berechtigten Ansprüche nach Korrektheit, Verständlichkeit und Unabhängigkeit zu schützen. Inzwischen besitzt jedes Krankenhaus seine Homepage, in der in aller Regel vor allem Inhalte zu den einzelnen Bereichen, Leistungen, Akteuren etc. abgebildet sind. Diese Auftritte werden nicht zu unrecht als abfotografierte Krankenhausbroschüren polemisiert. Tatsächlich kann mit Homepages sehr viel mehr betrieben werden, als lediglich die Leistungsangebote, ein e-Foto des Chefarztes und eine Anfahrtbeschreibung vorzuhalten.

Professionelle Agenturen sprechen von den 5 C des Internetmarketings, deren Beachtung über dessen Erfolg bzw. Misserfolg entscheiden. In Tabelle 20.2 sollen diese spielerisch auf die speziellen Ansprüche für Angehörige übertragen werden.

Der Charakter der Rechtsprechung hat sich in den letzten Jahren qualitativ entwickelt. Als zentrales Leitmotiv dieser Entwicklung ist die Verpflichtung der Leistungsanbieter zu mehr Transparenz, erreichter Qualität und Information auszumachen. Noch wichtiger als alle Technik und Strategie ist es, dass der Homepageauftritt aktiv gepflegt und durch Krankenhausmitarbeiter kommuniziert wird. Ein eigenes Communication Center bietet die geeigneten Personen und den idealen Ort.

Die Gesetze der menschlichen Wahrnehmung haben auch in den Zeiten des Internets ihre Gültigkeit nicht verloren. Demnach müssen die Bedürfniswelten der verschiedenen Anwender im Internet planerisch vorweggenommen werden und durch eine interne Differenzierung von der Ansprache-form her berücksichtigt werden. Ebenso muss es Ziel sein, immer auch die emotionale Ansprache des Kunden anzuzielen. Nur so kann die gewünschte Bindung gelingen. Das häufig eingeführte Argument um die Notwendigkeit der Aktualität der HP ist somit nur ein Kriterium. Die angemessene mittlere Stimulation und einfache Wiedererkennung werden dagegen häufig vernachlässigt. Das vorgestellte Beispiel soll Anregungen für eigene kraftvolle Lösungen geben und zugleich die bis hierher gemachten Ausführungen unterstreichen.

Tabelle 20.2: Die 5 C des Internetmarketings

Die 5 C	Leistungen und Services für Angehörige
Content (Inhalt)	Einstellen von klaren, intern differenzierenden und verständlichen Inhalten: Es kann auf einen speziellen Bereich hingewiesen werden, in dem für den Angehörigen zugeschnittene Leistungen u. Services vorgestellt werden. Jeder klinische Bereich kann die 10 FAQ des Angehörigen abbilden. Informationen als "Downloads"
Connectivity (Kontakt)	Herstellen von Kontaktmöglichkeiten: Einrichten eines "button", der eine Telefonverbindung herstellt; Gesprächsräume in Chats ermöglichen. Fragestunden der Leistungsträger, Pflegefragestunden, Befragungen bzw. Vorschlagsanregungen
Community (Gemeinschaft)	Aufbau einer Gemeinschaft: Kommunikationsbereiche einrichten, die der Krankenhaus-HP vorgelagert sind und die Selbsthilfegruppen etc. nutzen. Links die auf relevante Selbsthilfegruppen, niedergelassene Ärzte Organisationen, Literatur etc. verweisen.
Care (Pflege)	Pflege des interessierten Angehörigen: persönlich ansprechen, entsprechende Gestaltung und Entwicklung der HP, Mitarbeit in Projekten anbieten, Engagement in Ziele des Krankenhauses einbinden, Verein gründen. In diese Phase der Entwicklung passen auch gezielte Vergnügungsanteile
Commerce (Konsum)	Krankenhäuser unterliegen Auflagen, dennoch zeigen Beispiele, dass es möglich und keinesfalls schädlich ist, Angehörigen Zusatzleistungen vorzustellen bzw. über den „traffic" interessierte und „unverdächtige" regionale Sponsoren zu identifizieren.

Fallbeispiel

Eine Geburtspflegeabteilung entwickelt ein neues Marketingkonzept. Bis dahin war die Abteilung im Sinne einer „abfotografierten" Krankenhausbroschüre im Internet vorgestellt. Es wird beschlossen (als erstes Krankenhaus in Deutschland), den Eltern bzw. der jungen Mutter einen besonderen

Service anzubieten: Am Tag der Geburt erscheint eine Geburtanzeige mit Foto auf der HP des Krankenhauses. Dazu wird das Neugeborene mit dem E-Foto, einigen Angaben zu Datum und Zeit der Geburt, dessen Größe, dem Geschlecht, einem Statement der Mutter zur Geburt durch einen Button, der bereits auf der Eröffnungsseite der HP des Krankenhauses eingerichtet ist, vorgestellt. Die werdenden Eltern erfahren dies selbstverständlich zeitig vor der Geburt. So erhalten auch die entfernt lebenden Angehörigen und Freunde die Möglichkeit, den neuen Erdenbürger zu bewundern und können darüber hinaus der jungen Mutter via Email (es kann unter verschiedenen Motiven ausgewählt werden) ihre Freude und Gratulation ausdrücken. Dabei geht Aufbau und Pflege dieser Internet- Serviceleistung mit verschiedenen koordinativen, medienübergreifenden Leistungen einher, die so administriert und strukturiert sind, dass sie leicht auch vom Stationsteam übernommen werden können. Das Team überbringt damit wiederholt gute Nachrichten und verteilt auch indirekt positive Botschaften, indem:

- das Individuelle einer jeden Geburt und die Bereitschaft, sich auf diese Individualität einzustellen durch das Photo symbolisiert wird,
- das genutzte Medium zeigt die schnelle Handlungsbereitschaft und Fähigkeit des Teams, aktuelle Techniken patientenfreundlich einzusetzen,
- Uhrzeit und wechselnde Namen der beteiligten Hebammen, Pflegenden und Ärzte machen deutlich, dass ein ganzes Team rund um die Uhr für die Patientinnen im Einsatz ist und seine Mitarbeiter erfahren so „weltweit" Anerkennung und ihre Tätigkeit wird honoriert.

Warum ist dieses Projekt als referenziell für gelungene E-Marketingaktivitäten anzusehen? Die Interaktionskette reicht zeitlich über die Geburtannonce hinaus, denn ein sukzessiver Informationsaufbau relevanter Informationen und Kontakte wird geleistet. Der Kreis der Interaktionspartner wird auf den familiär-freundschaftlichen Kreis erweitert. Ziel ist es, diese Interessengemeinschaft zu pflegen und mittelfristig die Möglichkeit eigener Dienstleistungen und Angebote auf der gemeinsamen kommunikativen Plattform anzubieten. Dabei wird die Mutter vor undefinierten e-mails geschützt, da diese über den Server des Krankenhauses vermittelt werden. Je stärker die Interaktionsmöglichkeit, desto umfassender der „traffic". Es ist wichtig, das Vorgehen „user-gerecht" zu ermöglichen, d. h. sowohl die Technik der Fotografie als auch die notwendige Programmierung und Aktualisierung der entsprechenden Homepagesite muss soweit als möglich unabhängig von Dritten möglich sein. Dieses Vorgehen definiert zukünftige Gestaltungsräume und benutzerfreundliche Anregungen zur Fortentwicklung der Internetangebote. Je anwenderfreundlicher das Angebot, desto eher wird das bestehende Angebot modifiziert und weiterentwickelt.

   Die angezielte individualisierte Informationsvermittlung gelingt im vorgestellten Projekt in doppelter Richtung: Eine spezielle Abteilung der Frauenklinik wird durch ein spezifisches Forum erkennbar, indem eine spezielle „Betroffenengruppe", nämlich die jungen (werdenden) Eltern und deren persönliches Umfeld, angesprochen wird. Darüber hinaus gelingt es, die spezielle Zielgruppe der jungen Erwachsenen, die in ihrer Lebensplanung ein

Kind vorsehen, anzusprechen. Durch die bunte Ausgestaltungsmöglichkeit des Kontakts mit der Mutter können unterschiedliche Motivationen der Inanspruchnahme der Serviceleistung generiert werden. Je individualisierter das Informationsangebot, desto umfassender setzt sich der traffic aus Angehörigen der gewünschten Zielgruppe zusammen. Entscheidend hierfür ist, inwieweit es gelingt, Informationen in kundenrelevantes Wissen zu überführen. Die interaktive Rückbindung (im Idealfall durch einen zuschaltbaren Gesprächspartner garantiert) ist hierfür von zentraler Bedeutung. So wird ein potenzieller Patient, der sich durch den Verlauf einer Erkrankung verunsichert fühlt, mit hoher Wahrscheinlichkeit auch nach dem Besuch der Homepages seines örtlichen Krankenhauses beunruhigt sein. Demgegenüber zeigen die Gesundheitsportale eindrucksvoll auf, wie leicht dies gelingen kann.

Guideline: Managementaufgabe Angehörigenintegration

1. Das normative Management berücksichtigt die Angehörigenintegration im Leitbild, in der Krankenhausphilosophie und in den Zielen (top-down).
2. Es werden Strukturen in Logistik, Infrastruktur, Services etc. geschaffen.
3. Die Angehörigenintegration findet sich in der Personalentwicklung, Aus- und Weiterbildung, Unternehmenskommunikation, Qualitätsmanagement, Controlling etc. wieder.
4. Die einzelnen Bereiche und Kliniken entwickeln einen Bottom-up-Ansatz („von unten") der Umsetzung.
5. Die Integrationsziele werden in messbare Größen überführt und finden Eingang in die verschiedenen Führungs- und Organisationsentwicklungsinstrumente (Zielvereinbarung, Mitarbeitereinarbeitung, Balanced Score Card).
6. Die Unternehmenskommunikation (z. B. Marketing) vermittelt und entwickelt die Ziele an interne und externe Zielgruppen unter Einsatz von zeitgemäßer Technologie.
7. Angehörige und deren Vertreter werden zur ständigen Partizipation der Entwicklung des Krankenhauses gewonnen.
8. Die so erarbeitete „Dienstleistungsqualität" wird zur Positionierung (Unique Selling Proposition)und für neue Partnerschaften eingesetzt.
9. Das Krankenhaus wird durch Monitoring entlang gültiger Messgrößen zum „kontinuierlich lernenden Unternehmen".

Bleicher, K. (1996): Das Konzept Integriertes Management, 4. Aufl. Campus, Frankfurt
George, W. (2001) Das Communication-Center im Krankenhaus. Hans Huber, Bern
– (2001) Babys im Internet. Führen & Wirtschaften 1

– (2000): Mit Eventmarketing & Fundraising die Einnahmen steigern.
  Führen & Wirtschaften 2
– (1999): Der Patient als Kunde. Pflege-Journal 10/99
– (1999): Die neun Stufen der Leitbildentwicklung, DRK Magazin 2
Kreyher, V. (2001): Handbuch Gesundheits- und Medizinmarketing. R. v.
  Decker, Heidelberg

www.musterklinik.de
Musterkliniken (Linkübersicht)
www.zahnarztpraxis.ch
Gewinner des Europäischen Qualitätspreises 2002
www.krankenhaus-dudweiler.de
cts-St.Josef Krankenhaus Saarbrücken-Dudweiler

Schlüsselbegriffe

Angehörigenfreundlich   ●   Beratungsangebote   ●   Casemanagement
Communication Center   ●   Compliance   ●   Corporate Identity
Eventmarketing   ●   Homepage   ●   Information   ●   Internet
Internetmarketing   ●   Krankenhaushomepage   ●   Kundenorientiert
Marketing   ●   Unique Selling Position

21 Qualitätsmanagement und „Kooperation für Transparenz und Qualität" KTQ

unter Mitarbeit von Gesine Dannenmaier

Generell gibt es innerhalb des Gesundheitswesens bzw. im engeren Sinne der Patientenversorgung im Krankenhaus ein internes Qualitätsmanagement (QM) und die externe Qualitätssicherung (QS). Nur durch eine Ergänzung beider Elemente ist eine effiziente Patientenorientierung mit Einbeziehung der Angehörigen zu erreichen. Bei der externen Qualitätssicherung handelt es sich um die Festlegung bundesweiter Mindestanforderungen an die Struktur- und Ergebnisqualität, in dem die Krankenhäuser angehalten sind, bei festgelegten Behandlungen Daten an die Bundesgeschäftsstelle Qualitätssicherung (BQS) zu liefern. Ebenfalls ist gesetzlich geregelt, dass Krankenhäuser ein internes Qualitätsmanagement nachweisen müssen (SGB V). Innerhalb des folgenden Abschnitts soll nun besonders die Etablierung eines internen QM – unter besonderer Darstellung des KTQ – mit dem Nutzen für den Patienten und dessen Angehörige dargelegt werden und abschließend eine Fiktion vorgestellt werden.

21.1 Internes Qualitätsmanagement (QM)

Die Implementierung eines internen QM im Krankenhaus bedeutet zuerst die kritische Auseinandersetzung eines jeden Mitarbeiters mit seinem Aufgabenbereich innerhalb der täglichen Arbeitsabläufe. Jeder Einzelne, gleich welcher Berufsgruppe und welcher Hierarchiestufe er angehört, ist durch die Güte/Qualität der Ausführung seiner spezifischen Tätigkeit eng mit dem Erfolg des QM verbunden. Selbstverständlich ist auch die Führungsebene in Form des Geschäftsführers mit der Pflegedirektion und dem leitendenden Chefarzt innerhalb ihres Verantwortungsbereichs für eine erfolgreiche Umsetzung des internen QM zuständig. Alle Dienstleistungen, die innerhalb des Krankenhausalltags geschehen, sind mit den verschiedenen Methoden und Verfahren notwendig, um das Wohlergehen der Patienten zu sichern und Schäden sowie unnötiges Leiden innerhalb des Behandlungsablaufes zu vermeiden.

Innerhalb des QM geht es nun darum, sowohl die Patienten als auch deren Angehörigen oder andere Bezugspersonen (Lebenspartner, Freunde usw.) im Sinne der Kundenorientierung mit ihren Bedürfnissen ernst zu nehmen. Dazu werden alle Phasen der Betreuung von der Diagnostik über die Behandlung bis zur evtl. Überweisung in einen anderen Versorgungsbereich einer kritischen Betrachtung unterzogen. Das Anliegen des QM ist es, auf diese Weise die Gesundheits- bzw. Behandlungsziele der Patienten und möglichst auch die der Angehörigen (mit-) zu sichern. Hierbei sind selbstverständlich die medizinischen Belange zu berücksichtigen (Kinder, Drogenabhängige, Demente Patienten usw.). Durch unterschiedliche QM-Verfahren bzw. verschiedene Zertifizierungsverfahren soll nun die Umsetzung des QM im Krankenhaus unterstützt werden. Unter dem Begriff „Umfassendes Qualitätsmanagement" bzw. „Total Quality Management" (TQM) ist am besten zu verdeutlichen, dass es sich beim QM um ein Vorgehen handelt, das bereichsübergreifend – alle Schnittstellen betrachtend – zu erarbeiten ist. Das Ziel ist, durch eine kontinuierliche Verbesserung der Prozessabläufe (KVP) einen möglichst reibungslosen Arbeitsablauf so zu gestalten, dass Patienten, deren Angehörige aber auch Mitarbeiter des Krankenhauses ihre Anliegen vertreten können und als Kunden ernst genommen werden.

Hierbei unterstützt der bereits seit Jahrzehnten bekannte und bewährte PDCA-QM-Ablauf nach den Begriffen Plan (Verantwortlichkeit des Prozesses), Do (Umsetzung), Check (Überprüfung) und Act (Ableitung von Verbesserungsmaßnahmen). Betrachtet man den Zielanspruch des QM, die Patientenversorgung in ihren Prozessabläufen aber auch in den Ergebnissen zu sichern, so ist es unmittelbar einsichtig, dass Angehörige in das Geschehen mit einbezogen werden müssen. Unter Beachtung des Kosten-Nutzen-Verhältnisses zeigt die Erfahrung der letzten Jahre zahlreiche Fehlleistungen auf, d. h. es entstanden nach Ansicht der Skeptiker unrechtfertigbare Kosten vor nur geringer Ergebnisverbesserung, da man sich etwa zu sehr auf einseitige Prozessorientierung konzentriert hat. Eine zu geringe Einbindung der Mitarbeiter und fehlende stringente Zeit-, Ziel- und Ressourcenvorgaben sind einige Faktoren, die es in Zukunft zu vermeiden gilt.

Verfahren wie z. B. DIN-ISO oder EFQM sind primär von der Industrie kommend zwischenzeitlich auch in Bereichen der Dienstleistung und somit auch im Krankenhaus vorzufinden. Ein krankenhausspezifisches Zertifizierungsverfahren für Deutschland wurde durch die Kooperation für Transparenz und Qualität im Krankenhaus (KTQ) erarbeitet und soll in einem folgenden Abschnitt unter dem Aspekt der Patientenorientierung etwas genauer dargestellt werden.

21.2 Das KTQ-Verfahren

Das KTQ-Verfahren (Kooperation für Transparenz und Qualität) wurde 1997 als Machbarkeitskonzept zur Zertifizierung von Krankenhäusern (gefördert durch das BMG) begonnen. Das Prinzip des Verfahrens besteht aus einer Selbstbewertung anhand des KTQ-Manuals durch die Krankenhäuser und einer darauf folgenden Fremdbewertung durch so genannte KTQ-Visitoren (in Leitungsfunktion tätige Personen aus verschiedenen Krankenhäusern, die QM-Wissen nachweisen und ein spezifisches KTQ-Visitorentraininig absolviert haben). In einer relativ kurzen Entwicklungszeit von 1997 bis 2001 wurde ein Manual entwickelt, das in einer Pretestphase durch 6 Krankenhäuser, innerhalb der KTQ-Pilotphase durch 25 Krankenhäuser getestet wurde. Weiterhin waren an diesen Testphasen viele Krankenhauspraktiker durch die Arbeitsgruppen und Personen aus dem Bereich Krankenhaus, vertreten durch die Berufsgruppen der Ärzte, der Pflege und der Verwaltung als KTQ-Pilotvisitoren beteiligt.

Im Dezember 2001 wurde die KTQ-gGmbH gegründet. Die Gesellschafter der KTQ sind die Spitzenverbände der Krankenkassen, die Bundesärztekammer, die Deutsche Krankenhausgesellschaft und der Deutsche Pflegerat. Das Prinzip einer KTQ-Zertifizierung orientiert sich am Peer-Review, das bedeutet, dass „gleichgestellte" Gesprächspartner (KTQ-Visitoren) mit den Krankenhausmitarbeitern innerhalb Kollegialer Dialoge über die Prozessabläufe im Krankenhaus reden. Es geht darum, die Selbstbewertung in der Praxis des Krankenhausalltags durch Stichproben zu prüfen, gute Prozessabläufe zu erkennen oder Verbesserungspotenziale zu hinterfragen. Selbstverständlich können innerhalb des KTQ-Zertifizierungsverfahrens alle bisher bestehenden Ergebnisse aller QM-Verfahren eingepflegt werden. Grundsätzlich kann ein Krankenhaus nach der Selbstbewertung an einer Verbesserung der Prozessabläufe arbeiten, ohne eine Fremdbewertung zu planen. Eine Fremdbewertung beinhaltet nach der Visitation die Vergabe eines Zertifikats mit einer Gültigkeit von z. Z. 3 Jahren und beinhaltet somit auch die Information der Öffentlichkeit durch einen KTQ-Qualitätsbericht.

Selbstbewertung: Die besondere Zielsetzung liegt beim KTQ-Verfahren in erster Linie an einer freiwilligen Teilnahme der Krankenhäuser mit der Bearbeitung des KTQ-Manuals. Es geht darum, die Prozessabläufe innerhalb des Krankenhauses so zu betrachten und zu bewerten, wie dies aus Sicht des Patienten möglich ist, also steht der Patient und dessen Angehörige im Mittelpunkt des Verfahrens. Diese Betrachtungsweise wird durch einen spezifischen Fragenkatalog (KTQ-Katalog) unterstützt. Die Mitarbeiter des Krankenhauses erkennen durch die Selbstbewertung ihrer Prozesse Stärken, aber auch Verbesserungspotenziale. Diese Selbstbewertung soll der Start für die Umsetzung von Verbesserungsmaßnahmen sein. Der zu Grunde liegende KTQ-Katalog ist innerhalb vieler Arbeitsgruppensitzungen, die ausschließlich mit Krankenhauspraktikern besetzt waren, entstanden. Da sich dieses Verfahren mit dem medizinischen Fortschritt, der Veränderung in gesundheitsökonomischen Bereichen und nicht zuletzt durch Veränderungen in der Gesellschaft weiterentwickeln wird, ist auch das KTQ-Verfahren so geplant, dass es sich im Sinne eines kontinuierlichen

Verbesserungsprozesses weiterentwickelt. Innerhalb bereits bestehender oder auch zukünftiger Arbeitsgruppen wird die Philosophie der KTQ umgesetzt, nämlich die Berufsgruppen- und Hierarchie übergreifende Zusammenarbeit. Durch die Erfahrungen der Krankenhauspraktiker, die den Alltag dieser Prozessabläufe nur zu gut kennen, soll eine hohe Akzeptanz im Sinne der Verständlichkeit der Fragen erreicht werden.

Ein weiterer Ansatz innerhalb des KTQ-Zertifizierungsverfahrens ist die Information der Öffentlichkeit, das bedeutet in erster Linie wieder die Information der Patienten bzw. der „potenziellen Patienten" – aber besonders auch deren Angehörige, die innerhalb eines Behandlungsablaufs mehr oder weniger betroffen bzw. beteiligt und somit auch als direkte Kunden des Krankenhauses zu sehen sind. Der Behandlungserfolg ist eben nicht nur im medizinischen Bereich, sondern vor allem auch in der Verbindung mit dem sozialen Umfeld des Betroffenen/Patienten zu sehen. Zu diesem Zweck verpflichtet sich ein Krankenhaus, welches eine KTQ-Zertifizierung anstrebt, einen KTQ-Qualitätsbericht zu veröffentlichen. In diesem KTQ-Qualitätsbericht stellt das Krankenhaus in einer für Laien verständlichen Sprache dar, mit welcher besonderen Sichtweise die Prozesse patientenorientiert ablaufen.

Das KTQ-Verfahren betrachtet neben Informationen zu den Stamm- und Leistungsdaten des Krankenhauses durch den Strukturerhebungsbogen, der mit dem KTQ-Qualitätsbericht im Internet veröffentlicht wird, zur Zeit 69 Kriterien bzw. Fragenkompelxe, die thematisch in 6 Schwerpunkt – das sind bei KTQ die 6 Kategorien Patientenorientierung, Mitarbeiterorientierung, Sicherheit im Krankenhaus, Informationswesen, Führung und Qualitätsmanagement – gegliedert sind. Aspekte, die den Patienten in Verbindung mit den Angehörigen ansprechen, werden nachfolgend aufgelistet (auszugsweise):

- Information/Beratung,
- Anfahrt, Erreichbarkeit des Krankenhauses,
- Beschilderung im Krankenhaus (z. B. besonders wichtig bei Notfällen),
- Regelung des Aufnahmeprozesses (Sicherstellung, dass der Patient und ggf. die Angehörigen durch qualifiziertes Personal empfangen werden),
- Information und Beratung,
- Lebensumstände des Patienten (soziales Umfeld).
- Werden Erwartungen des Patienten / Angehörigen besprochen?
- Schutz der Intimsphäre beim Anamnesegespräch,
- Räumlichkeiten zur Kommunikation,
- Möglichkeit der Unterbringung einer Begleitperson,
- Zusammenarbeit mit Selbsthilfegruppen,
- Planung der Behandlung mit Patienten und Angehörigen,
- Berücksichtigung von Ressource des Patienten oder dessen Angehörigen,
- Versorgung mit Heil- und Hilfsmitteln,

- Fremdsprachlichkeit,
- kulturelle Aspekte innerhalb der Pflege,
- beim Speiseangebot.
- Sind die Visitenzeiten den Angehörigen bekannt?
- Abstimmung der Entlassung (Sozialdienst),
- Hospiz,
- Fortbildungsveranstaltungen auch für Angehörige.

Darüber hinaus gibt es verschiedene Fragen, die sich indirekt auf den Angehörigen beziehen, ohne diesen explizit zu benennen. Um die Frage zu beantworten, inwieweit das KTQ-Konzept geeignet ist, die Qualität der Angehörigenintegration im Krankenhaus zu sichern, sind folgende Aspekte von Bedeutung:

- ob der Katalog den Bereich der Angehörigenintegration abdeckt,
- von welcher Zielrichtung und damit verbundener Mentalität der Katalog insgesamt getragen ist,
- wie dessen praktische Umsetzung vollzogen wird.

Unter Berücksichtigung der bisher zugänglichen Erfahrungen und Veröffentlichungen ist es ganz unzweifelhaft, dass die Umsetzung des KTQ-Verfahrens einen qualitativen Schritt in Richtung der beschriebenen Angehörigenintegrationsziele darstellt.

21.3 KTQ-Leitfaden zur Patientenbefragung

Zur Thematik der Patientenbefragung (bei KTQ-Kategorie 6) gibt es einen KTQ-Leitfaden. Dieser KTQ-Leitfaden zur Patientenbefragung stellt Empfehlungen für eine sachgerechte Organisation und Durchführung einer Patientenbefragung innerhalb eines Krankenhauseswerden dar. Innerhalb der Kategorie 6 werden u. a. Fragen zu Erfahrungen und dem Umgang mit Patientenbefragungen sowie zum Umgang mit dem Beschwerdemanagement im KH gestellt.

21.4 Prüfsiegel Angehörigenfreundliche Organisation

Fiktion: Das Prüfsiegel „Angehörigenfreundliche Organisation im Gesundheitswesen": Durch die Inititative der KTQ und der Stiftung Lebensqualität konnten die Krankenhäuser einen ungeahnten Motivationsschub bei den Mitarbeitern auslösen, sich weit stärker als bisher mit dem QM auseinanderzusetzen. Endlich war es jedem Mitarbeiter klar, dass QM etwas selbstverständliches ist. QM ist jeder Handschlag, jedes Mitarbeiters in einem jeden Krankenhaus – von der Patientenaufnahme bis hin zur Geschäftsführung! Die Mitwirkung der Betroffenen ist Teil des Selbstverständnisses und der Praxis geworden! Die Mitarbeiter haben erstmals die Möglichkeit, in ihrer Sprache über die täglichen Probleme zu reden und erkennen dank des praxisorientierten KTQ-Verfahrens den Sinn, sich mit Kooperation und Kommunikation – also den „weichen" Faktoren – des täglichen Miteinanders auseinanderzusetzten und Verbesserungen einzuleiten. Auch die Führungskader haben erkannt, dass durch Anordnungen das Qualitätsbewusstsein nicht zu steigern ist, dagegen konkrete Maßnahmen, wie jeden Mitarbeitervorschlag binnen 14 Tagen qualifiziert zu bewerten, die gewünschte Dynamik entstehen lässt!

Praktisch wurde die Zertifizierung zum „Angehörigenfreundlichen Krankenhaus" so vorgenommen, dass auf der Grundlage von Kundenbefragungen einmal jährlich stattfindende Besuche von „Mysterymen" (Personen, die sich als Angehörige ausgeben und den Bereich verdeckt auf die erreichten Betreuungsqualitäten einschätzen) bzw. von Fokusgruppen eine Bewertung der interessierten Organisationen vorgenommen wird. Vor allem der Aufenthalt der Testpersonen über einen längeren Zeitraum erbrachte neue Erkenntnisse! Einige Einrichtungen hätten einen Test-Tag gut überstanden, aber für eine besonders gute Qualität spricht eben ein hohes Niveau über einen längeren Zeitraum! Solche Schwachstellen bzw. besonders geglückte Lösungen zu identifizieren begründet den Charme der Auszeichnung! Durch dieses Vorgehen und das Ziel der Organisationen, als „Angehörigenfreundliche Organisation" ausgezeichnet zu werden, kommt es zu einem guten Wettbewerb, auch unter den Krankenhäusern. Die Verleihung des Preises wird halbjährlich durchgeführt, sodass alle Einrichtungen die Möglichkeit haben, effizient ihre Leistungssteigerung und ihre gut gepflegten Angebote der Öffentlichkeit vorzustellen.

Guideline: Qualitätsmanagement

1. Ihre Arbeitsqualität am ehesten einschätzen können die Betroffenen (externe Kunden) und ihre Mitarbeiter (interne Kunden).
2. Umfassendes Qualitätsmanagement bedeutet zuerst „Neues Denken".
3. Es ist nicht wahr, dass die Erhöhung der Pflegequalität per se mit einer Kostenerhöhung einhergeht.
4. Machen Sie sich in ihrem Team für kontinuierliche Verbesserung stark!
5. Qualität und berufständiges Verhalten beißen sich häufig.
6. Seien Sie selber offen für Erfahrungen aus anderen Bereichen!
7. Kurze und direkte Wege führen zur Qualität. Suchen Sie diese für sich!
8. Prüfen Sie einmal, ob das in Ihrer Organisation verwendete Beurteilungssystem den bei den Betroffenen beliebtesten Mitarbeiter identifiziert.

Tabelle 21.1: Kriterien „Angehörigenfreundliche Organisation"

Aktive Terminabstimmung	Abholservice
Wegweiser	Vorabinformationen zu Zusatzleistungen
Anreisebeschreibung	Abholservice
Weitegehende Erledigung der Aufnahmeformalitäten	Angebot einer Hotel- und Cateringleistung für den Angehörigen
Persönlicher Ansprechpartner	Hotline
Begleitung auf Station und in das Patientenzimmer	Entwicklung des Arbeitsbündnisses und der damit einhergehenden Betroffeneneducation
Education- und Informationsagentur im Krankenhaus	Terminmanagement der Funktionsabteilungen
Aufenthalt im Krankenhaus	z. B. Wartezeiten in den Funktionsabteilungen
Restaurant	Animation und Vergnügen
Betroffenenhilfsplan	Meeting: komplementäre Partner, Team und Betroffene
Check-Out Service	Anschlussleistungen und Kontakte
Telefonkontakt nach einer Woche (u. a. Teil des Beschwerdemanagements)	Gesundheits-Check
Geburtstagskarte / Give-aways	Informationsleistung (Mündliche Informationen)
Informationsleistung (Schriftliche Informationen)	Informationsleistung (HP/Internet/e-mail)
Informationsleistung (Sprechstunde)	Beratungsangebote
Anleitungen	Schulungen
Selbsthilfegruppen und Laienhilfe	Überleitung
Entlastungsangebote und Krisenintervention	Aus- u. Weiterbildung der Pflegekräfte und anderer Helfer
Marketing und externe Kommunikation (Infoveranstaltungen, Presse etc.)	Management (Leitbild, Controlling etc.)

9. Gerade für das QM gilt die Praxis der kleinen Schritte. Es bleibt zu hoffen, dass die Zeit für die 1000 Schritte, die einige noch vor sich haben, ausreichend ist.

Eichhorn, S. (1997): Integratives Qualitätsmanagement im Krankenhaus. Kohlhammer, Stuttgart

George, W.(1999): Krankenhausvorschlagwesen. Heilberufe, 6

Katz, J., Green, E. (1995): Qualitätsmanagement Pflege. Urban & Fischer, München

www.ktq.de
Kooperation für Transparenz und Qualität
www.efqm.org
European Foundation of Quality Management
www.stiftung-lebensqualitaet.de
Stiftung Lebensqualität

Schlüsselbegriffe

Angehörigenfreundliche Organisation • Controlling • Leitfaden Mitarbeiterinformation • Qualitätssicherung • Selbstbewertung Zertifizierung

22   Projektmanagement

Im letzten Kapitel soll aufgezeigt werden, dass Projektmanagement als das Verfahren der Wahl angesehen werden kann, wenn es gilt, die Betreuung der Betroffenen für die Station oder sogar für das Krankenhaus insgesamt zu organisieren. Nach einer kurzen Definition und Einführung in die Methode des Projektmanagements wird diese Vorgehensweise an einem praktischen Beispiel beschrieben.

Wie können die bisher vorgestellten allgemeineren Überlegungen und auch konkretere Empfehlungen nun ihren Weg zu den betroffenen Patienten und Angehörigen gleichermaßen finden? Im Idealfall laufen die Dinge wie folgt: Der Leser nimmt die Ausführungen wahr und vergleicht sie während des Lesens mit seinen eigenen Erfahrungen und seinem Wissen. Einige der gelesenen Dinge erscheinen unmittelbar einleuchtend oder erinnern an etwas, formulieren einen eigenen Gedanken neu oder anders. Manches wird dem Leser fremd sein, anderes erweckt unter Umständen sogar offenen „inneren" Widerspruch. Dieses Buch ist auch als Lernhilfe – vielleicht ja sogar im Rahmen einer Aus- oder Weiterbildung – gedacht und hat somit die Chance, dass dessen Thesen und Empfehlungen auch offen diskutiert und besprochen werden. Damit wäre das bedeutsamste Ziel erreicht: einzelne Leser, möglichst sogar eine Gruppe zu erreichen, Wissen in diesen Personen zurückzulassen. Die Erfahrung zeigt, dass es von diesem doch wohl eher kognitiven (Kopf-) Wissen noch eine weite Stecke bis zu dem verhaltensorientierten Wissen ist. Das Richtige zu wissen und zu denken ist eine der notwendigen, alleine jedoch zumeist nicht hinreichenden Vorrausetzungen. Die erhoffte Wirkung des Buches kann also nur sehr mittelbar im Kopf des Lesers gemessen werden. Deswegen wird in einigen Kapiteln „Handwerkszeug" vorgestellt, mit dem Ziel, dass dieses nicht nur gelesen, sondern auch praktisch eingeübt und angewendet wird. Auch das geht alleine, besser natürlich in der Gruppe.

Eine ganze Reihe der im Buch vorgestellten Beispiele und Lösungen können nicht von einer einzelnen Person – und sei sie auch noch so engagiert und klug – allein aufgebaut werden. Sie können aber von nur einer einzigen Person initiiert werden! Auch das ist eine Erfahrung, die an sehr vielen anderen Stellen im Krankenhaus zu beobachten ist. Ganze Teams und noch größere Gruppen arbeiten wohl koordiniert und ausgesprochen erfolgreich, kein Einzelner könnte dies alleine erreichen, es ist das Ergebnis der Gruppe und dennoch auch einer einzelnen Person. Nun kann nicht jeder solches Charisma in sich tragen und bei genauer Wahrnehmung wird man erkennen, dass solche Persönlichkeiten auch nicht zwangsläufig solche sein müssen. Vielleicht sind es ja einfach sehr gute Projektmanager? Um die Wahrscheinlichkeit zu erhöhen, dass sich die Intention und das Wissen des Buches tatsächlich dort einfindet, wo es unterstützend wirken kann, bei den Betroffenen (dort wird die Ergebnisqualität gemessen), soll auf den folgende Seiten eine Einführung und ein Beispiel des Projektmanagements vorgestellt werden.

22.1 Definition und Vorteile des Projektmanagements

Von großer Bedeutung für die Zukunftsgestaltung aller Organisationen ist das Projektmanagement (PM). Es ist wichtiges Verfahren eines „Management of Change". Folgende Anteile definieren ein Projekt:

• Abgrenzbares Einzelvorhaben mit definiertem Anfang und Ende/Ziel.
• Neuartigkeit: Vorstoß an Grenzen des Machbaren.
• Risikoreich: (technisch, wirtschaftlich, terminlich).
• Komplex: Viele Beteiligte verschiedenster Disziplinen, eventuell mehrerer Organisationen, Wechselbeziehungen nicht standardisierbar (keine vorgegebenen Abläufe).
• Im Laufe der Abwicklung sich ändernde organisatorische Bedürfnisse.
• Große Bedeutung für die Unternehmung.
• Termindruck.

Wird ein solcher Vorgang gezielt betrieben, organisiert und gesteuert, kann von Projektmanagement gesprochen werden. Projektmanagement ist ein Führungsinstrument, dessen Vorteile auf der Hand liegen:

• hohe Verantwortlichkeit und Motivation der in das Projekt einbezogenen Personen,
• es fallen „kurze Wege" an: Die notwendigen Experten arbeiten zusammen, weite Informationswege und Wegzeiten entfallen. Konflikte, Missverständnisse u. ä. können unmittelbar und direkt reguliert werden.

Über das einzelne Projekt hinaus lernt die Organisation bzw. lernen deren Mitarbeiter, Aufgaben von der Planung bis zum Service umzusetzen.

22.2 Projektmanagement im Krankenhaus

Projektmanagement (PM) ist den Führungskräften des Krankenhauses keinesfalls unbekannt. Insbesondere dann, wenn größere Projekte durchgeführt werden – die dann in der Regel externe Projektpartner auf den Plan rufen – hatten diese Gelegenheit Erfahrung zu sammeln. Auch sind die Mitarbeiter des Krankenhausbaus traditionell mit der Projektarbeit vertraut. Bei genauer Analyse der im Krankenhaus durchgeführten Projekte wird offensichtlich, dass die erreichten Projektergebnisse häufig unter den Möglichkeiten des Mitteleinsatzes bleiben, insbesondere dann, wenn kein routinierter externer Partner im Projekt involviert war. So ist etwa der gravierende Befund zu erheben, dass gleichzeitig ganz unterschiedliche, offensichtlich nicht abgestimmte und geprüfte Projektdurchführungsverfahren in nur einem einzigen Krankenhaus verwendet werden. Als Folge allein aus diesem Befund ergeben sich folgende Konsequenzen:

- Mangelnde Transparenz des Projektvorgehens in allen Phasen.
- Fehlen substanzieller Entwicklungsschritte (z. B. fehlende bzw. nicht operationalisierte Risikoeinschätzung).
- Reduzierte Entwicklungsfähigkeit zukünftiger Projekte.
- Nur bedingt mögliche bzw. zeitintensive Übergabe laufender Projekte.
- Unklare und sich vom Aufbau her stark unterscheidende Berichtswesen.
- Unklares, weil uneindeutiges Qualitätsmanagement des Projekts.
- Unklare Informations- und Kommunikationsverpflichtungen.
- Hoher Zeit- und Kostenaufwand.

In einem ersten Schritt bei Einführung des PM im Krankenhaus gilt es demnach, eine *verbindliche Verfahrensanweisung* auf den Weg zu bringen, die für die Durchführung aller Projekte Gültigkeit besitzt und die den Anspruch einer weitgehenden Projektnavigation erlaubt. Die gesammelten Erfahrungen werden konsequent in das zukünftige PM und die für diese modifizierte Verfahrensanweisung übertragen. Die Abstimmung des Projektmanagements auf die Besonderheiten des Krankenhauses darf nicht dazu missbraucht werden, von der Notwendigkeit eines solchen Vorgehens abzulenken.

22.3 Verfahrensanweisung Projektmanagement

Unabhängig davon, welcher Inhalt, welches Ziel durch das PM erreicht werden soll, die Architektur des Vorgehens ähnelt sich weit stärker als dies den meist inhaltlich und emotional mit dem Thema verbundenen Personen bewusst ist. Diese Einbindung ist motivational und zur inhaltlichen Entwicklung auch hilfreich, doch verhindert es häufig ein logisch und klar strukturiertes Vorgehen. Dies ist auch der Grund, warum Projekte immer durch „abstinentere" und projekterfahrene Personen begleitet werden sollten. Nun kann in diesem Buch keine ausführliche Beschreibung des erfolgreichen PM dargestellt werden. Neben dem Hinweis auf dafür geeignete Literatur und Kontaktmöglichkeiten sollen eine kurze und akzentuierte Vorgehensübersicht vorgestellt werden.

Projektvoranalyse: Jedes Projekt wird durch eine Voranalyse vorbereitet. Diese erhebt unterschiedliche Informationen, die für die Durchführung des Projekts von Bedeutung sind. Diese Informationen werden in einen gegliederten Projektbewertungsbogen überführt, von dem aus es möglich ist, das weitere Vorgehen festzulegen. Es ist möglich, nach der Projektvoranalyse ein Projekt nicht zu eröffnen. Die Ergebnisse der Voranalyse gehen wesentlich auf den Projektauftrag ein.

Projektauftrag: Der Projektauftrag definiert die verschiedenen Projektkoordinaten wie zeitlicher Rahmen, Gruppe, Ziele, Ressourcen, Verantwortlichkeiten.

Masterplan: Aufgrund des Projektauftrags und der Voranalyse entsteht der Masterplan. Er enthält alle wesentlichen Planungs- und Steuerungsgrößen (Arbeitsinhalte und Arbeitskoordination, Zeit- und Terminsteuerung, involvierte und verantwortliche Personen und Teams. Er ist der Plan der Pläne und damit zentrales Kommunikations- und Steuerungsinstrument.

Interne und externe Projektkommunikation: Jedes Projekt muss sorgfältig und nach einem verbindlich festgelegten Informationsplan nach intern zu den Projektbeteiligten und extern zu anderen relevanten Personen, Gruppen – auch im Sinne eines Marketings – kommuniziert werden.

Qualitätsmanagement und Controlling: Jedes Projekt wird im Verlauf anhand definierter Zielgrößen und Messkriterien evaluiert. Von besonderer Bedeutung ist die Gültigkeit der auf den Weg zu bringenden Projektlösung (z. B. entlang der Frage: Ist der Patient mit dieser Lösung zufrieden?) Hierfür verantwortlich ist neben der Projektgruppe und deren Leitung auch die Steuergruppe, die es für jedes Projekt gibt.

Riskmanagement: Jedes Projekt erfährt eine Risikoeinschätzung. Folgendes Vorgehen wird gewählt: Welche Phasen des Projekts sind besonders gefährdet? Durch was entsteht die Gefährdung? Wie kann zeitig das mögliche Risiko erkannt werden? Mit welchen Parametern lässt sich dies messen? Was kann präventiv getan werden? Was muss getan werden, wenn sich das Risiko einstellt? Wie sieht ein Worst-case-Szenario aus, was kann getan werden? Das RM erfolgt entlang einer standardisierten Prozedur.

Milestones: Für jedes Projekt werden Milestones benannt. Dies sind Zwischenstationen von größerer Bedeutung für den Projektverlauf. Die Vorstellung eines ersten Prototypen einer zu erwartenden Lösung kann ein Milestone sein.

Projektbericht: Von Beginn an wird das Projekt schriftlich dokumentiert, nicht zuletzt um es steuern zu können. Darüber hinaus bildet der Bericht das Projekt in seinem Abschlussbericht definitiv ab. Jeder Projektbericht folgt einer einheitlichen Gliederung und einem einheitlichen Aufbau. Er beinhaltet immer auch eine Projektskizze und Empfehlungen der Projektgruppe, wie mit den Ergebnissen des Projekts umzugehen ist. Es besteht ein Gliederungsstandard.

Abschlusspräsentation: Jedes Projekt wird 2- bis 3mal vor unterschiedlichen Personen mit unterschiedlichen Inhalten präsentiert. Die Abschlusspräsentation ist von hervorragender Bedeutung. Sie findet anhand einer Agenda vor den Projektauftraggebern (oft ist dies die Krankenhausleitung) statt. Alle Projektteilnehmer sind eingeladen bzw. gestalten diese aktiv. Der Abschlussbericht wird übergeben, die Empfehlungen werden herausgestellt und in die Hände der Auftraggeber überantwortet. Es ist zu prüfen, ob eine zweite Präsentation für die Mitarbeiter und Gäste durchgeführt wird.

Projektauswertung: Jedes Projekt wird entlang eines standardisierten Auswertungsbogens auf 3 bzw. 4 Ebenen ausgewertet: 1. Aus Perspektive des Auftraggebers, 2. des Projektleiters, 3. der Projektgruppe, 4. der möglichen Anwender der Lösung. Die Ergebnisse fließen in die Entwicklung zukünftigen Projektmanagements und in die Personalentwicklung ein.

Für alle benannten Instrumente oder Projektphasen gibt es Durchführungsanweisungen. Die Einführung derartig komplexer Techniken zur Ablaufsteuerung mag mechanistisch erscheinen. Doch die Erfahrung mit Projekten im Krankenhaus zeigt, dass die Komplexität und Dynamik, die ohnehin jedes Projekt besitzt, nur dann im Sinn der Zielerreichung konstruktiv ausgerichtet werden kann, wenn es gelingt, eine überaus verbindliche und klare Vorgehensprozedur zu etablieren. Dies verhält sich in einem Projekt mit dem Ziel des Aufbaus eines Betroffenenintegrationsprogramms genauso wie bei Einführung einer neuen Software-Lösung.

22.4 Das Projekt Angehörigenmanagement – ein Praxisbeispiel

Vorausgegangen waren diesem ursprünglich auf 1,5 Jahre veranschlagten Projekt eine Leitbildentwicklung des Krankenhauses, in dem an verschiedenen Stellen auf eine umfassende Patienten- und Angehörigenintegration hingewiesen und erste konkrete Leistungen bereits angekündigt worden waren.

Methode: Projektmanagement. Die Krankenhausleitung beauftragte die Innerbetriebliche Fortbildung und die Organisationsentwicklung diese Leitbildziele zu erreichen. Gemeinsam mit der Krankenhausleitung wurde festgelegt dies nach der Methode des Projektmanagements zu erarbeiten.

Projektauftraggeber: Krankenhausleitung. Durch die Krankenhausleitung wurden außer dem Projektleiter (Leiter der IBF) weitere 8 Mitarbeiter des Krankenhauses angesprochen, ein ehemaliger Mitarbeiter und der Patientenfürsprecher kamen hinzu. Diesem Projektteam wurde eine Lenkungsgruppe, bestehend aus 3 Personen an die Seite gestellt. Ein externer Berater begleitete das Projekt.

Vor dem Projekt: Voranalyse. Bevor die letztendliche inhaltliche, zeitliche und personelle Fixierung des Projektauftrags vorgenommen wurde, hatte der Projektleiter bewirkt, dass die Projektgruppe eine sorgfältige Voranalyse durchführen konnte. Ziel war es, die bereits im Krankenhaus gesammelten Erfahrungen und geübten Leistungen der Betroffenenintegration zusammenzuführen, eine Literatur- und Internetrecherche zu betreiben, ein Referenzkrankenhaus für Angehörigenintegration zu besuchen, um so frühzeitig Möglichkeiten, Risiken und Vorgehensweisen einschätzen zu können. So zeigte etwa die vollständige Leistungserfassung im eigenen Krankenhaus, dass unterschiedlichste Leistungen auf unterschiedlichen Stationen bereits existierten und dass deren koordinatives Verbinden und Ausbauen, das Organisieren des Lernens vom anderen Bereich, u. ä. würde wichtiger sein, als völlig neue Anregungen von außen zu generieren.

Entscheidungsgrundlage: definiert maßgeblich den Inhalt des Projektauftrags. Aufgrund der Ergebnisse der Voranalyse, des zeitlichen Rahmens (1,5 Jahre des Gesamtprojekts) und der zur Verfügung gestellten Ressourcen erarbeitete das Projektteam eine Entscheidungsgrundlage, aufgrund derer der Projektauftrag abschließend zwischen PL und AG formuliert wurde. So zeigte sich, dass der ursprünglich geplante zeitliche Rahmen erweitert werden musste, auch um Angehörige in einigen der erkennbaren Teilprojekten aktiv zu beteiligen.

Masterplan: nennt Aufgaben, Akteure und zeitlichen Rahmen wie Termine. Gemeinsam entwickelte das Projektteam nun einen Masterplan, in dem alle Aktivitäten und Arbeiten (1), alle damit involvierten Personen, Gruppen und Entscheidungsträger(2) und die zeitliche Steuerung sowie der Ablauf erkennbar gemacht wurden(3). Es wurden insgesamt 5 Teilprojekte

(Mitarbeiter Information und Training (a-team), Service- und Leistungsent-
wicklung (b-team), Aufbau Schulungs- und Informationsagentur (c-team),
Vorbereitung und Begleitung der Bereiche (d-team), Qualitätssicherung/
Controlling (e-team) des Projektes) erkennbar. Jedes einzelne Teilprojekt
etablierte eine neue „kleine Projektgruppe" und befasste sich mit verschiedenen Arbeitspaketen bzw. Arbeitsaufträgen.

Projekt-roll-out (während des Projekts): Koordination, Steuerung und
Qualitätssicherung des Projekts gewährleistet insbesondere ein eigenes
Teilprojekt. Im Masterplan war das logische Vorgehensmuster des Projekts
erschlossen worden: Jeder Arbeitsbereich musste vorbereitet und bei der
Einführung der verschiedenen Leistungen begleitet werden. Dazu gehörten
auch Gespräche mit den Vorgesetzten. Teil dieser Phase war es, die verschiedenen Vorschläge und bereits praktischen Integrationsleistungen zu sammeln und diese mit den durch das Teilprojekt Service- und Leistungsent-
wicklung gemachten Vorschlägen abzugleichen. Parallel wurde der Aufbau
einer zentralen Schulungs- und Informationsagentur betrieben. Das Teilprojekt wurde so koordiniert, dass bereits nach 4 Monaten der erste „Prototyp" der zukünftigen Dienstleistungen vorgestellt wurden. Im weiteren
Verlauf des Projekts wurden die Prototypen aufgrund der gesammelten Erfahrungen kontinuierlich verbessert. Der erste Projektmilestone war eine
Zwischenpräsentation vor der Krankenhausleitung und den Mitarbeitern
des Krankenhauses nach 4 Monaten. Die einzelnen Teilprojekte bzw. die jeweiligen Stationen bekamen die Möglichkeit ihre neuen Leistungen vorzustellen. Ein Teilprojekt hatte bereits das notwendige Training und die Begleitung der Stationen eingeleitet. Von Beginn des Gesamtprojekts an war
ein Teilprojekt damit beschäftigt, die formulierten Projektziele qualitativ,
finanziell und auch zeitlich zu überwachen und zu steuern. Dafür war eine
sehr enge zeitliche und inhaltliche Steuerung auf den Weg gebracht und eine
eigene Risikoerwägung durchgeführt worden. Kritischen inhaltlichen Punkten oder zeitliche Phasen, aber auch Personen und Abteilungen wurde
darin eine besondere Aufmerksamkeit zuteil. Dieses Teilprojekt hielt auch
engen Kontakt zur Krankenhausleitung und der Lenkungsgruppe.

Projektkommunikation: Tue Gutes und rede darüber. Nach 12 Monaten
waren die einzelnen Arbeitsbereiche entweder in der „Prototypphase 2"
oder aber hatten bereits „serienfertige" Leistungen aufgebaut. Die als für
alle Stationen und Bereiche notwendigen Angebote (nicht jedes Angebot ist
für jeden Bereich relevant) waren damit auch in dieser „P 2-Phase", z. B. Pa-
tienten- und Angehörigensprechstunde. Die Schulungs- und Informationsagentur war soweit aufgebaut (in der Nähe des Krankenhausempfangsbe-
reichs), dass sie die benannten Leistungsziele erreicht hatte und prüfte, ihr
Leistungsangebot bereits auszubauen. Eine erweiterte Präsentation des
Projekts fand nun unter Einladung von Gästen, der Bevölkerung und den
Patienten und deren Familien statt.

Projektabschluss: Die Auswertung immer auch mit den Betroffenen durchführen. Der Abschluss des Projekts nach 16 Monaten war unspektakulär: Zuletzt waren durch die Teilprojekte Teambegleitung und Qualitätssicherung noch verschiedene Kontakte zu den Selbsthilfegruppen und neuen Kooperationspartnern des Krankenhauses auf- und ausgebaut worden, denn nicht zuletzt durch das Projekt waren neue Kontakte (z. B. zu einigen niedergelassenen Leistungsanbietern) entstanden, die eingebunden wurden. Entwickelt wurde eine Struktur, um die Betroffenenintegration dauerhaft zu sichern. Dazu war unter anderem eine Servicegruppe, ein Ansprechpartner in der IBF, der Organisationsentwicklung und dem Qualitätsmanagement benannt worden. Zusätzlich leitet die Projektgruppe der Geschäftsführung ein Empfehlungsschreiben zu, in dem sie diese ermutigt das Krankenhaus als „Patienten- und Angehörigenfreundliche Organisation" von einer dafür geeigneten Organisation auszeichnen zu lassen. Eine kleine begleitende Projektevaluation (Befragung vorher/nachher) hatte den Erfolg auch aus Einschätzung der Mitarbeiter und der Betroffenen gezeigt.

Beispiel für ein Formblatt: Projektauftrag Betroffenenintegration

1. Projekttitel: *Integration von Patienten und Angehörigen*		
2. Auftraggeber: *A. Larser (GF)*	**3. Ideengeber:** *Krautwein u. Ole*	**4. Projektleiter:** *A. Sven*
5. Zeitraum 1.5.02–1.11.03	**6. Vorschläge PG-Mitglieder:** *Kuchenbecker, Bartels, Kreutzinger, Danowitsch, Klein, Ruppel, Krause, Grösser, Dommer* **Vorschläge LG-Mitglieder:** *GFA, ÄLA, PDD, Personalrat*	
7. Budget a. Zeitaufwand (in Stunden) b. Personalaufwand (in Personen) c. Sonstige Auslagen	*40.000 E. Investment* *ca. 1.000 Stunden* *Bau-, Innenarchitekt*	
8. Ziele des Projektes (messbar, realistisch)	*Erhöhung der Integrationsleistungen um mehr als 100%,* *Aufbau einer Infozentrale mit definierten Leistungen s. A.,* *Verbesserung der Compliance und Kundenzufriedenheit*	

	(Befragung an drei unterschiedlichen Zeitpunkten), 30% Erhöhung der Anzahl externer Kooperationspartner
9. Stichpunkte Beschreibung der Ausgangslage und der erwarteten Veränderungen	*Ist: Diffuses Bild der Unzufriedenheit und geringer Akzeptanz bestehender Leistungen durch Kunden und Mitarbeiter Soll: Imageverbesserung, Dienstleistungskultur u. Leitbildverknüpfung*
10. Stichpunkte der gewählten Methode und Vorgehensweise	*Etablierung von 5 Teilprojekten, frühzeitige Leistungspräsentation, Einbindung sehr vieler MA durch Teams u. Präsentationsveranstaltungen, PR-Einbindung*
11. Meilensteine/Zwischenberichte (Form, Datum, Adressaten)	*3 interne M. (7/12/5) Präsentationen (9/2/6), Berichte (9/2/6) (LG, PG,PR,GF)*
12. Abbruchkriterien	*Keine definiert/siehe Risk-Plan*
13. Konsequenzen der Projektergebnisse/ Einstufung der Projektbedeutung in ABC	*Modelle werden eingeführt, ZP 2 u.3 als Empfehlungen, Prüfung Anschlussprojekt: Referenzkrankenhaus in der Trägergruppe, Projekt hat B-Status*
14. Berichtsform/ Verteiler/Rhythmen	*LG (9/2/6) + Monatsberichte/Server u. Host unter: PG.Integ./PG + PL nach S./V. TP: e-Team, Abstimmung PR + Marketing all/Sekr.: Monika I.*

Guideline: Persönliche Umsetzung

1. Dinge zu entwickeln setzt voraus, seinen bisherigen Beitrag zu erkennen. Dies bedeutet sehr oft, „neues Denken" zu „alten Sachen" zu entwickeln.
2. Leider reicht die Erkenntnis alleine zumeist nicht hin.
3. Entdecken Sie Ihren persönlichen PDCA: Planen, es tun, schauen, ob das okay war, ein neuer Versuch.
4. Prioritäten setzen: Was ist rot (sehr wichtig), was gelb (muss gemacht werden), was ist grün (kann gemacht werden)?
5. Identifizieren des wirkungsvollsten Punkts, um Dinge in Bewegung zu bekommen
6. Fähigkeiten durch gezieltes Training ausbauen, eigene Schwächen kennen
7. Ausdauerlaufen ist in Organisationen zumeist wirkungsvoller als Sprinten.
8. Eine „Community" aufbauen
9. Die Stärkung und Entwicklung Ihrer Persönlichkeit ist noch wichtiger als Schönheit.

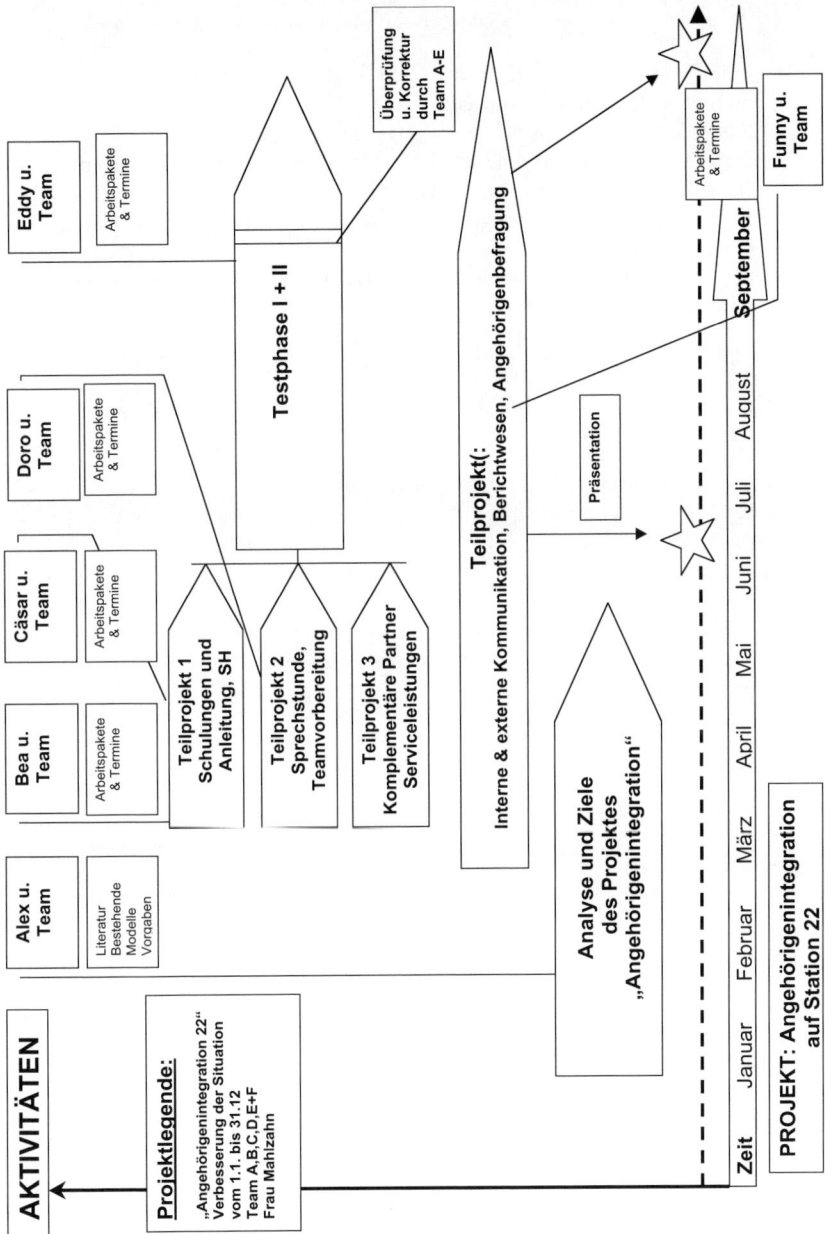

Abbildung 22.1: Angehörigenmasterplan

George, W. (2001): Schritt für Schritt im Überblick, Was kann Projektmanagement leisten? BALK-Journal 2

– (2000): Anforderungsprofil Projektmanager. Pflege 8

–, Grau, N. (2002): Verfahrensanweisung Projektmanagement. Management Handbuch Krankenhaus 33. Jg., 12

Litke, H.-D. (1995): Projektmanagement Methoden, Techniken, Verhaltensweisen, 3. Aufl. Wien

Steuer, B. (2000): Projektmanagement im Krankenhaus. Management Handbuch Krankenhaus 31. Jg., 12

www.gpm-ipma.de
Deutsche Gesellschaft für Projektmanagement

Schlüsselbegriffe

Betroffenenintegration • Management of Change • Masterplan
Milestone • Projektauftrag • Projektmanagement
Verfahrensanweisung

Anhang

Geben Sie sich für jede Frage zwischen 0 und 3 Punkten.

Anhang 1: Eignung für die Angehörigenarbeit

Art	Kriterien	Punkte		
Emotion	1. An wie viele Patientennamen des letzten halben Jahres können Sie sich zurückerinnern?			
Verhalten	2. Leisten Sie den Betroffenen quasi inoffiziell Services (eine Zeitung mitzubringen, ein Gespräch zu vermitteln etc.)?			
Pflege	3. Beziehen Sie Angehörige in die Pflegeanamnese ein?			
Motivation	4. Würden Sie die Situation der Angehörigen im KH ändern?			
Emotion	5. Glauben Sie, dass sich die Angehörigen im Verlauf der letzen 10 Jahre grundsätzlich verändert haben?			
Verhalten	6. Kommt es vor, dass Sie Angehörige vor das Zimmer bitten?			
Pflege	7. Beziehen Sie Angehörige in die Pflegeüberleitung ein?			
Emotion	8. An wie viele Angehörigengespräche können Sie sich im letzten halben Jahr erinnern?			
Pflege	9. Dokumentieren Sie Aktivitäten oder Probleme mit Angehörigen?			
Pflege	10. Sprechen Sie bei der Pflegeübergabe über die Bedeutung und Integration von Angehörigen?			
Motivation	11. Haben Sie sich im letzen Jahr gezielt durch Literatur zur Situation der Betroffenen befasst?			

Emotion	12. Auf der ersten Station, auf der Sie gearbeitet haben, wie sind dort die Angehörigenkontakte insgesamt verlaufen?			
Motivation	13. Glauben Sie, es besteht Entwicklungsbedarf rund um die Angehörigenintegration?			
Motivation	14. Haben Sie in den letzen 2 Jahren Fortbildungen besucht, in denen die Betroffensituation Inhalt war?			
Verhalten	15. Kommt es vor, dass aufgrund Ihrer Vermittlung Gespräche zwischen Angehörigen und Dritten zustande kommen?			
Emotion	16. Wenn Sie sehen, dass Kollegen problematisches Verhalten gegenüber Angehörigen zeigen, versuchen Sie dies zur Aussprache und Klärung zu bringen?			
Verhalten	17. Wenn Angehörige lange Zeit auf Station sind, sorgen Sie dann dafür, dass diese etwas zu trinken, Sitzmöglichkeit etc. erhalten?			
Verhalten	18. Sprechen Sie aktiv Angehörige an?			
Emotion	19. Wann haben Sie sich zuletzt in die Lage versetzt, Sie selber wären als Patient oder Angehöriger auf Ihrer Station, Ihrem Bereich?			
Emotion	20. An wie viele gelungene Modelle/Vorbilder der Betroffenenintegration können Sie sich erinnern?			
Emotion	21. Machen Sie sich Gedanken darüber, mit welchen Empfindungen Angehörige beschäftigt sind?			
Verhalten	22. Wissen Sie die Adressen und Ansprechpartner relevanter Selbsthilfe oder anderer Gruppen?			
Verhalten	23. Wie viele Anleitungen haben Sie in den letzen 4 Wochen durchgeführt?			
Motivation	24. Engagieren Sie sich in anderer Weise für Angehörige?			

Anhang 2: Stationsdiagnose

Art	Kriterien	Punkte		
Vor Aufnahme	1. Unterstützen Sie eine aktive Terminabstimmung bei der Aufnahme?			
Vor Aufnahme	2. Bieten Sie einen Abholservice an?			
Vor Aufnahme	3. Stellen Sie einen Wegweiser zum Finden Ihrer Station zur Verfügung?			
Vor Aufnahme	4. Bieten Sie Vorabinformationen zu den Leistungen, Therapien etc.?			
Aufnahme	5. Wie kundenfreundlich führen Sie die Aufnahmeformalitäten durch?			
Aufnahme	6. Bieten Sie dem Angehörigen Cateringleistung an? Machen Sie diesen auf Möglichkeiten aufmerksam?			
Aufnahme	7. Bieten Sie dem Angehörigen Hotelleistungen an? Machen Sie auf die Leistungen eines nahen Hotels aufmerksam?			
Aufnahme	8. Weisen Sie den Angehörigen einen Ansprechpartner zu?			
Aufnahme	9. Haben Sie eine Angehörigen-Hotline?			
Aufnahme	10. Stellen Sie die Station und das Patientenzimmer vor?			
Aufnahme	11. Entwickeln Sie ein Arbeitsbündnis mit den Betroffenen?			
Aufnahme	12. Wird der Angehörige in die Pflegeanamnese einbezogen?			
Anleitung	13. Leiten Sie die Betroffenen gezielt an?			
Info	14. Informieren Sie die Betroffenen gezielt?			
Info	15. Existiert eine Informationsagentur o. ä. im Krankenhaus?			
Info	16. Gibt es andere Beratungsangebote, auf die Sie zurückgreifen?			
Info	17. Gibt es auf Ihrer Station schriftliche Informationsangebote?			
Schulung	18. Bietet Ihr Krankenhaus Betroffenenschulungen an?			
Schulung	19. Werden diese von den Betroffenen angenommen?			
Schulung	20. Arbeiten Mitarbeiter Ihrer Station in den Schulungen mit?			
Beratung	21. Bietet Ihre Station Sprechstunden für die Betroffenen an?			
Beratung	22. Gibt es einen Konsiliardienst oder ähnliche Angebote?			
Steuerung	22. Gibt es ein Terminmanagement mit den anderen Abteilungen?			

Steuerung	23. Wie lange sind die Wartezeiten in den Funktions-abteilungen?			
Service	24. Gibt es ein Patientenrestaurant?			
Service	25. Bieten Sie Animation, Abwechselungen oder Vergnügen an? Wenn ja, welche?			
Service	26. Existieren andere Serviceleistungen (Gesundheits-Check etc.)?			
Case	27. Erhalten die Patienten zur Verlegung einen „Betrof-fenenhilfsplan" in dem Verhaltensempfehlungen for-muliert werden?			
Case	28. Bestehen Kontakte zu den Selbsthilfegruppen?			
Entlastung	29. Wird auf bestehende Gruppenangebote aufmerksam gemacht?			
Case	30. Existieren regelmäßige Kontakte zu den komple-mentären Partnern?			
Case	31. Existieren regelmäßige Kontakte zu den Partnern in der ambulanten Versorgung?			
Qualität	32. Existiert ein Beschwerdemanagement? Wie häufig wird von diesem Gebrauch gemacht?			
Qualität	33. Werden von Ihnen aktiv Befragungen der Betroffe-nen durchgeführt?			
Qualität	34. Nehmen Sie aktiv Kontakt, z. B. eine Woche nach der Abreise, auf? Oder in anderer Form (z. B. Geburtstagskarte)?			
Info	35. Ist Ihre Station auf der Homepage des Kranken-hauses berichtet?			
Info	36. Gibt es Angebote der HP, die gezielt für Angehörige entwickelt wurden? Welche?			
Management	37. Ist die Angehörigenintegration Gegenstand der Einarbeitung?			
Management	38. Ist die Angehörigenintegration Gegenstand der Zielvereinbarung?			
Management	39. Ist die Angehörigenintegration häufiger Gegenstand der Meetings?			
Entlastung	40. Vermittelt die Station Entlastungen bzw. Krisen-interventionen durch Dritte?			
Weiterbildung	41. Ist die Betroffenenintegration Gegenstand der Weiterbildung der Pflegekräfte?			
Management	42. Nimmt Ihre Station an Marketingaktivitäten externer Kommunikation teil?			
Management	43. Gibt es im KH ein Leitbild? Wenn ja, wie wird dieses auf ihrer Station umgesetzt?			

Glossar

Abwehrmechanismen: Intrapsychische Vorgänge zum Schutz und Anpassung des Menschen.

Angehörige: Verwandte oder Freunde.

Angehörigenbegleitung: Unterstützung der Angehörigen für die Dauer des Krankheitsprozesses.

Angehörigenedukation: Ausbildung und Unterrichtung von Angehörigen.

Angehörigenintegration: Einbeziehung der Angehörigen in die Pflege.

Anthroposophie: Lehre von Rudolf Steiner, um 1900 entwickelt, die Einfluss insbesondere auf die Pädagogik, Landwirtschaft und Medizin ausübte.

Attribution: Zuordnung; etwas ursächlich in Beziehung bringen.

Bedside teaching: Unterricht direkt am Bett.

Beratung der Betroffenen: Dialoghaft vorgetragenes Gespräch mit dem Ziel, dem Angehörigen relevantes und anwendbares Wissen zu vermitteln.

Casemanagement: Fallbetreuung.

Compliance: Mitarbeit des Patienten oder Angehörigen.

Controlling: Meist elektronische Verfahren zur Leistungsbemessung.

Coping: Anpassung des Menschen an sich verändernde Bedingungen.

Corporate Identity: Idendität eines Unternehmens, einer Institution etc.

Deprivation: Entzug von Stimulation, Reizung.

DIN-ISO: Deutsche Industrienormen.

Diseasemanagement: Auf einzelne Krankheiten bezogene Patientensteuerungen.

Educationcenter: Ort der Ausbildung, Information und Beratung.

EFQM: Europäische Stiftung für Qualitätsmangement.

Elternedukation: Ausbildung und Schulung von Eltern.

Empowerment: Stärkung von Personen und Gruppen.

Epidemiologie: Lehre von Herkunft, Ausbreitung und Bekämpfung von Seuchen.

Ergebnisqualität: Die Qualität, die am Ende der Qualitätskette gemessen werden kann.

Ethik: Lehre des moralischen Handelns.

Eventmarketing: Erlebniswerbung.

Gegenübertragung: Meint im Zusammenhang mit Übertragung die unbewussten „Angebote" in sozialen Interaktionen.

Hirntoddiagnostik: Standardisiertes Verfahren mit dem Ziel einer Sicherstellung des Hirntodes.

Hospitalismus: Eine auf soziale Reizarmut rückführbare physische und psychische Beeinträchtigung des Menschen in sozialen Institutionen.

Hospize: ehemals Pflegeeinrichtung, heute Einrichtungen zur Betreuung unheilbar Kranker.

ICU-Syndrom (Intensiv Care Unit Syndrom): Eine spezielle, für Intensivstationen beschriebene Störung, die sich durch Unruhe, mangelnde Orientierung und andere Gitterstörungen des Patienten ausdrückt. Die Ursache wird dem unbekannten Milieu, allgemeinem Stress, Medikamenteneinnahme etc. zugeordnet; ähnlich dem „Durchgangssyndrom".

kognitive Dissonanz: intellektuelle Spannung.

Konfliktbewältigung: Regelung bestehender Auseinandersetzungen.

Konfliktlösung: Resultat einer Auseinandersetzung.

Konfliktmanagement: Technik zur Lösung von Konflikten.

KTQ: Kooperation für Transparenz und Qualität.

Normatives Management: Übergeordnetes, werteorientierte Führung.

Overprotecting: Überfürsorglich.

Palliative Pflege: Pflege unheilbar Kranker.

Pflegeanamnese: Erhebung pflegerelevanter Informationen zu Beginn der pflegerischen Arbeit.

Pflegeassessment: Pflegebewertungsprozess.

Pflegediagnose: Resultat der Pflegebewertung.

Pflegerituale: Anteile geübter Pflegepraxen, die nicht zielführend sind und dennoch vollzogen werden.

Pragmatismus: Tradition innerhalb der Philosophie, in der die Zweck- und Anwendungsbezogenheit ein besonderes Gewicht besitzt.

Primary Nurse: Direktes personengebundenes Bezugspflegesystem.

Prozessqualität: Die Anteile der Qualität, die aufgrund von Koordination und Steuerung eines Arbeitsablaufs (work-flow) gesichert werden können.

Public Health: Lehre der Praxis und Gestaltung von Gesundheitswissenschaften.

Ranking: Rangordnungsverfahren.

Salutogenese: Krankheit und Gesundheit werden als nicht stabile Prozesse beschrieben. Die Salutogenese betont die Bedeutsamkeit gesunderhaltender Mechanismen und als deren Resultat ein inneres Kohärenzgefühl (SOC).

Skilltrainig: Fähigkeitentraining.

Strukturqualität: Die Anteile der Qualität, die aufgrund der Ausprägung „harter Faktoren" gesichert werden können.

Subsidiaritätsprinzip: Der Staat regelt nur das, was auf unterer Ebene nicht geregelt werden kann bzw. gibt diesen Regelungen Vorrang.

TQM: Total Quality Management.

Transplantation: Entnahme und Implantation eines Organs.

Übertragung: In Interaktionen bieten sich die Personen, für diese in aller Regel unbewusst, soziale Rollen und psychische Bedürfnisse an.

Unique Selling Proposition: Einzigartige Stellung im Verkaufs- oder Dienstleitungsgeschehen.

Wirkmodell: Modell, mit dessen Hilfe eine ursächliche und beabsichtigte Beziehung zwischen zwei Variablen hergestellt werden kann.

Sachregister